Carl-Auer

Systemische Therapie und Beratung

In den Büchern der Reihe zur systemischen Therapie und Beratung präsentiert der Carl-Auer Verlag grundlegende Texte, die seit seiner Gründung einen zentralen Stellenwert im Verlag einnehmen. Im breiten Spektrum dieser Reihe finden sich Bücher über neuere Entwicklungen der systemischen Arbeit mit Einzelnen, Paaren, Familien und Kindern ebenso wie Klassiker der Familien- und Paartherapie aus dem In- und Ausland, umfassende Lehr- und Handbücher ebenso wie aktuelle Forschungsergebnisse. Mit den roten Bänden steht eine Bibliothek des systemischen Wissens der letzten Jahrzehnte zur Verfügung, die theoretische Reflexion mit praktischer Relevanz verbindet und als Basis für zukünftige nachhaltige Entwicklungen unverzichtbar ist. Nahezu alle bedeutenden Autoren aus dem Feld der systemischen Therapie und Beratung sind hier vertreten, nicht zu vergessen viele Pioniere der familientherapeutischen Bewegung. Neue Akzente werden von jungen und kreativen Autoren gesetzt. Wer systemische Therapie und Beratung in ihrer Vielfalt und ihren transdisziplinären und multiprofessionellen Zusammenhängen verstehen will, kommt um diese Reihe nicht herum.

Tom Levold
Herausgeber der Reihe *Systemische Therapie und Beratung*

Die Übersetzung dieses Buchs wurde durch das Stipendienprogramm 2021 von VG Wort, Neustart Kultur und der Beauftragten der Bundesregierung für Kultur und Medien unterstützt.

VG WORT

NEU START KULTUR

Die Beauftragte der Bundesregierung für Kultur und Medien

Eia Asen, Peter Fonagy

Mentalisieren in der systemischen Praxis

Eine Einführung in die mentalisierungsinspirierte systemische Therapie

Aus dem Englischen von Christoph Trunk

2023

Themenreihe »Systemische Therapie und Beratung«
hrsg. von Tom Levold
Reihengestaltung: Uwe Göbel
Umschlaggestaltung: B. Charlotte Ulrich
Umschlagmotiv: © Hannah Asen • www.hannahasen.com
Redaktion: Anja Bachert
Satz: Verlagsservice Hegele, Heiligkreuzsteinach
Printed in Germany
Druck und Bindung: CPI books GmbH, Leck

MIX
Papier | Fördert gute Waldnutzung
FSC® C083411
www.fsc.org

CPI klimaneutral
Mehr Bäume. Weniger CO_2

Erste Auflage, 2023
ISBN 978-3-8497-0469-8 (Printausgabe)
ISBN 978-3-8497-8425-6 (ePUB)

Published by arrangement with The Guilford Press
Aus dem Englischen übersetzt von Christoph Trunk

Bibliografische Information der Deutschen Nationalbibliothek:
Die Deutsche Nationalbibliothek verzeichnet diese Publikation in der Deutschen Nationalbibliografie; detaillierte bibliografische Daten sind im Internet über http://dnb.d-nb.de abrufbar.

Informationen zu unserem gesamten Programm, unseren Autoren und zum Verlag finden Sie unter: **https://www.carl-auer.de/**.
Dort können Sie auch unseren Newsletter abonnieren.

Carl-Auer Verlag GmbH
Vangerowstraße 14 • 69115 Heidelberg
Tel. +49 6221 6438-0 • Fax +49 6221 6438-22
info@carl-auer.de

Inhalt

Vorwort

Vor drei Jahrzehnten bewohnten wir, die Autoren, zwei deutlich voneinander verschiedene Therapiewelten: Der eine von uns war ganz dem systemischen Paradigma verpflichtet, der andere praktizierte Psychoanalyse und tiefenpsychologische Therapie. Wir hatten aber beide immer mehr das Gefühl, dass diese Welten ziemlich eng und exklusiv wurden, und vor etwa fünfzehn Jahren, nachdem wir bei verschiedenen Forschungsprojekten kooperiert hatten, beschlossen wir, die klinische Arbeitsweise des jeweils anderen und die ihr zugrundeliegenden Theorien und Konzepte einmal genauer in Augenschein zu nehmen. Als wir beide die Einladung annahmen, in Skandinavien einen zweitägigen Workshop zu geben – wir gaben ihm den Titel »Psyche Meets Systems« –, bot sich die willkommene Gelegenheit, unsere Denkmodelle »live«, vor einem großen Publikum aus Therapeutinnen und Therapeuten mit ganz unterschiedlichen fachlichen Orientierungen, wechselseitig zu ergründen und miteinander zu vergleichen. Dies war der Beginn einer inspirierenden Zusammenarbeit, in der wir im Laufe der Jahre das entwickelt haben, was wir heute »mentalisierungsinspirierte systemische Therapie« nennen (*Mentalization-Informed Systemic Therapy*, kurz *MIST*). Darum wird es in diesem Buch gehen: um *unsere* Version einer mentalisierungsinspirierten Familientherapie, für die wir durchgängig das Kürzel MIST verwenden werden. Sie entspricht in der Struktur dem systemischen Ansatz, wird aber ergänzt durch Mentalisierungskonzepte und -techniken. »Mentalisierungsinspirierte systemische Therapie« dürfte die treffendere Bezeichnung sein, doch wir könnten ebenso auch von *»systemischer mentalisierungsinspirierter Behandlung«* sprechen, also einem mentalisierungsinspirierten Vorgehen, das durch systemische Konzepte und Techniken ergänzt wird. Dass beide Begriffsvarianten denkbar sind, verdeutlicht die Flexibilität, mit der wir an die Aufgabe herangehen, unsere beiden Arbeitsweisen zu integrieren. Es geht uns nicht darum, eine weitere psychotherapeutische »Schule« zu gründen, sondern darum, wirksame und effiziente Verfahrensweisen zu bestimmen, mit denen wir Kinder, Jugendliche und Familien unterstützen können.

Bei unserem Publikum in Skandinavien stieß unser im Entstehen begriffener neuer Ansatz damals auf einiges Interesse, ebenso wie in den zahlreichen Workshops, die wir seitdem in vielen europäischen Ländern und in Nordamerika gegeben haben. Wir hoffen, dass auch dieses Buch Kolleginnen und Kollegen mit unterschiedlichen therapeutischen Orientierungen, die mit Einzelpersonen, Paaren, Familien und größeren Gruppen arbeiten, dazu anregen kann, sichere Rahmenbedingungen für sich zu schaffen, unter denen sie – wie wir beide das zu tun versucht haben – über ihre Arbeit nachdenken und neue Wege erkunden können.

Die MIST ist indes kein rundum neues Konzept. Wir erheben nicht den Anspruch, neue Entdeckungen gemacht oder neue Einsichten in mentale Vorgänge bei Familien und Individuen erschlossen zu haben. Das Konzept der MIST bringt Vorstellungen und Verfahrensweisen zusammen, die sich in die aktuelle Praxis der meisten Therapeutinnen und Therapeuten, nahezu unabhängig von ihrer theoretischen Ausrichtung, integrieren lassen. Die MIST dient dem spezifischen Ziel, Klientinnen und Klienten dabei zu unterstützen, Mentalisierungshemmnisse zu erkennen und auszuräumen. Gemäß der optimistischen Perspektive auf die menschliche Psyche, die dem Modell zugrunde liegt, wird die Wiederherstellung der Mentalisierungsfähigkeit sicherstellen, dass sich Lösungen finden, dass Schwierigkeiten und Hindernisse überwunden werden und dass ein natürlicher Heilungsprozess in Gang kommt.

Wir möchten Ihnen einen kurzen Überblick über Aufbau und Inhalt des Buchs geben. Jedes Kapitel enthält Fallbeispiele aus der klinischen Praxis – allesamt sorgfältig anonymisiert –, welche typische Szenarien und therapeutische Dilemmata aufzeigen sowie Konzepte und Prinzipien verdeutlichen, an denen wir uns in der MIST orientieren, und welche die Techniken veranschaulichen, die wir einsetzen. In Kapitel 1 erläutern wir zum einen, dass uns eine *mentalisierende Perspektive* hilft, menschliche Verhaltensweisen und Interaktionen unter dem Aspekt intentionaler mentaler Zustände wahrzunehmen und zu interpretieren, und stellen unseren Grundgedanken vor, dass das Mentalisieren ein seinem Wesen nach bidirektionaler (transaktionaler) sozialer Prozess ist. Zum anderen gibt die *systemische Perspektive* uns die Möglichkeit, Individuen und Beziehungen im Kontext zu betrachten. Aus der Kombination der beiden Perspektiven in der MIST ergeben sich innovative Leitideen für die therapeutische Praxis. In Kapitel 2 gehen wir auf die Unterschiede zwischen *effektivem* und *ineffektivem Mentalisieren* ein und nehmen dabei insbesondere in den Blick, wie Menschen, wenn ihnen das Mentalisieren nicht gut gelingt, über ihr eigenes Handeln und das der anderen denken und wie sich dies im klinischen Kontext äußern kann. Wir machen deutlich, wie sich Mentalisierungsprozesse anhand einer Reihe von Dimensionen (oder Gegensatzpaaren) einschätzen lassen und wie diese helfen können, das therapeutische Vorgehen zu strukturieren. In Kapitel 3 zeigen wir, wie wir ein Umfeld für mentalisierungsfokussierte Interventionen schaffen können, indem wir die Sichtweisen von Familienmitgliedern und Fachkräften bei einem Netzwerktreffen zusammenbringen. Diese Anfangsphase setzt, wie alle darauffolgenden Phasen des Therapieprozesses, bei uns eine *mentalisierende Haltung* voraus, die wir auch dann beibehalten müssen, wenn im klinischen Setting das Arousal ansteigt – was nicht ausbleiben wird. In Kapitel 4 stellen wir das pragmatische Instrument der *Mentalisierungsschleife* vor, das darauf angelegt ist, die Entwicklung effektiven Mentalisierens zu fördern.

Kapitel 5 und 6 sind das Herzstück des Buchs. Sie enthalten viele Beispiele für konkrete Aktivitäten, Übungen und Spiele, mit denen wir Mentalisieren auf spielerische Weise anregen können, um die Überwindung problematischer Muster in innerfamiliären Beziehungen zu ermöglichen. Alle diese Techniken zielen darauf ab, Gelegenheiten für *gemeinsame Reflexion* zu schaffen. Kapitel 7 dreht sich darum, wie sich die MIST als ein diagnoseübergreifender Ansatz verstehen lässt und wie die Berücksichtigung des »p-Faktors«, der die allgemeine Anfälligkeit für psychische Störungen beschreibt, uns helfen kann, den Fokus auf die gemeinsamen Komponenten verschiedener Störungsformen zu legen, welche emotionale Fehlregulation, Exekutivfunktionen und soziales Lernen betreffen. In diesem Zusammenhang hat sich das Konzept des *epistemischen Vertrauens* als hilfreich erwiesen, vor allem wo es um den Verlust von Vertrauen geht, den viele schwer traumatisierte Menschen erleben. In Kapitel 8 beschäftigen wir uns mit dem Einfluss digitaler Medien auf das Familienleben sowie mit den Möglichkeiten der Fernbehandlung, die sich für die Mentalisierungsarbeit nutzen lassen. In Kapitel 9 blicken wir über den Kontext der einzelnen Familie hinaus und untersuchen die Potenziale, die sich aus dem Mentalisierungsansatz für die Multifamilientherapie in verschiedenen Settings ergeben, vor allem in

Schulen. Außerdem geht es um das Konzept der »Familienklasse«. Im letzten Kapitel weiten wir den Blick erneut und befassen uns mit der Frage der Anwendbarkeit des MIST-Konzepts über kulturelle Grenzen hinweg: Was geschieht, wenn Therapeutin und Klient aus unterschiedlichen Kulturen kommen? Wir fokussieren uns auf die Rolle, die das soziale Umfeld von Individuen und Familien für unser Verständnis von psychischer Gesundheit und von Anfälligkeit für psychische Störungen spielt.

Der MIST-Ansatz ist zum einen innovativ, zum anderen knüpft er an Vertrautes an. In ihm verbindet sich Ernsthaftigkeit mit einer spielerischen Haltung. Wir versuchen in diesem Buch immer wieder deutlich zu machen, wie simpel erscheinende Interventionen, wenn sie gut gewählt sind, enorme Wirkung zeigen können, indem sie ganz einfach natürliche Prozesse der zwischenmenschlichen Interaktion, die ohne großen Aufwand zum Mentalisieren anregen, wieder in Gang bringen. Die MIST ist kein »Heilverfahren«, sondern eine Methode, mit der wir zeitweilige oder seit Längerem bestehende Blockaden in familiären Beziehungen auflösen können. Sie fordert nicht nur von der jeweiligen Familie, aufgeschlossen für neue Gedanken und Vorstellungen zu sein, sondern verlangt auch von uns Therapeutinnen und Therapeuten, dass wir stets offen für neue Aspekte sind und eine mentalisierende Haltung einnehmen (und vorleben). Wir hoffen sehr, dass Sie den therapeutischen Ansatz, den wir in diesem Buch vorstellen, mit ebensolcher Offenheit betrachten werden.

Eine Anmerkung zur Sprache

Die um Geschlechtergerechtigkeit bemühte Sprache des Originals soll, wo dies praktikabel erscheint, durch einen Wechsel zwischen generischem Maskulinum und generischem Femininum abgebildet werden sowie gelegentlich auch durch Doppelnennungen. In den Fallgeschichten sind im Übrigen nur männliche Psychotherapeuten erwähnt, weshalb im Buch nur an wenigen Stellen von Therapeutinnen die Rede sein wird.

Dank

Wir möchten all jenen danken, die direkt und indirekt zu diesem Buch beigetragen haben. Ungeheuer viel haben wir insbesondere den Einzelpersonen, Paaren und Familien zu verdanken, mit denen wir in all den Jahren arbeiten durften und von denen wir, oft durch Versuch und Irrtum, mehr gelernt haben als von irgendjemandem sonst. Wir wollen auch den vielen Kolleginnen und Kollegen sowohl aus der systemischen als auch aus der Mentalisierungswelt danken, deren Texte und therapeutische Vorgehensweisen uns inspiriert haben und ohne die die mentalisierungsinspirierte systemische Therapie nie entstanden wäre. Die dynamische Entwicklung der Mentalisierungscommunity schreitet stetig voran. Oft lässt sich kaum sagen, wo bestimmte Ideen ihren Ursprung hatten. Wir bitten es zu entschuldigen, wenn wir die Arbeit der Pionierinnen und Pioniere dieses Behandlungsmodells, mit denen zusammenzuarbeiten wir in den vergangenen Jahrzehnten die große Ehre hatten, nicht angemessen gewürdigt haben. Die Kreativität, die Großzügigkeit und der Humor dieser Gruppe haben uns Kraft für unsere Arbeit und auch für das Verfassen des vorliegenden Buchs gegeben, hinter dem im Grunde mindestens ein Dutzend Autorinnen und Autoren stehen. Wir können sie hier nicht alle aufführen, wollen aber zumindest eine von ihnen nennen: Dr. Chloe Campbell, die beim Schreiben des Buchs durchweg eine wichtige Rolle für das Präzisieren unserer Gedanken gespielt hat. Schließlich wollen wir würdigen, dass wir in dem Prozess, in dem wir unseren Ideen eine (mehr oder weniger) kohärente Form zu geben versuchten, große Unterstützung durch die amerikanischen und deutschen Lektoratsteams erfahren durften: durch Jim Nageotte, Barbara Watkins, Jane Keislar, Anja Bachert und Alexander Eckerlin. Christoph Trunk hat mit seiner Übersetzung und seinen vielen kritischen Fragen und Bemerkungen sehr geholfen, den Text verständlicher und lesbar zu machen. Sie gaben uns höchst hilfreiche und dringend benötigte Ratschläge und standen uns vom Anfang bis zum Ende der Reise, die das Schreiben des Buchs für uns war, zur Seite. Mögliche Versäumnisse, Irrtümer oder Fehler haben ausschließlich wir selbst zu verantworten.

1 Integration des systemischen und des Mentalisierungsansatzes

Als Salims Mutter, Frau G., in der Klinik anrief und um Hilfe für ihren sechsjährigen Sohn bat, fragte der Therapeut, der den Anruf annahm, welche Dinge ihr Sorgen machten. Sie erklärte unter Tränen, ihr viel geliebter Sohn lege massive Verhaltensprobleme an den Tag, auf die die Schule hingewiesen habe. Dies habe sie nicht überrascht, weil sie wisse, dass es Salim schwerfalle, Freundschaften zu schließen, und weil er auch zu Hause »viele besorgniserregende Verhaltensweisen« zeige. Sie berichtete sodann, Salim habe »ein großes Problem mit dem Essen« und könne »nie für sich allein in einem Raum sein«, was bedeute, dass sie ständig bei ihm sein und auch jede Nacht in Salims Bett schlafen müsse. Außerdem brauche Salim, so fuhr sie fort, viele Stunden, um seine Hausaufgaben zu erledigen. »Oft schreit er wie ein Baby.« Und er sei insgesamt sehr fordernd. Frau G. sagte, sie und ihr Mann seien völlig erschöpft und machten sich Sorgen, was aus Salim werden solle.

Der systemische Ansatz und der mentalisierungsgestützte Ansatz haben vieles gemeinsam, insbesondere die Annahme, dass viele psychische und verhaltensbezogene Probleme im Wesentlichen in zwischenmenschlichen Beziehungen gründen. In diesem Buch betrachten wir systemisches Arbeiten unter dem Blickwinkel des Mentalisierungskonzeptes. Wir möchten systemisch orientierte Therapeutinnen und Therapeuten dazu anregen, ihre Arbeitsweise zu erweitern, ähnlich wie sich Kolleginnen und Kollegen, die dem Mentalisierungsmodell folgen, von systemischen Konzepten und Vorgehensweisen haben inspirieren lassen. Ziel der mentalisierungsinspirierten systemischen Therapie (*Mentalization-Informed Systemic Therapy, MIST*) ist es, die Mentalisierungsfähigkeit von Menschen zu stärken, damit sie offen werden für eine adäquatere Kommunikation und Interaktion mit anderen, sowohl in der Familie als auch in anderen sozialen Kontexten, und so die Möglichkeiten dieser Personen für Lernerfahrungen, epistemisches Vertrauen (Fonagy et al. 2019) und Resilienz zu erweitern. Mit *epistemischem Vertrauen* meinen wir Vertrauen in die Informationen über die soziale Welt, die wir von anderen erhalten. Wenn wir in der Lage sind, das, was andere uns mitteilen, als etwas von persönlicher Relevanz zu begreifen, können wir uns wesentlich besser auf herausfordernde Situationen einstellen. Deshalb ist davon auszugehen, dass epistemisches Vertrauen ein Faktor mit starker Schutzwirkung für die psychische Gesundheit und für das normale Funktionieren zwischenmenschlicher Beziehungen ist (mehr dazu in diesem Kapitel im Abschnitt »Warum ist Mentalisieren wichtig?«). Der therapeutische Fokus liegt darauf, den natürlichen Problemlöseprozess in der sozialen Interaktion dadurch anzuregen, dass alle Beteiligten die Erfahrung und die Sichtweise des jeweiligen Gegenübers in ihr Denken einbeziehen. Denn zu spüren, wie die eigene Perspektive auf die Wirklichkeit mit der Perspektive eines anderen Menschen in Verbindung steht, stärkt ganz allgemein das Vertrauen darauf, dass es alles in allem von Nutzen ist, Perspektivwechsel vorzunehmen und sich in andere hineinzuversetzen. Außerdem kann diese Erfahrung bewirken, dass sich beispielsweise alle Mitglieder einer Familie der Möglichkeit öffnen, etwas zu lernen und zu entdecken, das für sie von Relevanz ist. Auf diese Weise kann ihr Vertrauen in den gesamten Prozess des Lernens in und an den zwischenmenschlichen Interaktionen gestärkt werden.

1.1 Der Mentalisierungsaspekt

Mentalisieren ist eine imaginative Aktivität, bei der wir Verhaltensweisen von Menschen auf intentionale mentale Zustände zurückführen. Von wesentlicher Bedeutung ist hier das Wort *imaginativ*, denn Mentalisieren setzt Imaginationsfähigkeit voraus. Imagination versetzt uns in die Lage, Gedanken, Gefühle und Intentionen der Menschen um uns herum intuitiv zu erschließen und ihr Handeln in derselben Weise einzuordnen, in der wir unseren eigenen subjektiven Erfahrungen Struktur geben. Mit *mentalen Zuständen* sind Bedürfnisse, Wünsche, Gefühle, Überzeugungen, Fantasien, Ziele, Absichten und Beweggründe einer Person gemeint. Mentalisieren läuft größtenteils vorbewusst ab, kann aber auch eine bewusst reflektierende Aktivität sein. Es ist eine entscheidende Voraussetzung für das Zeigen, Kommunizieren und Regulieren von Gefühlen und Überzeugungen, die mit unseren Wünschen und Strebungen verknüpft sind, ganz gleich, ob diese erfüllt, in Frage gestellt oder enttäuscht werden. Dieselben psychologischen und neuronalen Mechanismen, die wir einsetzen, um uns selbst zu verstehen, nutzen wir auch dafür, andere zu verstehen. Auf diese Weise werden die Grundlagen für unsere Interaktionen mit anderen gelegt.

Der Erwerb der Fähigkeit zum Mentalisieren wird in ähnlicher Weise wie der Spracherwerb durch evolutionäre Mechanismen geschützt und durch unsere Umwelt moduliert. Die Mentalisierungsfähigkeit bildet sich im Wesentlichen als ein nichtbewusstes, reflexhaftes Erfassen von Intentionen, Emotionen und Perspektiven anderer Menschen heraus (Seyfahrth a. Cheney 2013). So wie die Sprache, die wir uns in der Kindheit als erste aneignen, unsere »Muttersprache« ist, so prägt unser soziales Umfeld das Wesen unserer Mentalisierungsfertigkeiten. Weil die Familie die bestimmende gesellschaftliche Grundeinheit darstellt, ist sie der hauptsächliche Kontext für den Erwerb und die Ausgestaltung unseres Verständnisses sozialer Gegebenheiten. Auf diesen und andere Gründe (zu denen auch genetische zählen können) ist es zurückzuführen, dass die Fähigkeit, Bereitschaft oder Eignung, eine mentalisierende Haltung einzunehmen, bei Individuen und Familien unterschiedlich ausgeprägt ist. Außerdem begünstigt ein kulturelles Umfeld, das dem Individualismus einen hohen Wert beimisst, eine stärkere Fokussierung auf das Mentalisieren des Selbst als auf das Mentalisieren des anderen (Aival-Naveh, Rothschild-Yakar a. Kurman 2019).

Mentalisieren ist ein von Grund auf bidirektionaler oder transaktionaler sozialer Prozess (Fonagy a. Target 1997). Er entfaltet sich im Kontext unserer frühen Bindungsbeziehungen und Interaktionen, und seine Qualitäten werden in sehr starkem Maße davon beeinflusst, wie gut die Menschen um uns herum zu mentalisieren in der Lage sind. Die Erfahrung, von anderen mentalisiert zu werden, wird verinnerlicht und versetzt uns in die Lage, unsere Fähigkeit, uns in andere einzufühlen und uns auf interaktive soziale Prozesse einzulassen, zu erweitern. Auch das Verhältnis zwischen Bindungsbeziehung und Mentalisieren ist als bidirektional zu begreifen: Schwierigkeiten mit der Reflexion über mentale Zustände wirken sich mit einiger Wahrscheinlichkeit nachteilig auf enge Beziehungen aus; eine schwache Bindungsbeziehung – in der das Kind Reaktionen des Gegenübers erlebt, die nicht feinfühlig sind – kann die natürliche Entwicklung der Mentalisierungsfähigkeit untergraben, die letztlich von der Erfahrung abhängig ist, vom anderen verstanden zu werden. Wir müssen andere verstehen, um registrieren zu können, dass sie uns verstehen.

Denken Sie daran, wie wir eine Fremdsprache dadurch lernen, dass andere zu uns sprechen und wir dann den Mut aufbringen, uns auf Gespräche mit ihnen einzulassen. Der Prozess des Mentalisierens verläuft ganz ähnlich. Wir lernen es, indem wir es tun. Das Problem ist, dass manche es aus dem einen oder anderen Grund nicht besonders gut hinbekommen. Wir missverstehen andere; wir ziehen voreilige Schlüsse, aus welchen Gründen sie etwas tun; wir handeln, ohne zunächst zu überlegen, was wir überhaupt erreichen wollen; wir wissen genau, wie wir uns nicht verhalten sollten, merken dann aber, dass wir genau das tun, was wir eigentlich verabscheuen; wir grübeln endlos darüber nach, was die Freundin mit einer bestimmten Äußerung denn gemeint haben könnte, um dann festzustellen, dass sie gar nicht mehr weiß, dass sie das gesagt hat; wir fühlen uns von Emotionen überrollt, ohne die Gründe dafür zu begreifen, oder wir empfinden gar nichts, obwohl etwas geschieht, das uns eigentlich erschüttern müsste; und so weiter. Bei den meisten von uns ist es – vor allem wenn wir unruhig oder durcheinander sind – recht oft so, dass uns das Mentalisieren misslingt oder, um es genauer zu sagen, dass es ineffektiv ist. Bei der Arbeit mit Einzelpersonen, Paaren und Familien konnten wir feststellen, dass sich die Situation in den meisten Familien verbesserte, wenn es gelang, ineffektives Mentalisieren ein klein wenig effektiver zu machen, und dass die Probleme, um die es ging, manchmal auch vollständig behoben werden konnten. So entstand die mentalisierungsinspirierte systemische Therapie, kurz MIST. Wir vertreten die Auffassung, dass effektives Mentalisieren die Resilienz sowohl von Individuen wie auch von Familien stärkt: Die mentalen Zustände anderer wie auch die eigenen besser zu verstehen, schafft Freiräume für eine fruchtbarere Kommunikation. Dies versuchen wir in der MIST zu unterstützen.

Nicht alle halten unsere Vorstellung davon, wie ein Kind im Verlauf seiner Entwicklung zu mentalisieren lernt, für plausibel. Manche gehen davon aus, dass das Mentalisieren (auch als »theory of mind« oder »Theorie der psychischen Welt« bezeichnet) ein angeborenes Modul im Gehirn ist, das im Grunde nur reifen muss (Leslie, Friedman a. German 2004). Viele Kognitionspsychologen nehmen an, dass Mentalisieren sich in einem quasiwissenschaftlichen Prozess der Deduktion herausbildet, in dessen Verlauf das Kind immer besser in der Lage ist, sich ein stimmiges Bild von der zwischenmenschlichen Realität zu machen (Gopnik a. Wellman 2012). Einige haben überzeugende Argumente dafür vorgebracht, dass Mentalisieren dem Kind mehr oder weniger explizit von Erwachsenen beigebracht wird (Heyes a. Frith 2014). In diesem Buch werden wir aber von einem Modell der Sozialisation ausgehen, gemäß dem Mentalisieren eine für Menschen spezifische Fähigkeit ist, die sich bei jeder Person entfaltet und deren Entwicklung durch die interpersonelle Umwelt und das umfassendere soziale System, in dem die Person sich befindet, in Gang gesetzt wird. Zugespitzt formuliert bedeutet das: Würden andere in unserem Umfeld uns nicht dazu bewegen, die Aufmerksamkeit auf unsere subjektiven Erfahrungen zu fokussieren, könnte sich keine Mentalisierungsfähigkeit entwickeln – ebenso wenig wie ein Kind von achtzehn Monaten zu sprechen beginnen würde, wenn niemand zu ihm spräche.

1.2 Der systemische Aspekt

Die andere für unsere familientherapeutische Arbeit bestimmende Perspektive ist die systemische. Die Familie als ein System zu begreifen ist hilfreich, weil wir dann zum Beispiel »homöostatische Tendenzen« und spezifische Merkmale wie Hierarchien, Grenzen und Untergruppen sowie offene und verdeckte Kommunikationsprozesse und Koalitionen untersuchen und beschreiben können. Es kann von Nutzen sein, das Verhalten von Familienmitgliedern so aufzufassen, dass sie einem Repertoire von vermuteten expliziten und impliziten Regeln folgen, die sich im Lauf der Zeit, oft über Generationen hinweg, entwickelt haben und die Beziehungen und die Kommunikation innerhalb des »Systems« bestimmen (Watzlawick, Bavelas a. Jackson 1967 [1969]). Wenn es in der Therapie gelingt, Merkmale des Systems zu ermitteln oder aufzudecken, die vermutlich zu den aktuellen Problemen beitragen, lässt sich das System möglicherweise ändern, indem Merkmale wie fest eingespielte Regeln und Beziehungsmuster in Frage gestellt werden.

Seit den 1950er-Jahren haben systemisch orientierte Therapeutinnen und Therapeuten eine Reihe von Rahmenkonzepten und Interventionen entwickelt, die auf die Behandlung verschiedener Probleme und Störungsbilder zielen. Davon sind manche für einen mentalisierungsinspirierten Ansatz (Asen a. Fonagy 2012a, 2012b) von besonderer Relevanz, namentlich die Ideen von Salvador Minuchin (Minuchin et al. 1967), unter anderem zur Fokussierung auf »dysfunktionale« Interaktionen, die sich im Hier und Jetzt einer Sitzung spontan entwickeln. Er schlägt vor, diese Interaktionen, falls sie sich nicht von selbst einstellen, in der Sitzung erlebbar zu machen, indem die Klienten gezielt zu »Enactments« (Darstellungen) von typischen problematischen Mustern angeregt werden (Minuchin 1974 [1977]). Bei solchen Enactments können bei jedem der beteiligten Familienmitglieder intensive Gedanken und Gefühle zutage treten, die sich dann sogleich nutzen lassen, um Veränderungen in Gang zu setzen. Die ursprünglich vom Mailänder Team (Selvini Palazzoli et al. 1975 [1977]) entwickelte Technik der »zirkulären und reflexiven Befragung« ist ein Beispiel für seit Langem bewährte systemische Instrumente, die den Prozess des Mentalisierens wirkungsvoll unterstützen können. Mit »intervenierender Befragung« (Tomm 1988) schwingt sich die Therapeutin auf die mentalen Zustände der einzelnen Familienmitglieder ein. Nach unserer Beobachtung neigen viele systemisch orientierte Therapeutinnen beim Einsatz dieser Technik dazu, *nicht* explizit nach den aktuellen Gefühlszuständen der Individuen zu fragen. Sie wählen dann stattdessen einen breiteren Fokus und richten die Aufmerksamkeit darauf, wie sich die Handlungen und Überzeugungen jeder Person auf die der anderen auswirken und inwieweit sich Handlungen und Interaktionen auf familiäre Muster und andere Kontextfaktoren zurückführen lassen (Boscolo et al. 1987). Der mentalisierungsinspirierte Ansatz folgt dem Prinzip: »Lege den Fokus stets auf aktuelle Gedanken und Gefühle, um mit ihnen zu arbeiten.«

Bei den klassischen systemischen Ansätzen richtet sich, etwa wenn sich in einer Sitzung erhitzte Interaktionen abspielen, die Aufmerksamkeit in der Regel nur in relativ geringem Maße auf die subjektiven Zustände der Familienmitglieder. Es besteht also in dieser Tradition wenig Interesse daran, ein Bild davon zu gewinnen, wie sich durch die Erfahrungen, die ein Individuum in solchen Sitzungen macht, seine Vorstellung von einer Beziehung verändert haben könnte. Demgegenüber bleibt der Mentalisierungsansatz auf die Fokussierung der Familienmitglieder auf die jeweilige Episode und auf die Erfahrungen jeder Person im Hier und Jetzt der Sitzung orientiert. Besondere Beachtung wird dabei den Gefühlen und Gedanken gewidmet, die sich für die Familienmitglieder mit ihren intensiven zwischenmenschlichen Erfahrungen verbinden. Mentalisieren, das Erfassen der Vorstellungen, von denen andere ausgehen, kann zu einem Wandel grundlegender Annahmen führen. Es kann eine Veränderung der Vorstellung von den mentalen Zuständen bewirken, die das Handeln und Verhalten anderer Familienmitglieder anzutreiben scheinen, und auch Einfluss darauf nehmen, wie die Familie als Ganzes in Bezug auf bestimmte Themen denkt oder fühlt.

1.3 Mentalisierungsinspirierte systemische Therapie

Den Ansatz, den wir in diesem Buch vorstellen, nennen wir mentalisierungsinspirierte systemische Therapie (kurz MIST). Er greift nicht nur auf systemische Konzepte und Techniken zurück, sondern wird durch den Mentalisierungsansatz mit dem Ziel erweitert, dass alle Familienmitglieder sowohl sich selbst als auch die anderen auf neue und differenziertere Weisen, die ein Multiversum von Möglichkeiten und Erfahrungen eröffnen, sehen und erleben können. Der wachsende Fundus an Belegen für die Wirksamkeit mentalisierungsinspirierter Therapien (siehe z. B. Bateman a. Fonagy 2008, 2009, 2019; Blankers et al. 2019; Byrne et al. 2019; Fonagy et al. 2014; Keaveny et al. 2012; Rossouw a. Fonagy 2012; Smits et al. 2020) untermauert die Seriosität dieses Ansatzes. Die MIST ist kein neues Therapiemodell, sondern ein integrativer Ansatz für die Arbeit mit Paaren und Familien. Das primäre Ziel einer mentalisierungsinspirierten Therapeutin besteht nicht darin, Familien bei der Suche nach pragmatischen Problemlösungen zu unterstützen, sondern darin, zeitweilige – oder auch länger bestehende – Blockaden in innerfamiliären Beziehungen zu beheben. Eine solche Blockade kann beispielsweise darin bestehen, dass ein Familienmitglied sich plötzlich und unerwartet weigert, auf eine Frage zu antworten, mit den Äußerungen eines anderen nichts anzufangen weiß oder sie ungewollt oder absichtlich missversteht. Das Ausräumen der Blockaden kann der Familie dann dabei helfen, ihre ganz eigene(n) Lösung(en) für erlebte Probleme zu finden.

1.3.1 Warum ist Mentalisieren so wichtig?

Die Fähigkeit, neue Informationen aufzunehmen und an die Menschen weiterzugeben, die von uns lernen, insbesondere an unsere Kinder, hat sich im Laufe der Evolution bei uns Menschen in einer einzigartigen Weise ausgeprägt. Die ersten Jahre unseres Lebens verbringen wir damit, zu lernen, wie Dinge auf eine bestimmte Weise zu tun sind, wie wir einen riesigen Wortschatz gebrauchen und Werkzeuge einsetzen können, wie wir uns die Millionen von Regeln aneignen können, die wir befolgen müssen, und so weiter. Wir können das alles nicht nur durch Beobachtung lernen – dafür ist das Leben einfach zu komplex. Wir müssen angeleitet und unterwiesen werden. Über die Jahrtausende hinweg haben wir außerordentlich effiziente Formen der Weitergabe von Informationen an unsere Kinder entwickelt, durch die sie genau wissen, worauf sie achten und was sie aufgreifen und sich zu eigen machen sollen. Wir sprechen Kinder direkt an, nehmen Blickkontakt zu ihnen auf, nennen sie beim Namen, sehen sie mit einem Lächeln oder mit hochgezogenen Augenbrauen an, sagen freundlich »Hallo« zu ihnen: Das sind alles kleine Signale an sie, dass sie sich das, was nun als Nächstes kommt, merken sollen. Diese *ostentativen Signale* (siehe Kapitel 7) geben dem Kind das Gefühl, dass es vom Gegenüber als wichtig anerkannt und als sozialer Akteur respektiert wird. Sie wirken der natürlichen *epistemischen Wachsamkeit* entgegen, die in uns allen wirksam ist und die dem Selbstschutz dient – als ein Misstrauen gegenüber potenziell schädlichen, trügerischen oder ungenauen Informationen (Sperber et al. 2010). Ostentative Signale bewirken offenbar, dass das Kind offener wird und das, was es hört, aufnehmen und verarbeiten kann. Wenn es in dieser Weise anerkannt wird, kann es dem, was es hört, eher vertrauen – das heißt, es entwickelt *epistemisches Vertrauen,* ein Vertrauen in übermitteltes Wissen. Auch Erwachsene reagieren ebenso wie kleine Kinder darauf, dass sie sich anerkannt fühlen. Der einzige Unterschied ist, dass einem Erwachsenen eine hochgezogene Augenbraue oder ein Lächeln möglicherweise nicht ausreicht. Bei Erwachsenen bestehen ostentative Signale eher aus Zeichen, die dem Zuhörenden zu verstehen geben, dass er bei der Kommunikatorin »ankommt«: Sie erkennt seine Handlungsmacht und die möglichen Komplexitäten seiner mentalen Zustände an und validiert und unterstützt diese Zustände. Wesentlich ist, dass die Kommunikatorin mit Worten oder Handlungen zu erkennen gibt, dass sie in der Lage ist, die Welt aus der Perspektive des anderen zu sehen. In einem systemischen Kontext kann das Bewusstsein für die Idiosynkrasien der Familie (z. B. für besondere Familientraditionen, Demarkations- und Grenzlinien) dem System als ein ostentatives Signal für die Vertrauenswürdigkeit eines Individuums dienen.

Mentalisieren kommt hier insofern ins Spiel, als das Verständnis für den mentalen Zustand eines anderen, wenn es in adäquater

Weise zum Ausdruck gebracht wird, selbst ein machtvolles ostentatives Signal darstellen kann. Mentalisieren hat das Potenzial, epistemisches Vertrauen zu erzeugen. Wenn ich jemanden mentalisiere, erkenne ich ihn als einen sozialen Akteur an. Um auf diesem Weg epistemisches Vertrauen zu schaffen, muss ich aber auch in der Lage sein, den anderen so gut zu mentalisieren, dass er sich als zutreffend mentalisiert erlebt.

Wir Menschen haben im Laufe der Evolution die Fähigkeit ausgebildet, in der Kommunikation spezifische Mechanismen des »Gedankenlesens« einzusetzen, um in produktiven sozialen Systemen effektiv kooperieren zu können (Tomasello 2019 [2020]). Die Familie ist das vielleicht offenkundigste Beispiel für Systeme, die von dieser bemerkenswerten Fähigkeit profitieren. Sie ist natürlich auch das Feld, auf dem es am klarsten ersichtlich wird, wenn das kommunikative Gedankenlesen schlecht funktioniert. In der MIST versuchen wir, diesen Teil des sozialen mentalen Apparats ein wenig neu zu justieren. Wir versuchen nicht, schlechte Gedanken und Empfindungen durch gute zu ersetzen, sondern bieten einfach Gelegenheiten dafür an, dass der natürliche Zustand des kommunikativen Gedankenlesens wiederhergestellt wird, und versuchen, Blockaden zu beheben, die dem spontanen Ablauf von Denk- und Gefühlsprozessen im Weg stehen.

1.3.2 Einstieg: mentalisierungsinspirierte und systemisch orientierte Telefongespräche

Der Therapeut fragte Frau G., wie dringlich die berichteten Probleme für sie seien und wie schnell sie einen Termin haben wolle. Sie erwiderte: »So schnell wie möglich ... Ich könnte jederzeit in die Praxis kommen, um mehr über Salim und seine Schwierigkeiten zu berichten.« Der Therapeut fragte sie, wer nach ihrer Ansicht bei dem ersten Termin dabei sein solle, und bat sie zu überlegen, was dafür und was dagegen spreche, dass sie mit ihrem Sohn komme oder dass auch ihr Mann dabei sei. Der Therapeut hielt sie auch dazu an, sich Gedanken zu machen, ob es hilfreich sei, wenn eine andere Person zum ersten Termin dazukomme. Um dies zu klären, stellte er ihr auf einfühlsame Weise eine Reihe von Fragen:

- »Was könnte dafürsprechen, dass Sie allein herkommen?«
- »Wie wäre das für Ihren Mann, wenn er am ersten Termin nicht teilnehmen würde?«

- »Was könnte dagegensprechen, dass Salim mitkommt und direkt von Ihnen zu hören bekommt, welche Sorgen Sie sich machen?«
- »Worüber könnten Sie möglicherweise nicht sprechen, wenn Salim mit im Raum ist – und wäre das dann gut oder schlecht?«

Frau G. beantwortete geduldig alle Fragen, die ihr gestellt wurden, oft nach einigem Zögern, und leitete viele ihrer Antworten mit »Ich bin nicht sicher« oder »Ich weiß nicht recht« ein. Im weiteren Verlauf fragte der Therapeut Frau G., wo nach ihrer Vorstellung der erste Gesprächstermin am besten stattfinden solle: in der Klinik, in der Wohnung der Familie, im Gesundheitszentrum (in dem die Überweisung durch den Hausarzt erfolgt war) oder an einem anderen Ort. Wo würde sie sich am ehesten wohlfühlen, und welchen Ort würden Salim und ihr Mann vorziehen? Wie könnte die Familie zu einer Entscheidung kommen? Und würde ihr Mann es gutheißen, wenn ein Termin vereinbart wurde, und die Probleme genauso wie Frau G. beschreiben – oder sah er die Dinge anders? Am Ende des Telefonats, das etwa zwanzig Minuten dauerte, sagte Frau G., sie wünsche sich, dass Salim zum ersten Gespräch mit beiden Eltern kommen könne. Der Therapeut validierte ihre Entscheidung und fügte hinzu, es sei in Ordnung, wenn sie noch etwas an dem vereinbarten Gesprächstermin und am Kreis der Teilnehmenden ändern wolle, nachdem sie weiter darüber nachgedacht oder mit ihrer Familie oder Freunden darüber gesprochen habe.

Vielleicht fragen Sie sich, ob es klug ist, wenn ein Therapeut eine potenzielle Klientin vor der ersten Therapiesitzung mit Fragen überhäuft. Doch die mentalisierungsinspirierte systemische Arbeit beginnt in dem Moment, in dem eine Therapieanfrage eintrifft. Der Therapeut signalisiert von Beginn an, was von der therapeutischen Begegnung zu erwarten ist, nämlich dass sie vielfältige Möglichkeiten und Perspektiven eröffnen kann. Beim Erstkontakt wird die anfragende Person, ob es sich nun um einen Elternteil oder eine Fachkraft handelt, dazu angehalten, sich selbst und andere Mitglieder des Systems zu mentalisieren. Bei dem System kann es sich um die Familie, das unterstützende Umfeld des Kindes, um die Schule oder um einen kinder- und jugendpsychiatrischen Dienst handeln. – Was bedeutet das aber in der Praxis?

Die Fragen, die der Therapeut Salims Mutter in dem Telefongespräch gestellt hat, lassen sich als *intervenierend* auffassen, in dem Sinne, dass sie darauf abzielen, ihr – und dem Therapeuten – zu helfen, Themen aus mehr als einer Perspektive zu betrachten. Ähnliche Telefongespräche kann auch eine Sozialarbeiterin, ein Lehrer, eine Hausärztin oder eine andere Fachkraft führen. (Beachten Sie aber, dass wir es in der mentalisierungsinspirierten systemischen Familienarbeit unabhängig davon, woher die Behandlungsanfrage kommt, in der Regel vorziehen, zunächst mit einem Familienmitglied zu sprechen, ehe wir uns mit anderen Fachleuten über die Familie austauschen.)

Systemtherapeutinnen haben die Kontexte im Blick, aus denen heraus Hilfegesuche erfolgen. Hilfreich ist, dabei verschiedene Ebenen des Systems in den Blick zu nehmen: die Ebenen des individuellen Klienten, der überweisenden Person und der wichtigen Bezugspersonen sowie die Ebenen der Wohnumgebung, des Netzwerks von Freundschaften, der religiösen Bindung, der schulischen und beruflichen Rahmenbedingungen, der Kultur oder Subkultur, der die Familie angehört, und des übergreifenden soziopolitischen Kontextes. Hier sei auf Bronfenbrenners (1986) ökologischen Ansatz verwiesen. Eine solche *Kontexterfassung* auf vielen Ebenen versetzt uns in die Lage, Interventionen auf mehreren Ebenen in Betracht zu ziehen. Sollen wir nur mit der Familie arbeiten? Müssen wir andere Fachleute oder das soziale Netzwerk der Familie hinzuziehen? Wie lässt sich die religiöse oder anderweitige kulturelle Einbindung der Familie einbeziehen, um benannte Themen oder Probleme anzugehen? Sind Einzeltermine mit einem Kind oder einem Elternteil angezeigt? Wenn wir die Situation aus einer systemischen Perspektive betrachten, werden sich vielfältige Optionen ergeben, weil es zahlreiche mögliche Kontexte gibt, innerhalb derer die Arbeit erfolgen kann. Mentalisieren entsteht nicht nur aus der dyadischen Mutter-Kind-Beziehung oder aus der triadischen Mutter-Vater-Kind-Beziehung heraus. Es entwickelt sich vielmehr ausgehend von einer sozialen Gruppe, einer Kultur, die vom Kind als mehr oder weniger fokussiert auf seine Anliegen, seine Ängste und sein Wohlbefinden erlebt wird (Asen, Campbell a. Fonagy 2019; Fonagy et al. 2019). Das übergreifende Ziel der MIST besteht darin, Mentalisierungsprozesse im Gesamtsystem zu fördern. Probleme entstehen nach unserer Auffassung dann, wenn das Mentalisieren innerhalb des ökologischen Systems der Familie ins Stocken gerät, in eine falsche Richtung läuft oder gar entgleist.

1.3.3 Die Co-Konstruktion therapeutischer Kontexte

Auf die *Kontexterfassung* folgt die *Kontexterzeugung*: Wie können wir relevante therapeutische Kontexte herstellen, die eine Antwort auf das Hilfegesuch bieten? Die Frage an uns lautet: »Welche Kontexte muss ich aufgreifen – oder herstellen –, um auf die benannten Probleme und Themen eingehen zu können?« Der Kontext ist wichtig! Um eine pragmatische Antwort zu finden, ist es hilfreich, vier Arten von Kontexten zu unterscheiden: Person, Ort, Zeit und Aktivität (Asen 2004).

Der Personenkontext

Auf die Frage, *wer* bei einem Treffen oder einer Sitzung dabei sein sollte, sind viele Antworten möglich: die Kinder, die Eltern, Verwandte oder auch wichtige Personen im Umfeld der Familie, ob nun Freunde, Vertreterinnen einer Religionsgemeinschaft oder Fachleute. So bleibt das therapeutische System offen dafür, dass in künftigen Sitzungen Personen neu hinzukommen oder nicht mehr dabei sind. Mentalisierung ist eine ganz und gar zwischenmenschliche Angelegenheit. Wir müssen im Blick behalten, dass das Mentalisieren im Raum *zwischen* Menschen geschieht: Wir entwickeln Vorstellungen davon, was die Gründe für das Handeln anderer (oder für unser eigenes) sind oder wer wir aus Sicht der anderen sind. Der Personenkontext bestimmt also den Mentalisierungskontext, und je nach Kontext haben wir es mit anderen Gefühlen und Gedanken zu tun.

Der Ortskontext

Es gibt eine Reihe von Optionen, *wo* die Arbeit stattfinden kann: in der Therapiepraxis, in der Wohnung der Familie, in der Schule, auf der Krankenhausstation, im Supermarkt, bei Gericht, in der Moschee, im Gemeindezentrum, im Rathaus, in den Gängen des Gerichtsgebäudes – um nur einige mögliche Orte zu nennen. Es kann effektiver sein, mit einem Kind und seiner Familie im alltagsnahen Setting zu arbeiten, wo das Problem sich ganz konkret manifestiert, als wenn die gesamte therapeutische Arbeit in einem neutralen Behandlungszimmer oder in unpersönlichen Räumen innerhalb einer Institution abläuft. *Therapie im Gehen* anstatt im Sitzen kann das Denken von Klienten und Therapeutin lockern. Ebenso wie das Wer nimmt auch das Wo Einfluss auf Inhalt und Form der Arbeit. Mentale Zustände und Familiendynamiken entstehen in den Räumen nicht nur zwischen Menschen, sondern auch zwischen Orten. Schulprobleme eines Kindes entspringen unter Umständen einem Konflikt zwischen Schule und Zuhause, sodass diese Orte von Bedeutung sind. Gedanken und Gefühle können in Orten eingelagert und verborgen sein. Es kann eine kluge Option sein, diese Orte dann aufzusuchen oder aber sich dagegen zu entscheiden. Die klügste Option ist aber vermutlich, sich die Frage zu stellen, warum womöglich bestimmte Orte von vornherein ausgeschlossen werden.

Der Zeitkontext

Das *Wann* lässt sich unter den Aspekten von Zahl, Häufigkeit, Dauer und Zeitpunkt der Sitzungen definieren. Je nach therapeutischer Orientierung werden oft Zeitspannen angesetzt, die zwischen 45 und 90 Minuten lang sind, mit einer vorgegebenen Zahl von (6 oder 12) Sitzungen, die oft auf einen Zeitrahmen von drei Monaten bis zu einem Jahr verteilt werden. Gibt es eine optimale Sitzungsdauer? Sigmund Freud erfand die 50-Minuten-Sitzung wohl eher, um in Ruhe Notizen machen zu können, als im Bemühen, eine optimale Zeitdauer zu bestimmen. Auch die 90-minütige Sitzung, die systemische Therapeutinnen für die Arbeit mit Familien anzusetzen pflegen, ist wohl eher der Gewohnheit als sachlicher Notwendigkeit geschuldet.

Die Sitzungsdauer richtet sich oft nach dem Kontext oder wird gar von ihm diktiert. In einem von Zeitdruck beherrschten Klinikbetrieb kann es pragmatisch gesehen sinnvoll sein, Familien halbstündige Sitzungen anzubieten. In einer Hausarztpraxis mag der angemessene Zeitrahmen für die Arbeit mit Familien 10 oder 15 Minuten umfassen, weil dies dem sehr spezifischen Kontext der ärztlichen Grundversorgung entspricht (Asen et al. 2004). Am anderen Ende des Spektrums werden wir einer Familie, die mit vielen chronischen Problemen zu kämpfen hat, mehr Zeit anbieten wollen. Es ist unwahrscheinlich, dass sich in ihr die notwendigen Veränderungen vollziehen, wenn die Behandlung in einstündigen Sitzungen mit zweiwöchigem Abstand erfolgt. Hier ist eine längere Dauer der Interventionen in Betracht zu ziehen. Die Sitzungen werden dann oft in einer Gruppe von mehreren Familien durchgeführt (Asen 2002), weil es ökonomischer ist, nicht nur mit einer, sondern mit sechs bis acht Familien zu arbeiten.

Die kontextabhängige Bestimmung der zeitlichen Parameter sollte pragmatisch gehandhabt werden. Doch auf welches Ziel sollte der Pragmatismus ausgerichtet sein? Wir hoffen, das Modell der MIST kann hier zur Klärung beitragen. Das pragmatische Ziel ist, die Fähigkeit des Systems, Verständnis für mentale Zustände entstehen zu lassen, zu optimieren, sodass Verhalten zunehmend als Ausdruck der dahinterstehenden Überzeugungen, Wünsche, Bedürfnisse, Strebungen und Intentionen gesehen werden kann.

Der Aktivitätskontext

Was geschieht konkret im Verlauf der therapeutischen Arbeit? Die Aktivitäten, an der eine Familie in den Sitzungen beteiligt ist, können sehr unterschiedlich sein. Hierzu gehören natürlich therapeutische Gespräche oder Diskussionen, die in der Regel auf das Medium der Sprache zentriert sind. Nach unserem Eindruck geben Manuale oft allzu detailliert vor, worüber zu sprechen ist. Dies kann Mentalisierungsprozesse einengen. In der MIST kommen viele spielerische Aktivitäten zum Einsatz, die zum Teil nonverbal oder paraverbal sind, wie etwa Rollenspiele, Skulpturarbeit, Collagen und Übungen. Die therapeutischen Aktivitäten werden auf die berichteten Problemfelder abgestimmt und können von Sitzung zu Sitzung wechseln.

Warum ist die MIST spielerischer als viele andere Therapien? Es liegt nicht an einem Mangel an Respekt vor unseren Klientinnen und Klienten und sicherlich auch nicht daran, dass wir dem großen Leid, mit dem manche zu uns kommen, ausweichen wollen. In der MIST beziehen wir das Spiel in die therapeutische Begegnung ein, um ganz gezielt die Fantasie zu stärken: Mentalisieren und insbesondere flexibles Mentalisieren setzt eine imaginative Offenheit voraus. Es geht darum, sich eine Vorstellung von den inneren Zuständen anderer und auch von den eigenen zu machen. Dafür ist ein gewisser Grad an bewusster Selbstwahrnehmung vonnöten. Um dem Handeln einer anderen Person Bedeutung zuzuschreiben, müssen wir uns vorstellen können, wie es uns selbst dabei ergehen würde. Die MIST zielt also auf ein vorbehaltloses Befeuern der Vorstellungskraft. Das heißt, wir könnten unseren Ansatz auch ohne Weiteres »MSTi« nennen: Machen wir die Systemische Therapie imaginativ.

Die kontextualisierenden Fragen – wer, wo, wann und was – müssen nicht nur beim jeweiligen Einstieg in die Arbeit mit einer Familie, sondern auch während der gesamten Behandlung gestellt werden. Durch das regelmäßige Einbeziehen sowohl der einzelnen Personen als auch der Familie in diesen Befragungsprozess wird die Co-Konstruktion von veränderungsrelevanten Kontexten möglich. Diese Kontexte befinden sich in fortwährendem Wandel, und daraus ergeben sich neue Optionen der Wahrnehmung und Erfahrung. Manche Therapeuten sind der Auffassung, ein Zuviel an Flexibilität

– an Erzeugung und Veränderung von Kontexten – sei für Familien verwirrend. Andere glauben, ein Übermaß an Vorhersagbarkeit und Routine sei antitherapeutisch und würge die natürliche Neugier und Spontaneität ab. Aus Sicht des Mentalisierungsmodells ist es wichtig, dass Therapeutinnen versuchen, zusammen mit ihren Klienten fortwährend zu überlegen und zu überprüfen, ob die eingeführten *Wer-*, *Wann-*, *Wo-* und *Was-*Kontexte nach wie vor hilfreich sind.

Ein reflektierendes Vorgehen ist seinem Gegenteil natürlich vorzuziehen. Das ist hier aber nicht der entscheidende Punkt. Im Mittelpunkt steht vielmehr die *geteilte oder gemeinsame Aufmerksamkeit*, die sich auf ein von allen Beteiligten als wichtig empfundenes Problem oder Thema richtet. Diese Gemeinsamkeit des Prozesses von beständigem Infragestellen und miteinander vollzogener Neueinschätzung ist es, die zur Heilung beiträgt. Dadurch wird der Prozess von gemeinsamer, kooperativer Reflexion möglich, der den Hauptfokus der MIST bildet. Natürlich schafft Flexibilität auch die Voraussetzung dafür, dass die Offenheit des therapeutischen Systems so weit gewahrt bleibt, dass der Kreis der teilnehmenden Personen sich ebenso ändern kann wie Ort, Zeitpunkt und Dauer der Sitzungen. Die heilsame Wirkung und die entscheidenden Impulse gehen aber nicht von der Flexibilität selbst aus, sondern von der Neugier und dem Staunen, die sie auslöst.

1.3.4 Einen Fokus wählen und therapeutische Interventionen prüfen

Als Familie G. zur ersten Sitzung kam, bestand das Hauptziel darin, sich im Gespräch auf einen Fokus für die gemeinsame Arbeit zu verständigen. Der Therapeut sprach sich für eine problemorientierte Herangehensweise aus und hielt die Familienmitglieder dazu an, alle Sorgen aufzulisten, die ihnen zu schaffen machten, und die Punkte zu konkretisieren, bei denen sie sich Unterstützung wünschten.

Sitzung 1

Salims Mutter begann sogleich, die vielen verschiedenen Sorgen aufzuzählen, die sie sich um ihren Sohn machte, während Salim und sein Vater sich mit einem Computerspiel beschäftigten. Sie wiederholte, was sie am Telefon gesagt hatte, und führte eine lange Liste von Problemen auf: Salims Schwierigkeiten mit dem Essen, seine Angstzustände, seine oft sehr fordernden Verhaltensweisen, das Fehlen von Freunden, Hyperaktivität, »babyhaftes« und anklammerndes Verhalten, Wutanfälle und so weiter und so fort. Sie redete zehn Minuten lang, ohne dass ihr Mann oder ihr Sohn irgendetwas dazu sagten. Der Therapeut registrierte dies, ohne es aber zu kommentieren.

Sobald Frau G. geendet hatte, dankte der Therapeut ihr und fragte den Vater, ob er noch etwas ergänzen wolle. Er sagte, seine Frau habe die Dinge gut erklärt, viel besser, als er das gekonnt hätte, und fügte hinzu, auch er mache sich Sorgen um Salim, aber nicht in dem Maße wie seine Frau. Als Salim gefragt wurde, ob er wisse, warum seine Eltern mit ihm in die Klinik gekommen seien, und ob es etwas gebe, bei dem er sich Hilfe wünsche, zuckte er mit den Schultern und wandte sich wieder dem Spiel zu. Der Therapeut fragte die Eltern, welcher der von der Mutter genannten Punkte nach ihrem Empfinden als erster angegangen werden solle. Salims Vater zeigte auf seine Frau und sagte: »Sie soll entscheiden, sie ist die Chefin.« Der Therapeut ermunterte die Eltern, gemeinsam zu überlegen, welches Problem zuerst in Angriff zu nehmen sei. Die Mutter antwortete, das dringendste Problem sei Salims »Problem mit dem Essen ... er braucht drei Stunden für sein Mittagessen und anderthalb Stunden fürs Frühstück ... Das macht mich wahnsinnig.« Der Vater fügte hinzu: »Das würde auch mich wahnsinnig machen, aber ich bin den ganzen Tag bei der Arbeit. Ich führe ein Restaurant, das heißt, ich habe lange Arbeitszeiten. Die meiste Zeit muss meine Frau Salim beim Essen helfen.« Der Therapeut fragte die Eltern, wann sie wiederkommen wollten, um das Problem anzugehen. Die Mutter sagte: »So bald wie möglich, wie wäre es nächste Woche?«, und der Vater pflichtete ihr bei. Der Therapeut schlug vor, die nächste Sitzung solle zur Mittagessenszeit stattfinden, und die Eltern sollten das Essen dann mitbringen. Die Sitzung solle etwa drei Stunden dauern, damit das »Problem mit dem Essen« umfassend untersucht werden könne. Die Eltern besprachen sich eine Weile und beschlossen dann, dass nur Salim und seine Mutter kommen würden, denn der tägliche Kampf um die Mahlzeiten bleibe fast ausschließlich ihr überlassen.

In dieser ersten Sitzung fielen dem Therapeuten sogleich charakteristische Beziehungsmuster auf, etwa dass der Mutter eine dominante Rolle zukam, dass der Vater offenbar das Gefühl hatte, er müsse mit seiner Frau einiggehen, und dass Salim die wiederholten Aufforderungen der Eltern, er solle mit dem Computerspiel aufhören, einfach ignorierte. Der Therapeut sah aber von Kommentaren zu diesen Interaktionen ab. Er beschloss, sich stattdessen die Möglichkeit offenzuhalten, in einer späteren Phase auf seine Beobachtungen zurückzukommen. Warum sprach er Frau G. oder Herrn G. zunächst nicht darauf an? Diese Frage betrifft einen wichtigen technischen

Punkt bei der Anwendung der MIST. Der Therapeut war im Sinne der MIST-Prinzipien bestrebt, sich in die Lage aller Familienmitglieder hineinzuversetzen. Er fragte sich: Wenn ich Frau G. wäre, würde dann irgendeine Intervention, die mein Verhalten auf den Prüfstand stellt, meine Fähigkeit zur gegenseitigen Verständigung steigern? Ebenso verfuhr er mit Blick auf Herrn G. und Salim. Dabei wurde ihm die Scham und die Verlegenheit bewusst, die sich in einem oder in allen drei Familienmitgliedern regen könnte, wenn er die Aufmerksamkeit auf eine vom ihm beobachtete charakteristische Interaktion lenkte. Er hatte den Eindruck, dass er noch sehr wenig über die Familie wusste und dass selbst höfliches Nachfragen Scham, Verlegenheit oder das Gefühl des Missverstanden-Werdens heraufbeschwören könnte. In der MIST erkennen wir an, dass das Empfinden, falsch wahrgenommen oder missverstanden zu werden, eine schmerzliche Erfahrung ist. Eine Haltung behutsamer Neugier, die als offen und forschend erlebt wird, dürfte daher die Chancen deutlich erhöhen, dass sich das Gegenüber zur Reflexion angeregt fühlt.

Sitzung 2: MIST in Aktion

Eine Woche darauf erschienen, wie vereinbart, Salim und seine Mutter zur zweiten Sitzung. Frau G. hatte das Mittagessen für Salim und sich selbst dabei. Sie setzten sich in einem großen Behandlungszimmer an einen Tisch. Der Therapeut kam in 5- bis 10-minütigen Intervallen kurz in den Raum, beobachtete die beiden und machte gelegentlich eine Bemerkung. Er sah, dass Salim noch kaum etwas gegessen hatte, mit seiner Mutter plauderte und sie entweder anflehte, ihn zu füttern, oder behauptete, er habe keinen Hunger. Die Mutter reagierte darauf, indem sie in einem fort wiederholte, er sei doch »ein großer Junge ... du kannst selbst essen ... du hast doch gesagt, du hast Hunger ...«. Salim verhielt sich weiterhin viel kindlicher, als dies seinem biologischen Alter entsprach. Die Mutter gab oft ermutigende Laute von sich und legte Verhaltensweisen an den Tag, die eher gegenüber einem Einjährigen als gegenüber einem Sechsjährigen angemessen gewesen wären. Es waren viele neckende »Du du du«-Laute und anfeuernde kleine Bemerkungen zu hören, und die Mutter machte viel Aufhebens darum, dass Salim nicht aß. Schließlich fragte der Therapeut die Mutter, wie es nach ihrem Eindruck mit dem Essen vorangehe. Sie zeigte auf die vollen Teller und erwiderte, es laufe »nicht sehr gut«. Dies sei »typisch, ganz so wie zu Hause – es dauert ewig, bis er etwas gegessen hat«. Der Therapeut fragte die Mutter, ob Salim nach ihrem Gefühl zu dünn sei. »Nein, er hat Normalgewicht, aber das wäre anders, wenn ich nicht so dahinter her wäre, Nahrung in ihn hineinzubekommen.« Als sie nach einer möglichen Erklärung dafür gefragt wurde, warum Salim so langsam esse, fiel ihr nichts dazu ein. Der Therapeut sagte zu ihr: »Vielleicht sollten Sie aus dem Raum gehen und zurückkommen, nachdem er alles aufgegessen hat.« Die Mutter wirkte bestürzt, verließ aber zusammen mit dem Therapeuten den Raum. Salim war noch wesentlich verstörter und rief: »Was?! Nein!!« Er begann immer lauter zu schreien und hämmerte dann gegen die Tür, durch die die Mutter hinausgegangen war. Dies hielt zwei Minuten lang an, und Salim schrie mehrmals: »Ich sterbe!« Währenddessen geriet Frau G. im Raum nebenan in extreme Unruhe und begann zu hyperventilieren. Sie sagte, ihr Sohn ertrage es nicht, allein in einem Zimmer zu sein, und verfalle dann in Panik.

Der Therapeut ging zurück in den Raum, in dem Salim weiter nach seiner Mutter schrie, und sagte zu ihm: »Deine Mutter kommt wieder, wenn du mehr gegessen hast.« Salim war völlig aufgelöst, und es hatte ihm die Sprache verschlagen. Er machte einen Anlauf, ein wenig von dem Essen hinunterzuschlucken. Der Therapeut ermunterte ihn, weiterzuessen. Salim ließ sich darauf ein. Während er aß, konnte er nicht schreien, aber ihm liefen noch immer die Tränen über die Wangen. Der Therapeut rief die Mutter herein. Sie wirkte sehr mitgenommen und ging sofort zu Salim hin, um ihm die Tränen abzutrocknen, woraufhin er zu essen aufhörte. Er setzte den Löffel ab und lehnte sich zurück. Die Mutter nestelte weiter an ihm herum, wischte ihm das Gesicht ab und nahm ihm den Löffel aus der Hand.

Der Therapeut forderte die Mutter auf, sich in einiger Entfernung von ihrem Sohn hinzusetzen und ihm beim Essen zuzusehen. Salim begann wieder zu essen. Der Therapeut kniete sich neben ihn hin und legte spielerisch den Kopf an seinen Bauch. Er tat, als würde er darauf horchen, wie die Nahrung in Salims Magen hineinkam, und rief in albernem Tonfall: »Hurra, hurra, sagt dein Bäuchlein, ich bin froh, dass ich hier unten etwas zu essen bekomme ... danke, danke.« Salim musste lachen, und auch seine Mutter lachte. Der Therapeut wandte sich an die Mutter und sagte ernst: »Wissen Sie, mir war irgendwie klar, Salim kommt zurecht, wenn er ohne Sie im Raum ist, und kann allein essen, ob ich nun dabei bin oder nicht dabei bin. Ich denke, er wäre auch in der Lage gewesen, das ganze Mittagessen zu verspeisen – und zwar ziemlich schnell ... aber ich habe mir Sorgen um *Sie* gemacht ... Ich hatte Sorge, Sie könnten nebenan zusammenbrechen – ich hatte Sorge, Sie halten es vielleicht nicht aus, wenn Ihr kleiner Junge Sie nicht im Blick hat, aber er ist ein ziemlich großer Junge ... und schauen Sie, wie kräftig gebaut er ist, mit diesen Muskeln, er ist viel größer, als Sie womöglich denken.«

Die Mutter hatte sich an diesem Punkt ein wenig beruhigt, und nachdem sie gehört hatte, was der Therapeut sagte, lächelte sie. Der Therapeut, der nahe bei Salim stand, bat die Mutter, sich vorzustellen, was Salim jetzt gerade fühlte und dachte, und deutete mit einer Geste an, wie aus dem Kopf des Jungen Gedankenblasen aufstiegen: »Wenn jetzt aus Salims Kopf Gedankenblasen aufsteigen würden, was wäre darin zu lesen?« Sie lächelte und sagte: »Er denkt: ›Hierher komme ich nicht noch einmal.‹« Der Therapeut fragte bei Salim nach, ob die Mutter richtig lag. Er zögerte, blickte dann seine Mutter an und nickte. Der Therapeut fragte: »Muss deine Mutter dich beim nächsten Mal also mit Gewalt hierherschleppen?« Salim lächelte und schüttelte den Kopf.

Der Therapeut fragte Salim, ob er noch einmal an seinem »Bäuchlein« horchen dürfe, und Salim hatte sichtlich seine Freude, als der Therapeut ausrief, wieder in recht albernem Ton: »Ich will mehr, komm, gib mir zu essen, ich bin immer noch sehr, sehr hungrig.« Salim aß, mit breitem Lächeln, in zügigem Tempo weiter. Als der Therapeut den Raum verließ, um sich um eine andere Familie mit »Essproblemen« zu kümmern, wandte Salim sich an seine Mutter und sagte: »Mama, füttere mich, wenn du mich liebst.« Sie erwiderte: »Denkst du, ich liebe dich nicht? Warum sagst du das? Warum sagst du, ich liebe dich nicht?« Salim: »Weil du mich nicht fütterst.« So ging es eine Weile hin und her, und die Mutter flehte Salim erneut an, er solle doch essen. Als der Therapeut wieder hereinkam, sagte er: »Ich denke – aber es kann auch durchaus sein, dass ich falschliege –, dass Salim denkt, er muss sich wie ein Baby verhalten, um von Ihnen geliebt zu werden. Ich weiß, er ist ein intelligenter Junge, und ich wette, er kann das alles innerhalb von zehn Minuten oder schneller aufessen – aber solange Sie ihm das nicht zutrauen, kann er es auch nicht. Für ihn muss wahrscheinlich klar sein, dass Sie wissen, er ist nicht ein Jahr alt, sondern sechs.« Der Therapeut ging wieder hinaus, und als er nach zehn Minuten wiederkam, hatte Salim alles aufgegessen. Die Mutter berichtete, sie habe Salim lediglich mehrere Male gesagt, dass er nicht ein Jahr alt, sondern sechs Jahre alt sei. Der Therapeut sagte zu Salim: »Du kannst dich wahrscheinlich auch so verhalten, als wärest du älter als sechs – wie du das alles aufgegessen hast, und so schnell, das war sehr eindrucksvoll, das können nur Kinder, die schon älter sind.«

Zur Mutter gewandt sagte er: »Wir haben für heute ja drei Stunden vorgesehen, also bleiben uns jetzt noch eine Stunde und 40 Minuten … Gibt es etwas, wofür Sie die verbleibende Zeit nutzen möchten?« Die Mutter antwortete: »Ja, das hat mit seinen Hausaufgaben zu tun – er braucht dafür immer eine Stunde oder noch länger, und die Schule sagt, er sollte das eigentlich in zehn Minuten schaffen … aber das reicht nicht.

Ich muss neben ihm sitzen und ihm helfen … und am Ende streiten wir uns dann, und eigentlich muss ich dann die Aufgaben machen, weil Salim sagt, es ist zu schwierig und er bekommt das selbst nicht hin.« Der Therapeut schlug vor: »Gut, Sie können das jetzt einmal miteinander probieren, und ich bin in einer Stunde oder so zurück.« Zehn Minuten später verließ Salim den Raum, um nach dem Therapeuten zu suchen. Als er ihn gefunden hatte, sagte er stolz: »Ich bin fertig – und meine Mama hat mir gar nicht helfen müssen.« Der Therapeut fragte Salim, wie seine Mutter sich jetzt wohl fühle. »Sie ist stolz«, erwiderte er. Die Mutter bestätigte das. Daraufhin hielt der Therapeut sie dazu an, sich zu überlegen, welche Gedanken und Gefühle sich wohl an verschiedenen Punkten der vergangenen zwei Stunden in Salim abgespielt hätten.

Die Sitzung, die auf Video aufgezeichnet wurde, lässt sich nicht als typisches Beispiel für eine rein systemische Therapie oder eine – wie von Bateman und Fonagy (2016) beschriebene – rein mentalisierungsinspirierte Therapie einordnen. Der Therapeut griff auf eine Reihe verschiedener Techniken aus verhaltensorientierten, strukturellen, mentalisierungsinspirierten und anderen Ansätzen zurück. Er nahm eine zentrale Position ein, intervenierte recht direkt und setzte sowohl die Mutter als auch das Kind unter Stress.

Unter dem Aspekt des Mentalisierens lässt sich das Geschehen wie folgt beschreiben: Der Therapeut beobachtete Interaktionen zwischen Mutter und Sohn, in denen *kein* effektives Mentalisieren erfolgte; er unterband diese Interaktionen auf pointierte Weise, indem er die Mutter bat, den Raum zu verlassen. Dadurch stieg das Arousal-Niveau von Mutter und Sohn sogleich an, und ihre Fähigkeit zum Mentalisieren kam vollständig zum Erliegen; beide waren in Panik. Als die Mutter wieder in den Raum kam, versuchte der Therapeut beiden dabei zu helfen, ihre Mentalisierungsfähigkeit wiederzuerlangen, und interagierte in spielerischer Weise mit Salim, nutzte Als-ob-Techniken und bezog dabei die Mutter mit ein. Dadurch sank bei Mutter und Sohn das Arousal-Niveau, und sie waren allmählich wieder in der Lage, nachzudenken und die eigenen Empfindungen wahrzunehmen. Diese merkliche Steigerung der Mentalisierungsfähigkeit nahm der Therapeut zum Anlass, die Mutter dazu anzuhalten, Vermutungen zum aktuellen mentalen Zustand ihres Sohnes anzustellen und sich von Fantasien darüber zu lösen, was in ihm vor sich ging. Der Therapeut ging in dieser Weise vor, weil für ihn sehr deutlich wurde, dass zwischen Mutter und Sohn eine entgrenzte

Angst herrschte, da die Angst der einen Seite in Resonanz mit der Angst der anderen Seite trat und für beide in kürzester Zeit unkontrollierbar wurde. Wie sie in der ersten Sitzung zutreffend festgestellt hatten, waren sie in der Lage, einander in den Wahnsinn zu treiben. Der Therapeut brachte zum Ausdruck, dass er an Salims Fähigkeiten glaube und dass dieser reifer sei als das Verhalten, das er an den Tag lege. Salim fühlte sich vom Therapeuten anerkannt und war in der Lage, sich aus der Blockade zu lösen und so seiner Mutter zu helfen, ihn mit anderen Augen zu sehen. Dies ermöglichte eine Interaktion und Kommunikation zwischen ihnen, die dem Entwicklungsstand Salims angemessener war. Daran lässt sich erkennen, warum wir unseren Ansatz mentalisierungsinspirierte systemische Therapie nennen: Es ist im Wesentlichen ein systemischer Ansatz mit einem Fokus auf dem Mentalisieren.

Sitzung 3

Als Salim und seine Eltern zwei Wochen danach zur dritten Sitzung kamen, berichteten sie, dass sich Salims Essverhalten nun normalisiert hatte und dass er auch gut mit den Hausaufgaben zurechtkam. Sodann legte die Mutter dar, dass sie und ihr Mann sich Hilfe wünschten »bei einem anderen großen Problem – Salim kann nicht allein in einem Raum sein, keine Minute lang, keine Sekunde lang«. Der Therapeut bat die Eltern um ihre Zustimmung dazu, dass er allein mit Salim sprach. Sie waren einverstanden, und Salim hatte keine Schwierigkeiten damit, von ihnen wegzugehen und dem Therapeuten in einen anderen Raum zu folgen. Der Therapeut sprach mit Salim über dessen Ängste vorm Alleinsein und schlug dann ein kleines Spiel vor: Er würde Salim nur einen Augenblick lang allein in dem Raum zurücklassen, um zu sehen, wie lange er das aushielt. Salim schlug vor, es sollten fünf Sekunden sein. Der Therapeut ging hinaus und kam nach genau fünf Sekunden wieder herein. Er fragte Salim, ob zehn Sekunden für ihn machbar seien, und Salim bejahte. Darauf folgte eine Abwesenheit von fünfzehn Sekunden, und die Dauer wurde nach und nach auf zwei Minuten gesteigert. Daraufhin schlüpfte der Therapeut in die Rolle eines Fernsehreporters, der Salim dazu befragte, was er während jeder der Abwesenheitsphasen gedacht und gefühlt habe. Salim sprach direkt in die laufende Kamera und erklärte, er habe sich zunächst Sorgen gemacht, doch dann sei das okay gewesen und habe beinahe Spaß gemacht. Dann übergab der Therapeut Kamera und Mikrofon an Salim und schlug vor, er solle für zunehmend längere Zeitspannen aus dem Raum gehen und dann den Therapeuten dazu interviewen, was er während Salims Abwesenheit gedacht und gefühlt habe. Salim kam mit der Aufgabe gut zurecht und ging zusammen mit dem Therapeuten zurück in den Raum, wo die Eltern warteten. Salim berichtete, was er und der Therapeut in der vergangenen halben Stunde gemacht hatten. Beide Eltern wirkten ungläubig, woraufhin Salim sagte: »Ihr geht jetzt alle raus, und ich zeige euch das.« Eltern und Therapeut verließen den Raum. Auf dem Korridor hielt der Therapeut beide Eltern dazu an, sich in Salim hineinzuversetzen und sich vorzustellen, was er dachte und fühlte, während er allein in dem Raum war. Als alle wieder bei Salim waren, fragte der Therapeut ihn, was die Eltern nach seiner Vorstellung wohl gedacht und gefühlt hatten, während sie draußen waren. Salim traf ins Schwarze: Seine Mutter habe sich sicher große Sorgen um ihn gemacht und sich unter anderem vorgestellt, er werde sich im Behandlungszimmer schrecklich wehtun oder zu nahe ans Fenster gehen und womöglich in die Tiefe stürzen. Sein Vater sei »nicht so besorgt« gewesen. Salims Kommentar zum Therapeuten war: »Oh, er hat sich keine Sorgen gemacht, er weiß, ich kann das.« Der Therapeut forderte die Familie dazu auf, sich die vorherige Sitzung in Erinnerung zu rufen. Weil der Vater nicht dabei gewesen war, zeigte er auf einem Laptop Ausschnitte davon. Alle drei Familienmitglieder sahen aufmerksam zu. An dem Punkt, als die Mutter aus dem Raum ging und Salim »Ich sterbe!« schrie, brach dieser in Gelächter aus und sagte: »Das ist so albern.« Die Mutter hatte Tränen in den Augen und war sichtlich bewegt. Salim ging zu ihr hin und legte die Arme um sie, offenbar im Bemühen, sie zu beruhigen und zu trösten. Der Therapeut lenkte die Aufmerksamkeit auf diese Interaktion und fragte den Vater: »Was denken Sie, dass da in Ihrer Frau vor sich geht? Und was denkt und fühlt Ihr Sohn jetzt wohl gerade?« Nachdem er den Vermutungen des Vaters zugehört hatte, bat er die Mutter, noch einmal den Ausschnitt aus der vorherigen Sitzung zu betrachten und über ihren eigenen Gefühlszustand und den ihres Sohnes zu reflektieren.

Die verhaltenstherapeutische Technik der Exposition in vivo kommt in einer systemisch orientierten Behandlung nur selten zum Einsatz, verträgt sich aber sehr gut mit dem mentalisierungsinspirierten Ansatz, sofern sie zu dem Zweck eingesetzt wird, das Spektrum der Gedanken und Gefühle zu erweitern, die mit einem Thema in Verbindung gebracht werden können. Im vorliegenden Fall diente sie dazu, Salim auf spielerische Weise eine neuartige Erfahrung zu vermitteln, mit anschließender Verwendung von Requisiten (Videokamera und Mikrofon) zur Fokussierung auf die eigenen mentalen Zustände und die anderer. Nachdem Salim diese Erfahrung »verdaut« hatte, stützte er sich in einer spielerischen Interaktion mit den Eltern auf sein neugewonnenes Selbstvertrauen. An diesem Punkt begannen sie, ihn mit anderen Augen zu sehen, und umgekehrt wurde ihm bewusst, dass sie ihn nun anders erlebten. Dies setzte sich bei Salim rasch und wie von selbst in neue Sichtweisen auf sich selbst um. Das Videomaterial aus der vorherigen Sitzung gab Salim die Möglichkeit, sich selbst und die Eltern aus einer externen Perspektive zu betrachten: Nachdem er zwei Wochen zuvor offenbar nicht in der Lage gewesen war, sich selbst und die Mutter, als sie den Raum verließ, zu mentalisieren, amüsierte ihn die Szene nun. Bei der Mutter hingegen wurde die belastende Erfahrung reaktiviert, obwohl sie nur wenige Minuten zuvor erlebt hatte, dass ihr Sohn an Selbstvertrauen gewonnen hatte.

Die Eltern hatten sich darauf geeinigt, dass im Fokus der ersten Sitzung das Problem mit dem Essen stehen sollte. Der Therapeut versuchte das Thema konkret anzugehen, um eine der Barrieren zu beseitigen, die das Mentalisieren behinderten: das Empfinden der Mutter, ihr Sohn sei noch ein Säugling, der von ihr gefüttert werden müsse. Im Lauf der Intervention begann die Mutter nach und nach sowohl Salim als auch sich selbst anders zu sehen und zu erleben. Ebenso wichtig war, dass sich Salim vom Therapeuten temporär als *Akteur*[1] anerkannt fühlte, der kein hilfloses Baby, sondern ein sechsjähriger Junge mit eigenem Willen war. Die temporäre Beseitigung der genannten Barriere setzte sogleich ein effektives Mentalisieren in Gang und ermöglichte es Mutter und Sohn, von einer überstarken Beschäftigung mit dem Füttern abzurücken.

Sobald in der Sitzung das Problem mit dem Essen (temporär) behoben war, schlug der Therapeut der Mutter vor, an der nächsten Problemschicht zu arbeiten, und Salims Schwierigkeiten mit seinen Hausaufgaben wurden in den Blick genommen. In der dritten Sitzung wurde dann eine weitere Problemschicht thematisiert, nämlich dass Salim nicht in der Lage schien, allein in einem Raum zu sein. Wir können diese Vorgehensweise als »Zwiebelschichten-Modell« beschreiben: Wenn wir beim Kochen eine Zwiebel in Scheiben schneiden und würfeln, kann das eine recht tränenreiche Angelegenheit sein, bei der uns die Sicht verschwimmt. Wenn wir die Zwiebel hingegen Schicht für Schicht zerteilen, dauert das zwar länger, aber es ist weniger leidvoll. Ähnlich ist es bei der Arbeit mit Familien: Zwar mag es theoretisch gesehen wünschenswert sein, rasch zum Kern vor-

1 Mit »Akteur« ist im vorliegenden Buch eine sozial handelnde Person gemeint.

zustoßen – zum »Knotenpunkt« (Selvini Palazzoli et al. 1975 [1977, S. 54]) –, doch das wäre in der Regel ein unkluger Eröffnungszug, der das Arousal-Niveau von Familienmitgliedern in die Höhe treiben kann. Ziel ist, dass sie in der Lage sind, zu einem gut beherrschbaren Erregungsniveau zurückzufinden und in dem belastenden Kontext, den das normale Familienleben oft darstellt, das Mentalisieren wieder aufzunehmen. Außerdem sagen Eltern oft etwas wie: »Wir sind nicht hierhergekommen, weil wir Beziehungsprobleme haben, sondern weil unser Kind ernsthafte Probleme hat. Sie sollten sich auf das Kind konzentrieren und nicht auf uns.« Es ist ratsam, sich an der Einschätzung der Eltern zu orientieren, was das drängendste Problem ist, und bei diesem zu beginnen, also *mit* ihnen und in *ihrem* Tempo zu arbeiten. Gehen Sie erst dann zur nächsten »Zwiebelschicht« über, wenn die Eltern oder andere wichtige Familienmitglieder Sie dazu einladen. Diese Vorgehensweise ist für die Familie oft leichter zu akzeptieren und muss in einem Tempo umgesetzt werden, das sie im Einklang mit ihrer wachsenden Mentalisierungsfähigkeit zu tolerieren vermag. In den Anfangsphasen der Arbeit mit einer Familie achtet der Therapeut sorgsam darauf, inwieweit sie fähig ist, Informationen aufzunehmen, die ein Mentalisieren notwendig machen. Auch in späteren Phasen, in Momenten eines hohen Arousal-Niveaus, wird der Therapeut davon Abstand nehmen, zu Interaktionen explizite Erklärungen anzubieten, die Mentalisieren erfordern, falls diese Kommentare wahrscheinlich nicht verarbeitet werden können.

Eine weitere Sitzung fand etwa sechs Wochen darauf statt. Zu ihr erschienen diesmal nur die Eltern. Sie berichteten, Salim komme jetzt sowohl in der Schule als auch zu Hause »ziemlich gut« zurecht. Außerdem hatte er einen guten Freund gefunden, der ihn zu Hause besucht hatte. Dies war eine Premiere. Der Vater sagte, seine Frau habe sich schon immer Sorgen um ihren innigst geliebten Salim gemacht, und zwar schon vor seiner Geburt. Sie hatte zuvor drei Fehlgeburten erlitten, und nach seiner Geburt war er sehr krank und musste im ersten Lebensjahr immer wieder im Krankenhaus behandelt werden. »Ich glaube, meine Frau sieht in ihm immer noch ein Baby, über das sie die ganze Zeit wachen muss ...« Es folgten noch zwei weitere Sitzungen mit dem Elternpaar.

Dies ist ein Beispiel dafür, wie die therapeutische Arbeit sich dem »Knotenpunkt« Schritt für Schritt und Sitzung für Sitzung immer weiter annähern kann. Die Schichten der Zwiebel werden eine nach der anderen freigelegt, bis Familienmitglieder – in diesem Fall die Mutter – bereit und in der Lage sind, schwierige Themen anzugehen, die den Kern des Problems bilden.

1.4 Abschließende Überlegungen

Dieser kurze Einblick in Salims Familie veranschaulicht sowohl die Einfachheit als auch die Komplexität der MIST. Mentalisieren geschieht im Hier und Jetzt. Es ist das Erfassen des aktuellen mentalen Zustands eines jeden Akteurs. Deshalb kann es raschen Veränderungen unterworfen sein und auch ephemeren, flüchtigen Charakter haben. Es kann sich aber auch verfestigen und ist dann immun gegenüber äußeren Einflüssen. Die Vorstellung von Salims Mutter, er sei noch ein Baby, das sie füttern müsse, war solch eine stabile und zugleich ephemere Konstruktion – ephemer in dem Sinne, dass Frau G. nicht wirklich glaubte, Salim sei ein Säugling, während ihr Handeln aber nur im Kontext dieser offensichtlich irrigen Annahme einen Sinn zu ergeben schien.

Woher rührt die Zähigkeit von solchen ephemeren Haltungen? Aufgrund des Wesens des Mentalisierens ist Veränderung schwierig, solange das emotionale Arousal-Niveau erhöht ist. Dass Salim in seiner Mutter Angst zu wecken vermochte, untergrub ihr Potenzial für reifes Denken, sodass ihr aus der Perspektive ihres Erlebens ein flüchtiger Eindruck wie eine unanfechtbare Wahrheit erschien. Wie ein Einjähriger behandelt zu werden war für Salim natürlich nicht einfach, doch er passte sich recht gut an die Situation an. Damit machte er sich aber in jeder Hinsicht abhängig von der Fürsorge einer ständig über ihn wachenden Bezugsperson und trat in starke Resonanz mit ihren Ängsten – wie dies von fast jedem Einjährigen auch zu erwarten wäre. Derselbe emotionsgeleitete Prozess, der ephemere Vorstellungen konkret erscheinen lassen kann, war auch bei ihm am Werk: Sein Status als Baby wurde für ihn durch seine Angst sehr real. Das System, in dem das unzulängliche Mentalisieren Salims bei seiner Mutter Angst und unzulängliches Mentalisieren auslöste, was dann bei Salim wiederum Angst und noch inadäquateres Mentalisieren nach sich zog, wurde zu einem System, das sich nur als rigide beschreiben lässt. Es fühlte sich jedenfalls für keinen der Beteiligten auch nur im Geringsten ephemer an.

Einen solchen Zyklus von ineffektivem Mentalisieren zu durchbrechen ist indes relativ einfach. In den meisten üblichen Kontexten des Familienlebens werden Tag für Tag spontan und ohne Intervention von Experten Lösungen gefunden. Warum in manchen Familien eine Intervention von außen nötig ist, um aufzudecken, dass bestimmte Vorstellungen nicht etwa stringent und zwingend, sondern ephemer sind, ist eine komplexe Frage, der wir in diesem Buch nachgehen werden. Wenn wir komplexe Probleme in einer Familie auf suboptimales Mentalisieren zurückzuführen vermögen, kann uns das, so nehmen wir an, den nötigen Freiraum dafür verschaffen, einfache, spielerische und relativ schmerzlose Strategien zu ermitteln, mit denen wir die Familie zu einer schnellen Rückkehr zu akzeptableren Interaktionsmustern anregen können. Die Leserinnen und Leser fragen sich vielleicht, warum die simple Intervention, bei der der Therapeut an Salims Bauch horchte, sich als eine derart passende und wirkungsvolle Möglichkeit erwies, die Probleme der Familie in Bezug auf Salims chronische Schwierigkeiten mit dem Essen in Angriff zu nehmen. Die Antwort aus Sicht der MIST ist, dass der Therapeut, indem er eine spielerische und leicht humorvolle Haltung einnahm, Salims Bauch gleichsam mentalisierte (also einen Körperteil, dem in der Regel nicht die Fähigkeit zugeschrieben wird, Gedanken und Gefühle zu haben). Die Schaffung eines »mentalisierenden Bauches« ermutigte Salim, die überstarken Ängste seiner Mutter bezüglich seines körperlichen Wohlbefindens zu mentalisieren, und bewegte sie dazu, ein wenig realitätsgerechter darüber zu reflektieren.

In diesem Buch werden wir den Blick stets auf einfache Interventionen richten, die allein dadurch enorme Wirkung entfalten können, dass sie die natürlichen Prozesse wieder in Gang bringen, die uns allen jederzeit zur Verfügung stehen, um Affekte zu modulieren und die zwischenmenschliche Interaktion zu stabilisieren.

2 Effektives und ineffektives Mentalisieren

Für das Sozialamt war Frau Jones, so wie vor ihr schon ihre Mutter, eine von klein auf wohlbekannte Person. Beide hatten von frühester Kindheit an unter körperlicher und emotionaler Vernachlässigung zu leiden gehabt, und beide hatten lange Phasen ihrer Kindheit in Pflegefamilien verbracht. Vor Kurzem war Frau Jones nun, mit 18 Jahren, selbst Mutter geworden. Ihre Tochter Tracey war erst drei Monate alt, als besorgte Nachbarn sich ans Jugendamt wandten, weil das Baby sehr oft schrie und dann von der Mutter angebrüllt wurde.

Es wurde eine Begutachtung der Erziehungseignung angeordnet. Zum ersten Termin erschien Frau Jones in einigermaßen streitlustiger Stimmung und setzte sogleich zu einer Schimpftirade an: »Ich weiß nicht, warum die es immer auf mich abgesehen habe. Warum lassen sie mich nicht in Frieden? Ich wette, die haben selbst keine Kinder und sind einfach eifersüchtig auf mich. Diese Sozialarbeiterin, bei der ich bin, ist eine alte Frau, sie sieht aus wie eine Hexe – kein Wunder, dass sie keine Kinder hat, und deshalb will sie mein Kind haben ... aber sie bekommt es nicht. Tracey gehört mir, und ich bin eine gute Mutter, ich weiß, was zu tun ist. Die Frau sollte mal bei anderen Familien in der Siedlung vorbeischauen, denn das ist wirklich Kindesmisshandlung, was die da machen ... Ich bin anders, ich ziehe meine Tracey so groß, wie es sich gehört, damit sie Disziplin und Respekt vor mir lernt und all das ... sie lassen nie locker, diese Sozialarbeiter, sie sind bösartig ...«

An diesem Punkt hielt der Therapeut es für geboten, Frau Jones zu unterbrechen: »Danke, dass Sie das so klar darlegen. Darf ich Sie einfach fragen, was es aus Sicht Ihrer Sozialarbeiterin wohl ist, um das sie sich Sorgen macht?« Frau Jones antwortete umgehend und in ungeduldigem Tonfall: »Das habe ich Ihnen ja gerade gesagt – mit mir ist alles in Ordnung, mit Tracey ist alles in Ordnung. Aber mit der Sozialarbeiterin stimmt etwas nicht. Sie sollte sich darum kümmern, dass ich mehr Geld zur Verfügung habe, dass meine Wohnung richtig in Schuss gebracht wird – Sie sollten mal sehen, in welchem Zustand die Küche ist. Das ist das, was die Sozialarbeiter tun sollten – dafür sorgen, dass die Wohnbedingungen der Leute sich verbessern. Dann hätten sie Zeit, gut für ihre Kinder zu sorgen. Man kann nicht erwarten, dass wir alles perfekt hinbekommen – bei diesen ganzen undichten Rohren und der ganzen Feuchtigkeit ... Wie viel Zeit ich brauche, um das alles aufzuputzen! Und niemand vom Gemeinderat interessiert sich dafür, die sind nur faul und unfähig, die kriegen wirklich gar nichts auf die Reihe …« Der Therapeut hatte im Blick, was er sich als Ziel für die Sitzung vorgenommen hatte, und unternahm einen zweiten Anlauf: »Wenn Sie sich selbst in Ihrer Rolle als Mutter sehen, gibt es für Sie dann etwas, das Sie richtig gut hinbekommen? Und gibt es etwas, das Sie noch besser machen könnten?« Frau Jones gab zurück: »Niemand ist vollkommen – vor allem, wenn Sie Ihre Rechnungen nicht bezahlen können, wenn Sie was im Laden mitgehen lassen müssen, um sich und Ihr Kind durchzubringen. Geben Sie mir Geld und eine gescheite Wohnung, dann bin ich gleich eine viel bessere Mutter!«

Menschen wie Frau Jones sind wir bei unserer Arbeit schon oft begegnet. Ihr Leben ist voller Hindernisse und Probleme. Wenn wir ihnen zuhören, fühlen wir uns manchmal etwas überfordert. Kämen wir selbst besser zurecht, wenn wir an ihrer Stelle mit den vielen Belastungen konfrontiert wären, die sie zu bewältigen haben? Oft wird ihre Situation dadurch noch weiter erschwert, dass sie nur bedingt oder fast gar nicht zum Mentalisieren in der Lage sind. Sie lassen sich nicht auf den Versuch ein, zusammen mit uns die Dinge aus einer Perspektive zu betrachten, die sich auch nur ein klein wenig von ihrer eigenen unterscheidet. Ein Mangel an Mentalisierungsfähigkeit findet sich nicht nur bei Menschen, die in ihrer Familie Misshandlung und Vernachlässigung erlitten haben. Wie in Kapitel 1 angedeutet, haben wir alle unsere Phasen, in denen uns das Mentalisieren nicht gut gelingt und vereinfachendes und zu sehr im Konkreten verhaftetes Denken die Oberhand gewinnt. Wir können uns dann gar nicht vorstellen, dass die Dinge anders sein könnten, denn wir *wissen* doch, wie sie sind. Wir sind überzeugt, dass es außer unserer eigenen Realität keine andere gibt. Wir fragen uns vielleicht, wie es denn nur sein kann, dass die anderen nicht imstande (oder, was uns wahrscheinlicher vorkommt, nicht willens) sind, die Dinge auf dieselbe, doch offensichtlich richtige Weise zu sehen wie wir! Sind sie denn so schwer von Begriff? Stellen sie sich womöglich bewusst quer?

Im obigen Ausschnitt aus dem Erstgespräch mit Frau Jones lässt sie offenbar nur eine Sicht auf die Realität gelten: ihre eigene. Sie stellt sich als Opfer der Ungerechtigkeiten des Sozialamts dar. »Die« hätten es auf sie »abgesehen«. Sie hätte ein besseres Leben, wenn ihre Wohnung in einem akzeptablen Zustand wäre. Die Verantwortung liegt aus ihrer Sicht einzig und allein beim Sozialamt. Das klingt alles sehr einseitig, doch wir alle versuchen von Zeit zu Zeit, unsere eigenen Schwierigkeiten mit dem Versagen anderer zu erklären. Die Frage ist: Wenn das Mentalisieren so wichtig ist, wie wir annehmen – weil es sicherstellt, dass wir bei der Kooperation mit anderen unsere in der Evolution verankerten Rollen einnehmen können, indem wir uns für Aufgaben wie einst die Hirschjagd, die allein nicht zu bewältigen sind, zusammentun (Bullinger et al. 2011) –, warum will uns ein effektives Mentalisieren dann manchmal nicht gelingen? Wie sieht effektives Mentalisieren aus?

2.1 Typische Anzeichen von effektivem Mentalisieren

Es gibt verschiedene Anzeichen dafür, dass ein effektives Mentalisieren erfolgt (siehe Kasten), ob nun in Bezug auf die eigene oder eine andere Person oder auf ein Beziehungsgeschehen (weitere Ausführungen und eine systematische Kategorisierung dieser Anzeichen als »Facetten von effektivem Mentalisieren« folgen in Kapitel 6).

Typische Anzeichen von effektivem Mentalisieren

- Offenheit für Entdeckungen
- empathische Haltung
- Position des Nichtwissens
- Demut
- Fähigkeit zum Perspektivwechsel
- spielerische Haltung und selbstironischer Humor
- Fähigkeit zum Sprecher- und Akteurwechsel
- Fokussierung auf mentale Zustände sowie Fähigkeit, zwischen Gefühlen und Gedanken zu unterscheiden
- reflektierende Kontemplation
- bewusste Wahrnehmung eigener innerer Konflikte
- Affekt- und Arousal-Steuerung
- Gewahrsein des eigenen Einflusses auf andere
- Vertrauensfähigkeit
- Fähigkeit zur Kooperation
- Glaube an Veränderbarkeit

- Verantwortung für eigene Worte und Taten übernehmen und akzeptieren
- vergeben können
- Herstellen von autobiografischer Kontinuität / von narrativer Kontinuität / einer Entwicklungsperspektive

Die *Offenheit für Entdeckungen* ist verwandt mit der Haltung der Neugier (Cecchin 1987): Die Person ist aufrichtig interessiert an Gedanken und Gefühlen anderer und hat Respekt vor ihren Sichtweisen, vor allem wenn diese sich von ihrer eigenen unterscheiden. Dies erfordert oft eine *empathische Haltung.* Das Widerstreben dagegen, an fertigen Voranname und Vorurteilen über die Gedanken und Gefühle anderer festzuhalten, nennen wir die *Position des Nichtwissens.* Damit verknüpft ist die Haltung der *Demut,* die Bereitschaft, sich ungeachtet von Statusunterschieden von anderen überraschen zu lassen und von ihnen zu lernen. Die *Fähigkeit zum Perspektivwechsel* setzt das Akzeptieren der Vorstellung voraus, dass ein Phänomen oder ein Prozess je nach Perspektive sehr unterschiedlich aussehen kann und dass sich in der jeweiligen Perspektive oft Erfahrungen und Lebensgeschichte des Individuums widerspiegeln. *Spielerische Haltung und selbstironischer Humor* forcieren auf sanfte Weise das Einnehmen alternativer Sichtweisen und fördern auch die *Fähigkeit zum Sprecher- und Akteurwechsel,* also das »Geben und Nehmen« in Interaktionen mit Familienmitgliedern und wichtigen Bezugspersonen. *Die Fokussierung auf mentale Zustände und die Fähigkeit, zwischen Gefühlen und Gedanken zu unterscheiden,* sind wichtige Facetten von effektivem Mentalisieren. *Reflektierende Kontemplation,* das nachdenkliche Betrachten und Abwägen, ist eine mentalisierende Haltung, die es erlaubt, das Denken und Fühlen anderer nicht auf kontrollierte und zwanghafte, sondern flexible, entspannte und offene Weise zu verfolgen. Die *bewusste Wahrnehmung eigener innerer Konflikte* ist ein spezifischer Aspekt von Selbstreflexivität. Die Fähigkeit zur *Affekt- und Arousal-Steuerung* stellt sicher, dass im Zuge belastender Interaktionen effektives Mentalisieren wiedererlangt oder aufrechterhalten werden kann. Das *Gewahrsein des eigenen Einflusses auf andere* bezieht sich darauf, wie sich die eigenen Gedanken, Gefühle und Handlungen auf andere auswirken können. *Vertrauensfähigkeit* ist ein wichtiger positiver Aspekt des Mentalisierens und steht in deutlichem Gegensatz zu einer paranoiden, angsterfüllten Haltung. Die Vertrauensfähigkeit unterstützt die *Fähigkeit zur Kooperation* mit anderen bei gemeinsamen Aufgaben. Der *Glaube an Veränderbarkeit* setzt ein gewisses Maß an Optimismus voraus und bringt die Hoffnung zum Ausdruck, dass Menschen mit ihren Vorstellungen Veränderungen im Denken anderer und auf diesem Wege oft auch in konkreten Situationen anstoßen können. Indem wir *Verantwortung für eigene Worte und Taten übernehmen und akzeptieren,* erkennen wir an, dass unser Handeln aus unseren Gedanken, Gefühlen, Wünschen, Überzeugungen und Strebungen hervorgeht, und zwar unabhängig davon, ob sie uns zum Zeitpunkt des Handelns vollständig bewusst sind oder nicht. *Vergeben können* ist ein positiver Aspekt des Mentalisierens, der das Verstehen von Handlungen anderer Menschen aus dem Verstehen und Akzeptieren ihrer mentalen Zustände ableitet. Das *Herstellen von autobiografischer Kontinuität / von narrativer Kontinuität / einer Entwicklungsperspektive* gründet in der Fähigkeit, sich eine Vorstellung davon zu bilden, wie sich Erfahrungen und Ereignisse in der Vergangenheit auf die Gegenwart auswirken können.

2.2 Mentalisieren als »state« und als »trait«

Es gibt eine Vielzahl von Erklärungen dafür, warum die Mentalisierungsfähigkeit schwanken kann. Der Einfachheit halber können wir sie in zwei Kategorien unterteilen: Sie zielen auf die Mentalisierungsfähigkeit als *Persönlichkeitseigenschaft* (»trait«) oder *als situativ variierenden Zustand* (»state«). Vermutlich wirken sowohl biologische als auch Umweltfaktoren auf die Entwicklung der Mentalisierungsfähigkeit eines Menschen ein, die sich dann als dauerhafte Persönlichkeitseigenschaft betrachten lässt. So ist bei blind geborenen Kindern die Entwicklung des Mentalisierens in den ersten zwei Lebensjahren deutlich verlangsamt. Auch bei Kindern, die keine sichere Bindungsbeziehung erleben, kann die Aneignung einer stabilen Mentalisierungsfähigkeit verzögert erfolgen. Außerdem kann frühe Deprivation oder Traumatisierung die Entwicklung einer adäquaten Mentalisierungsfähigkeit beeinträchtigen.

Bestimmte Kontextfaktoren können die Mentalisierungsfähigkeit blockieren, ob diese nun gut entwickelt oder aufgrund der Vorgeschichte der Person weniger stabil ausgeprägt ist. Durch die Kontextfaktoren entstehen dann für einen gewissen Zeitraum bestimmte psychische Zustände. Am ehesten geschieht das, wenn wir unter Stress stehen, etwa wenn wir große Angst haben, wenn wir wütend oder frustriert sind, uns gedemütigt fühlen oder uns schämen. Wir haben dann das Bedürfnis, in unserer Position bestätigt zu werden, weil wir uns in dem Moment nicht als Akteure des Geschehens sehen können, die ihr Schicksal selbst in der Hand haben und von ihren Gedanken und Wünschen geleitet sind. Unser Identitätsempfinden ist bedroht. Der Mentalisierungsapparat koppelt sich dabei von unserem übrigen Denken ab, und wir fallen auf simplere Formen des Umgangs mit uns selbst, mit anderen und mit unserer Welt zurück.

Dieses Wissen hilft zu verstehen, warum Frau Jones in der geschilderten Weise mit dem Therapeuten redet. Sie scheint sich wie im Belagerungszustand zu fühlen und geht deshalb in eine Art Kampf-Flucht-Modus über. Als sie das Gefühl hat, als schlechte Mutter hingestellt zu werden, geht sie in die Defensive; sie wischt alle Zweifel beiseite und nimmt für sich in Anspruch, auf nahezu magische Weise zu wissen, was in ihrer Sozialarbeiterin vorgeht. Sie erlebt die Situation so, dass sie selbst keine aussagekräftigen Antworten bekommt, und scheint die Sorgen, die andere sich vermutlich um sie machen, nicht nachvollziehen zu können. Sie hat kein Vertrauen darauf, dass ihre Gefühle und Bedürfnisse Anerkennung finden werden, und fordert etwas, das über Worte hinausgeht, damit »dem Therapeuten wirklich klar wird«, in welcher Lage sie sich befindet, und damit sie als Person gewürdigt wird – was natürlich jedem Menschen zusteht. Dieses Pochen auf ihre Sichtweise kann aber einen paradoxen Effekt haben und dazu führen, dass die Fähigkeit des Gegenübers, Frau Jones zu mentalisieren und die Dinge mit ihren Augen zu sehen, eingeengt wird. Die Protagonisten dieses häufig zu beobachtenden Szenarios geraten mit hoher Wahrscheinlichkeit in einen Teufelskreis aus nichtmentalisierenden Bekräftigungen der eigenen Position und schlecht begründeten Argumenten. Mit anderen Worten, die auf ineffektivem Mentalisieren beruhenden Äußerungen von Frau Jones, in denen ihr verständlicher innerer Aufruhr zum Ausdruck kommt (ihre magische Gewissheit, die Anschuldigungen, die Forderungen nach Unterstützung), werden wahrscheinlich dazu führen, dass sich die Verständnisbereitschaft des Gegenübers in Grenzen hält. In ihrer von Isolation und Schlafmangel bestimmten Lage, in der sie ihr Baby alle vier Stunden stillen muss, sehnt Frau Jones sich danach, dass andere ihre psychische Situation validieren. Sie versucht, mit Sozialleistungen zurechtzukommen, die völlig unzureichend sind und deren Auszahlung sich außerdem in inakzeptabler Weise verzögert hat.

Frau Jones fuhr fort: »Ich weiß, ihr seid doch alle gleich, ihr Betreuer, ihr Therapeuten, ihr Sozialarbeiter. Ihr versteht uns nicht. Ihr versteht Leute wie mich nicht, die es schwer im Leben haben. Ihr wohnt in schicken Häusern, ihr fahrt teure Autos und könnt euch zu essen kaufen, was immer ihr haben wollt. Ihr denkt, ich bin Müll, nicht gut genug, dass ich nur schwanger geworden bin, um an Sozialhilfe ranzukommen, dass ich nicht fähig bin, für ein Kind zu sorgen, dass ich nur Ärger mache und ein hoffnungsloser Fall bin.«

Es kann durchaus sein, dass Frau Jones einen bestimmten Sozialarbeiter oder Therapeuten in zutreffender Weise mentalisiert, wenn sie sich vorstellt, dass dieser sie für einen aussichtslosen Fall hält oder auf sie herabschaut. Doch ihre extrem pauschalisierende Annahme, *alle* im Sozialsystem Tätigen seien mehr oder weniger gleich, und ihre Schwarz-Weiß-Urteile über Interaktionen mit anderen sind als ineffektives Mentalisieren zu werten.

Mentalisieren ist wichtig für die Repräsentation[2], Kommunikation und Regulierung von Gefühlen und Überzeugungszuständen, die mit unseren Wünschen und Strebungen verknüpft sind. Wenn Stressoren das dafür erforderliche, relativ hohe Niveau von Gehirnfunktionen beeinträchtigen, wird das Mentalisieren geschwächt oder kommt zum Erliegen. Dies ist dann wahrscheinlich ein vorübergehendes Phänomen, kann aber im schlimmeren Fall auch Ausdruck einer habituellen Bewältigungsstrategie sein (etwa in Phasen, in denen Gedanken und Gefühle als unerträglich schmerzhaft erlebt werden). Wir beobachten dann charakteristische Denkmodi, welche die durch Ausbleiben des Mentalisierens entstehende Lücke füllen. Wir werden diese Modi eingehend beschreiben, um die Aufmerksamkeit von Therapeutinnen und Therapeuten dafür zu schärfen, dass sie das, was sie von ihrem Gegenüber zu hören bekommen, nicht unhinterfragt als kennzeichnend für diese Person betrachten können.

2 Bei mentalen Repräsentationen handelt es sich um die Darstellung und Speicherung von Situationen, Erfahrungen und Erinnerungsspuren im Gehirn, die es ermöglicht, sie uns als Bilder vor unserem geistigen Auge zu vergegenwärtigen. Es ist sozusagen eine Form der Verlagerung der Außenwelt nach innen.

Ehe wir zu einer Einschätzung über eine Person gelangen, sollten wir sicherstellen, dass sie die Möglichkeit bekommt, ihre Gedanken und Gefühle so zu äußern, wie sie das gern täte, wenn sie nicht durcheinander oder aufgebracht ist. Solange Frau Jones unter Stress steht, ist ihr in ihrem Denken die Möglichkeit versperrt, sich selbst und ihr Kind aus einer anderen Perspektive als ihrer eigenen zu sehen. Es kann aber sein, dass das unter normalen Umständen anders ist. Im folgenden Kasten sind typische Anzeichen von ineffektivem Mentalisieren aufgeführt.

Anzeichen von ineffektivem Mentalisieren

- Unvermögen, eine Situation sowohl aus der eigenen als auch aus anderen Perspektiven zu betrachten
- unbegründete Gewissheit in Bezug auf die eigenen mentalen Zustände und die mentalen Zustände anderer
- ausschließliche Fokussierung auf konkrete äußere Faktoren
- nicht begründbare Zuschreibung von Gedanken oder Gefühlen an andere
- Überwiegen von nicht durchdachten automatischen Annahmen
- offenkundiger Mangel an Interesse an mentalen Zuständen
- Herleitungen von eigenen Gedanken und Gefühlen, die im Widerspruch zur Realität stehen
- übertrieben detaillierte Schilderungen von Ereignissen
- Herleitungen von Gedanken und Gefühlen, die wenig oder keine Verbindung zur Realität erkennen lassen
- Idealisierung oder Abwertung von Diskursen
- Überfokussierung oder Fixierung auf eine einzige Dimension des Mentalisierens

(Mehr zu den Dimensionen des Mentalisierens finden Sie im Kasten in Kapitel 2.4.)

2.3 Prämentalisierende Modi des Denkens und Erlebens

Es sind drei spezifische Formen von ineffektivem Mentalisieren beschrieben worden: *Modus der psychischen Äquivalenz, teleologischer Modus* und *Als-ob-Modus*. Sie sind charakteristisch für das kindliche

Denken vor dem Alter von fünf Jahren und treten unter bestimmten Umständen bei älteren Kindern und bei Erwachsenen wieder in Erscheinung. Der Rückfall in solche *prämentalisierenden Modi* kann die sozialen Mechanismen untergraben, die der Kooperation zwischen Menschen zugrunde liegen: Verhandeln, Akteurwechsel, Kreativität und Respekt vor den mentalen Zuständen anderer.

2.3.1 Modus der psychischen Äquivalenz

Das Konzept der psychischen Äquivalenz (Fonagy a. Target 2000) beschreibt eine entwicklungspsychologisch unreife Stufe des Mentalisierens, auf der mentale Zustände so erlebt werden, als komme ihnen derselbe Status zu wie der materiellen Realität. Im Modus der psychischen Äquivalenz wird nur das, was in der realen Welt beobachtbar ist, als bedeutsam erlebt (Fonagy et al. 2002 [2004]). Der Modus der psychischen Äquivalenz ist ein normales Entwicklungsphänomen bei Vorschulkindern, deren Ängste sich durch die beruhigende Zusicherung, sie seien unbegründet, nicht beschwichtigen lassen. Bei Erwachsenen lässt sich dieser Modus wie folgt kennzeichnen: »Alles in meiner Innenwelt ist auch da draußen (das heißt, es ist wahr), und alles da draußen ist in mir (das heißt, mir bekannt).« Das Kleinkind, so kommt es ihm vor, »weiß« alles, was es zu wissen gibt, und alles, was es weiß, ist per definitionem »wahr« – aus seinem Blickwinkel, dem einzigen, den es zu erkennen vermag. Dass der Modus der psychischen Äquivalenz auch nach dem Kleinkindalter aktiv ist, wird wahrscheinlicher, wenn Mentalisieren in der Familie nicht hinreichend unterstützt wird. Im Erwachsenenalter kann er zeitweise wieder einsetzen, wenn ein hohes emotionales Arousal effektives Mentalisieren verhindert. Die eigenen Gedanken und Gefühle drängen dann die aller anderen in den Hintergrund. Aus dieser momentanen Unfähigkeit, alternative Erklärungen und Perspektiven in Betracht zu ziehen, speist sich die ungeheure Energie, die mentale Zustände im Modus der psychischen Äquivalenz in sich tragen. Frau Jones »weiß einfach«, wie sie mehrmals betont, was die Sozialarbeiterin und Menschen wie diese über sie denken und was sie von ihr halten. Auch von anderen Hilfsinstitutionen hat sie ein derart festgefügtes Bild. Alternative Erklärungen in Erwägung zu ziehen ist ihr nicht möglich.

2.3.2 Teleologischer Modus

Frau Jones fährt fort: »Es gibt etwas, das Sie für mich tun können. Wenn die Leute vom Wohnungsamt mir eine bessere Wohnung zuteilen würden, wäre ich eine bessere Mutter. Sozialarbeiter brauche ich nun wirklich nicht, ich brauche eine größere Wohnung, wo mein Baby nicht die ganze Zeit husten muss. Wenn ich schlafen kann und nicht so müde bin, kann ich mich um mein Baby kümmern. Ich hätte keine Probleme mit dem Sozialamt und mit niemandem, wenn mein Baby und ich eine vernünftige Wohnung hätten.«

Dies ist ein Beispiel dafür, wie ein anderer prämentalisierender Modus einsetzt: Im teleologischen Modus ist nur Verhalten wichtig, das einen materiell greifbaren Effekt hat. Es handelt sich um eine Art Denken in Schnellschusslösungen. Die Person hat eine Vorstellung von der potenziellen Rolle mentaler Zustände, die aber auf sehr konkrete, beobachtbare Ergebnisse eingeengt ist. Sie hält Ausschau nach Resultaten und Lösungen in Form von »Nutzeffekten« in der physischen Welt, denen sie großen Wert beimisst. Mentale Prozesse, so nimmt sie an, können nur durch Handeln verändert werden: »Es zählt nicht, was du sagst, sondern nur, was du tust.« Daraus ergeben sich eindringliche Forderungen nach sichtbaren Handlungen und Schritten, die oft Rettungsakte darstellen. Denn mit diesen Schritten sollen die anderen der Person ganz konkret zeigen, dass sie es gut mit ihr meinen. Eine neue Wohnung, Geldzahlungen, Akte der Dienstfertigkeit, der ausgleichenden Gerechtigkeit und so weiter tun ihr kund, dass sie wichtig ist, dass sie geschätzt und respektiert wird und dass sie gelitten hat. Wenn sie in diesem Modus ist, hat sie sich bereits von Zweifeln verabschiedet und ist sich absolut sicher, was getan werden muss, um das jeweilige Problem zu lösen. Sie erkennt einzig und allein reales, beobachtbares, zielgerichtetes Verhalten an und ist auf objektiv wahrnehmbare Ereignisse fokussiert, die der Erreichung der Ziele möglicherweise im Weg stehen. Frau Jones ist sich offenbar sicher, dass es nur eine Möglichkeit gibt, auf ihre Nöte und psychischen Bedürfnisse einzugehen, die darin besteht, ihre Wohnverhältnisse und konkreten Lebensbedingungen zu verändern.

2.3.3 Als-ob-Modus

Der Therapeut setzte neu an: »Nehmen wir an, das Wohnungsamt teilt Ihnen eine neue Wohnung zu, alles ist gut, und die Sozialarbeiter lassen Sie in Frieden. Wie würde Ihre Beziehung zu der kleinen Tracey dann aussehen? Was würden Sie dann tun, wie würden Sie den Tag verbringen? Wen würden Sie treffen, wer könnte Sie unterstützen?« Frau Jones sprach nun sehr schnell und viel lebhafter als zuvor: »Dann wäre alles gut. Sie himmelt mich an. Das sehe ich. Wenn ich sie nachts hochnehme, zittert sie – so aufgeregt ist sie, weil ich bei ihr bin. Da ist eine echte Bindung zwischen uns. Sie weiß, ich bin ihre Mama, ich liebe sie, ich würde alles für sie tun. Und wenn wir eine Wohnung in der anderen Siedlung hätten – da, wo ich hinwollte, nicht wo wir jetzt sind, da ist es schrecklich –, dann wäre ich dort in der Nähe meiner Mama. Und meine Mama würde mir helfen. Ich würde mir von ihr helfen lassen. Sie meint es gut, sie war keine gute Mutter, aber sie meint es gut. Sie will Oma sein und es besser machen als damals bei uns. Ich will ihr helfen, eine gute Oma zu sein. Sie könnte sich um Tracey kümmern, wenn ich zur Arbeit gehe. Tracey braucht eine gute Beziehung zu ihrer Oma. Ich habe meine Oma nie kennengelernt. Und Joe, mein Freund, könnte ins Haus kommen, wann immer er möchte. Jetzt ist es einfach zu weit für ihn. Tracey könnte eine Beziehung zu ihm aufbauen, denn sie braucht einen Vater. Es ist aber nicht so, dass alle Kinder jemanden brauchen, der wie ein Vater für sie ist. Der Typ, der mich geschwängert hat, taugte nichts, aber Joe ist anders ... Er kommt aus einer guten Familie, seine Eltern waren in Ordnung. Im Moment kann er mich nicht besuchen, die Wohnung gefällt ihm nicht, das nehme ich ihm nicht übel. Ich glaube, ihm ist es da zu kalt, er fühlt sich nicht wohl. So ist das ... Tracey fehlt das, dass sie einen richtigen Papa hat ... aber wenigstens hat sie eine Mama ... und meine eigene Mama ist wirklich in Ordnung ... Ich weiß, wenn sie nicht zurechtkam, waren meine Schwester und ich in Pflege, aber am Ende kam sie zurück und holte uns wieder zu sich, und sie hat sich uns gegenüber nur deshalb so verhalten, weil sie selber keine Liebe erfahren hatte ... Ihre Mutter war eine miese alte Kuh ... Sie hat ihre Kinder sehr schlecht behandelt. Mama bekam also viel ab, und mit uns ist sie schlecht umgegangen, weil sie das nicht anders kannte, wie man mit Kindern umgeht. Ich bin anders, ich habe aus meinen Erfahrungen gelernt ... Ich kann sehen, wie meine Mutter von ihren Erfahrungen geprägt wurde, und ich werde nicht zulassen, dass das mit Tracey passiert.«

Der Als-ob-Modus ist ein zur normalen Entwicklung gehörender Denkmodus, in dem Kinder die eigene Welt von der äußeren Realität entkoppeln, was sie oft als bereichernd und beglückend erleben. Wir sehen den Modus bei ihren Als-ob-Spielen am Werk, wenn sie mit imaginären Freunden reden und Fantasiewelten ersinnen. In diesem prämentalisierenden Modus weiß das spielende Kind, dass das innere Erleben möglicherweise nicht die äußere Realität widerspiegelt. Der kleine Junge kann glauben, sein Holzstock sei ein Schwert, ohne zu erwarten, dass er den Gegner damit tatsächlich verletzen wird. Das Kind erschafft imaginäre innere Welten, die es aufrechterhalten kann, solange die Grenzen darum herum gewahrt bleiben und es nicht mit der Realität konfrontiert wird (Target a. Fonagy 1996). Anders gesagt, das Imaginieren ist real, aber nicht die Realität. Die spielerische Interaktion mit einer wichtigen erwachsenen Bezugsperson oder mit älteren Kindern, die die Als-ob-Welt des Kindes ernstnehmen, hilft ihm, seine Gefühle zu repräsentieren und zu steuern. In der dissoziierten Spielwelt kann sich seine Fähigkeit entfalten, mentale Zustände zu erkunden und über sie nachzudenken. Im Zuge der Entwicklung wird das in der Fantasiewelt Gelernte auf die reale Welt übertragen, und es entwickelt sich ein umfassendes Gewahrsein des realen Zustands der eigenen Person und der anderen. Wenn allerdings Erwachsene, wie Frau Jones im obigen Abschnitt, in den Als-ob-Modus zurückfallen, erzeugen sie gleichsam eine gläserne Hülle um sich herum, in der ihr Denken von der Realität ebenso abgekapselt ist wie das Räuber-und-Gendarm-Spiel von Fünfjährigen. Von dieser Hülle umgeben bleibt ein Gespräch, so tiefgründig es auch klingen mag, ohne Konsequenzen für die Realität. Es werden Bezüge zu mentalen Zuständen hergestellt, die aber keine Substanz haben, an die sich anknüpfen ließe und auf die Verlass wäre. Oft sind die Emotionen, die sich der Erwartung nach eigentlich aus Vorstellungen ergeben müssten, schlicht nicht vorhanden, und Aussagen sind nicht von kongruenten Affekten begleitet. Denken und Körper sind entkoppelt. Ein Beispiel dafür ist ein Gespräch, das sich über lange Zeit hinzieht und in dem über Gedanken und Gefühle geredet wird, das Narrativ aber zu keiner Auflösung gelangt, wie wenn die Reifen eines Autos im Sand durchdrehen und zu wenig Reibungswiderstand finden. Was Frau Jones im obigen Gesprächsausschnitt sagt, lässt sich als Pseudomentalisieren verstehen, als eine Fortsetzung des kindlichen Als-ob im Erwachsenenalter. Ihre Schilderung, die Elemente von Mentalisierung zu enthalten scheint, hat keinerlei Verbindung zur Realität, sodass sie fragmentiert und inkohärent bleibt. Frau Jones spricht über Traceys Gefühle, doch der Verweis auf die angeblich starke Bindung zwischen ihnen ist wenig überzeugend. Wie sie die Erfahrungen ihrer Mutter beschreibt, taugt kaum dazu, deren Verhalten in der Vergangenheit zu erklären. Dass Joe seine Rolle als Vater ausfüllen wird, lässt sich aus ihren Schilderungen nicht mit Sicherheit ableiten. Ihre Äußerungen mögen auf den ersten Blick recht reflektiert wirken, so als könne sie teilweise nachvollziehen, wie Menschen sich in den angesprochenen Situationen fühlen dürften, wirken letztlich aber »vorgestanzt« und stereotyp. Typisch für ihre Äußerungen ist, dass eine Anerkennung der Ungewissheit fehlt, die mit Vermutungen über die Gedanken anderer Menschen üblicherweise einhergehen müsste. Gedanken und Gefühle anderer wie auch eigene werden ins Feld geführt, um die eigenen Interessen zu bekräftigen. Dabei kann es geschehen, dass Überlegungen zu inneren Zuständen verwickelter ausfallen, als dies nötig wäre, und an Stellen vordringen, wo für sie kein Bedarf besteht. Überaktives Mentalisieren kann in Hypermentalisieren (Sharp et al. 2013) umschlagen und dabei zunehmend fehlerhaft werden. Manche Menschen wenden viel Energie dafür auf, darüber nachzudenken oder zu sprechen, wie andere in der Familie denken oder fühlen, und haben dabei kaum einen oder gar keinen Bezug zur Realität dieser anderen Personen.

2.4 Dimensionen des Mentalisierens

Es wäre für niemanden tatsächlich umsetzbar oder gar erstrebenswert, durchweg effektiv und explizit zu mentalisieren. Das Leben wäre dann sehr öde. Spontaneität, Inspiration, Kreativität und Originalität wären allesamt stark beeinträchtigt. Individuen, Paare, Familien und umfassendere soziale Systeme funktionieren am besten, wenn sie in einem sich ständig wandelnden Gleichgewicht sind und fortwährend flexibel zwischen verschiedenen Formen des Mentalisierens hin- und herwechseln. Es gibt wahrscheinlich viel mehr Dimensionen des Mentalisierens, doch für uns sind vor allem vier von Bedeutung (Fonagy a. Luyten 2009; Sharp et al. 2013; siehe folgenden Kasten).

Dimensionen des Mentalisierens		
implizit (automatisch)	vs.	explizit (kontrolliert)
affektiv	vs.	kognitiv
außengeleitet	vs.	innengeleitet
Mentalisieren des Selbst	vs.	Mentalisieren des anderen

Die erste Dimension des *impliziten versus expliziten Mentalisierens* ist ein alltäglicher Aspekt unseres Lebens. Wir haben fast immer die Tendenz, implizit und ganz automatisch zu mentalisieren. Diese Form der Reflexivität versetzt uns in die Lage, die Aufgaben unseres Alltags zu bewältigen. Die betreffenden Prozesse, die sehr schnell ablaufen, sind zum Beispiel am Werk, wenn wir die nächsten Bewegungen einer Person antizipieren, die uns auf der Straße entgegenkommt, oder ein Gespräch führen und dabei im Blick haben, über welche Informationen unser Gegenüber bereits verfügt und was wir ihm gegebenenfalls noch erklären müssen. All dies geschieht automatisch, ohne bewusste Anstrengung. Von Zeit zu Zeit fokussieren wir die Aufmerksamkeit dann auf einen bestimmten Aspekt, der in uns selbst oder bei einer anderen Person oder der Familie hervortritt, und machen uns explizit Gedanken über mentale Zustände (reflektieren also bewusst über sie). Dies ist ein Prozess, der langsamer abläuft (Kahneman 2011 [2012]).

Die zweite Dimension von *Emotion versus Kognition* spielt beispielsweise eine Rolle, wenn wir die Aufmerksamkeit in erster Linie nicht auf Gefühle (den affektiven Aspekt), sondern auf Gedanken (den kognitiven Aspekt) richten oder wenn wir Zeuge werden, wie jemandem körperliches Leid widerfährt, und dann umgekehrt auf eine emotionale Reaktion fokussiert sind und Vorstellungen und Überzeugungen nur wenig Beachtung schenken. Manchen von uns fällt es zuweilen leichter, mentale Prozesse kognitiv zu erfassen. Auf die begleitenden Emotionen achten sie dann kaum. Andere können sich eher in Gefühlszustände hineinversetzen und tun sich schwer damit, diese zu Gedanken oder Überzeugungen in Beziehung zu bringen. Auch bei dieser Dimension wird unsere Position je nach Kontext variieren, auch wenn wir von unterschiedlichen individuellen Ausgangspositionen ausgehen.

Bei der dritten Dimension – *innengeleitet versus außengeleitet* – handelt es sich um zwei extreme Formen von mentalen Zuständen.

Beim innengeleiteten Mentalisieren geht es um das Rückschließen auf das, was in einem selbst und in anderen vorgeht, nur aufgrund einer Beschäftigung mit inneren (augenscheinlich »unsichtbaren«) mentalen Zuständen. Beim außengeleiteten Mentalisieren werden Rückschlüsse auf mentale Zustände aufgrund beobachtbarer Verhaltensweisen wie etwa Mimik, Körperhaltung oder Kleidung gezogen.

Manchmal stehen für uns nicht die eigenen Gedanken und Gefühle, sondern die mentalen Zustände anderer im Vordergrund. Dies lässt sich mit der vierten Dimension, *Mentalisieren des Selbst versus Mentalisieren des anderen,* beschreiben. Unbehagen und Schmerz führen beispielsweise dazu, dass wir vorrangig auf uns selbst fokussiert sind und das Interesse von den anderen abziehen. In anderen Situationen gehen wir in Resonanz mit dem Erleben anderer und verstehen es ganz intuitiv. Es gibt auch Situationen, in denen wir uns darum bemühen müssen, die Empfindungen anderer zu erfassen und nachzuvollziehen, wie sie die Welt wohl sehen. Um zum Beispiel besser zu verstehen, was in einem Kind vor sich geht, könnte eine Therapeutin sich auf den Boden knien, um die Welt aus seiner Sichthöhe zu betrachten.

Wer zu effektivem Mentalisieren in der Lage ist, bewegt sich innerhalb der genannten vier Dimensionen so, wie es in der jeweiligen Situation am besten passt. Ein Beispiel: Ein Mann ist beim Streit mit seiner Partnerin darum, wer den Abwasch erledigen soll, auf sich selbst fokussiert (Mentalisieren des Selbst vor Mentalisieren des Gegenübers) und zählt auf, wer die letzten Male wann das Geschirr gespült hat (kognitiver Aspekt vor affektivem Aspekt auf der Affektiv-kognitiv-Dimension). Er ignoriert die erbosten Blicke der Partnerin (und damit den außengeleiteten Aspekt auf der Dimension innengeleitet versus außengeleitet) und bevorzugt eine automatische und impulsive, schmollende Reaktion (automatisch-implizite Tendenz auf der Implizit-explizit-Dimension). Vermutlich würde die Interaktion günstiger verlaufen, wenn er innehält und überlegt und dann die erkennbare Verärgerung der Partnerin nicht ignoriert, sondern auf ihren Unmut und ihr mögliches Empfinden von Ungerechtigkeit eingeht (und sich damit zu den Polen affektiv und Mentalisieren des Gegenübers hinbewegt).

Effektives Mentalisieren bewegt sich, wie beschrieben, flexibel innerhalb der vier Dimensionen und bleibt nicht auf einen der Pole fixiert. Manchen Menschen fällt es leichter, sich beim Mentalisieren an

Vermutungen darüber zu orientieren, was in ihnen selbst und anderen vor sich geht (innengeleiteter Pol), als an der Wahrnehmung von Handeln, Mimik und übriger Körpersprache der anderen (außengeleiteter Aspekt). Manche neigen zur Intellektualisierung und richten die Aufmerksamkeit vor allem auf Kognitionen, während anderen, die eher zum Erleben intensiver Gefühle neigen, viel wohler dabei ist, sich mit der emotionalen Seite der Dinge zu beschäftigen. Manche scheinen fast ausschließlich auf die eigene Person fokussiert zu sein, während andere sich stets für ihre Mitmenschen aufopfern und deren Blickwinkeln Vorrang einräumen. Manche tun sich schwer mit dem Reflektieren, werden dabei ungeduldig und brauchen das Gefühl, aktiv etwas tun zu können, während andere wiederum zu viel Zeit auf die Reflexion verwenden und zu keinen Schlussfolgerungen kommen, die von praktischem Nutzen wären. Individuen, Paare, Familien und andere soziale Systeme mit gutem Funktionsniveau bewegen sich zwischen den Polen der vier Dimensionen fortwährend hin und her und erreichen so einen Gleichgewichtszustand, der trotz gelegentlicher Schwankungen stabil ist.

Wie erwähnt haben Menschen, wenn sie an einem oder mehreren Polen der vier Mentalisierungsdimensionen feststecken, in ihrem Alltag oft mit Schwierigkeiten zu kämpfen. So kann es geschehen, dass eine zu stark nach außen fokussierte Klientin in der Therapie die Überzeugung entwickelt, ein bestimmter Gesichtsausdruck des Therapeuten könne nur bedeuten, dass er sie hasse, und sich keine anderen Gründe für den Gesichtsausdruck vorzustellen vermag. Einem Therapeuten, der demgegenüber stark nach innen fokussiert ist, nach der klassischen psychoanalytischen Methode arbeitet und somit hinter der auf der Couch liegenden Patientin sitzt, werden fast unweigerlich viele Anzeichen für psychische Zustände entgehen, und so wird ihm außengeleitetes Mentalisieren kaum möglich sein. Ein Mann, der alle Probleme in seiner Paarbeziehung mittels einer vernunft- und evidenzbasierten Herangehensweise zu lösen versucht, wird erhebliche Schwierigkeiten damit haben, auf die emotionalen Bedürfnisse seiner Partnerin einzugehen. Ein Vater, der nur an die eigenen Bedürfnisse und Gefühle denkt, wird Mühe haben, zu seinen Kindern, die ihm ein Rätsel sind, eine starke Bindung aufzubauen.

Zusammenfassend lässt sich sagen, dass es für die soziale Funktionsfähigkeit von Individuen und Familien wesentlich ist, dass in den vier genannten Dimensionen insgesamt ein Gleichgewicht gelingt. Ein Hauptziel der MIST ist, dass nicht nur die einzelnen Familienmitglieder zu einem gut ausbalancierten Mentalisieren finden, sondern dass auch das System als Ganzes mit allen seinen Beteiligten im Gleichgewicht ist. Im System als Ganzem besteht dann, durch das Zusammenwirken seiner Mitglieder, ein Gleichgewicht zwischen Denken und Fühlen und zwischen Intuition und Reflexion, in dem alle die eigenen Reaktionen reflektieren und auch das Erleben der anderen im Blick haben, sowie ein Gleichgewicht zwischen dem Blick nach innen auf mentale Zustände und dem Blick nach außen auf die anderen und auf die Situationen, mit denen die Familie konfrontiert ist. In der Therapie ist dies relativ einfach zu erreichen: Wir können entsprechende Impulse setzen, indem wir den Pol stärken, der dem Pol gegenüberliegt, an dem der Diskurs im jeweiligen Moment festzustecken scheint. Wenn zum Beispiel ein Gespräch in der Familie von einer überstarken Betonung des kognitiven Aspekts gekennzeichnet ist, sollten wir für Ausgleich sorgen, indem wir den Familienmitgliedern helfen, die Aufmerksamkeit darauf zu fokussieren, welchen emotionalen Effekt das entschiedene Festhalten an bestimmten Vorstellungen auf jedes einzelne Familienmitglied hat. Eine ausführliche Darlegung der Gefühle oder Gedanken einer Person wirft von selbst Fragen danach auf, wie dieselbe Konstellation von anderen erlebt wird.

Eine gute Balance hierbei ist ein Kennzeichen für effektives Mentalisieren und ermöglicht ein Wechseln zwischen kognitions- und emotionsbezogenem Mentalisieren, zwischen Handeln und Reflektieren, zwischen dem Mentalisieren anderer und der eigenen Person, zwischen dem Mentalisieren der Vergangenheit und des gegenwärtigen Augenblicks sowie zwischen implizitem und explizitem Mentalisieren. Woher wissen wir, dass die Balance geglückt ist? Inwieweit ein Familiendialog mentalisierend ist, ist nicht allzu schwer auszumachen. Die Therapeutin kann nach sechs Hauptfaktoren Ausschau halten:

1) echte Neugier auf die mentalen Zustände der Familienmitglieder
2) eine tentative, also vorsichtig tastende Haltung, die Respekt davor zeigt, dass das Innenleben anderer letztlich »opak« und somit nie zu hundert Prozent zutreffend erfassbar ist
3) ein klares Bewusstsein für die Auswirkungen von Affekten auf die eigene Person und auf andere
4) Perspektivwechsel

5) narrative Kontinuität unter Einbeziehung komplexer Gegebenheiten sowie
6) ein mit anderen geteiltes Empfinden von Handlungsmacht und Vertrauen.

2.4.1 Missbräuchliches Mentalisieren

Manchmal setzt eine Person das Mentalisieren ein, um die eigenen Interessen auf Kosten des Wohlbefindens eines Familienmitglieds oder der gesamten Familie voranzutreiben. So wird in Familien, die nach Trennung der Eltern von heftigen Konflikten beherrscht werden, der aktuelle mentale Zustand eines Kindes (Niedergeschlagenheit und Traurigkeit) nicht selten von den Eltern als Kampfmunition missbraucht. Beispielsweise sagt die Mutter: »Es ist nicht gut, wenn du weiterhin Kontakt mit deinem Vater hast. Jedes Mal, wenn du von ihm zurückkommst, bist du reizbar und traurig und willst deine Hausarbeiten nicht machen und nicht einmal deine Freunde treffen. Denkst du nicht, es wäre besser, wenn du nicht mehr jedes zweite Wochenende zu ihm gehst? Vielleicht wäre einmal pro Monat besser.« Das Beispiel zeigt, dass ein Elternteil die Gefühle eines Kindes aus Eigeninteresse bewusst verzerren, übertreiben oder auch völlig falsch darstellen kann. Weil das Mentalisieren dabei in einem Kontext erfolgt, in dem das Kind so manipuliert wird, dass es in Bezug auf den Kontakt zum Vater in eine unmögliche Position gerät, erlebt es Mentalisierungsprozesse möglicherweise als etwas Aversives und fühlt sich sicherer, wenn es schwierige Gefühle von sich fernhält. Für das Kind ist es dann einfacher, die Ebene des Mentalisierens komplett zu verlassen und seine zwischenmenschliche Erfahrung auf die am wenigsten von psychischen Elementen bestimmte, konkreteste und am wenigsten nuancierte Form zu reduzieren.

2.5 Einschätzung von Mentalisierungsprozessen

Da ein Hauptziel des MIST-Ansatzes darin besteht, effektives Mentalisieren bei Individuen, Paaren und Familien zu fördern, ist es wichtig, aktuelle Mentalisierungsprozesse genau zu erfassen. Welche Anzeichen von effektivem Mentalisieren lassen sich ausmachen und – dies ist ebenso wichtig – welche Anzeichen sind zu erkennen, die auf ineffektives Mentalisieren, auf ein Operieren in prämentalisierenden Modi oder auf ein schlichtes Fehlen von Mentalisierungsprozessen hinweisen? Für diese Aufgabe stehen, vor allem mit Blick auf die reflektive Funktion, standardisierte Instrumente und informelle Verfahren zur Verfügung (siehe z. B. Fonagy et al. 2016; Duval et al. 2018; Ensink et al. 2017).

Da die meisten Therapeutinnen, die mit Familien arbeiten, nicht darin geschult sind, aufwendige Forschungsinstrumente einzusetzen, um anhand formaler Kriterien das Vorhandensein oder die Abwesenheit von spezifischen Aspekten effektiven Mentalisierens zu erfassen, müssen sie auf Methoden zurückgreifen, die praxistauglicher sind. Ein erster Schritt wäre, jedes Familienmitglied einzeln zu betrachten und eine informelle Einschätzung anhand der oben beschriebenen vier Mentalisierungsdimensionen vorzunehmen:

- Neigt die Person eher dem affektiven oder dem kognitiven Pol zu, oder mentalisiert sie insgesamt in einer ausbalancierten Weise?
- Ist das Mentalisieren stark auf das Selbst oder auf andere fokussiert, oder ist es insgesamt ausbalanciert?
- Verläuft das Mentalisieren vorwiegend automatisch oder vorwiegend explizit, oder ist es zwischen den zwei Polen ausbalanciert?
- Ist das Mentalisieren vorwiegend innengeleitet oder außengeleitet, oder ist es insgesamt ausbalanciert?

Vorläufige Antworten auf diese Fragen geben uns eine erste Orientierung und liefern Anhaltspunkte für mögliche therapeutische Interventionen.

Nachdem die Therapeutin einem oder mehreren Familienmitgliedern dabei zugehört hat, wie sie die Probleme, bei denen sie Unterstützung suchen, geschildert haben, kann sie auch folgende Punkte prüfen:

- Sind die Äußerungen vorwiegend auf konkrete Aspekte wie »Wer hat was getan?« und auf das Erklären von Verhaltensweisen mit materiellen Umständen und Einflussfaktoren fokussiert? Oder ist auch eine Fokussierung auf zugrundeliegende Gefühle, Bedürfnisse, Gedanken und andere mentale Zustände zu erkennen?
- Liegen Schwierigkeiten mit der Emotionserkennung vor?
- Werden Gefühle mit Gedanken verwechselt?
- Sind die Familienmitglieder in der Lage, eigene Gedanken und Gefühle in den Blick zu nehmen?

- Inwieweit ist den Einzelnen bewusst, wie sich ihre jeweiligen Gedanken, Gefühle und Handlungen auf andere auswirken?
- Neigen sie dazu, aus mentalen Zuständen allzu weitreichende Schlussfolgerungen zu ziehen?
- Sind sie in der Lage, in flexibler Weise über Situationen zu reflektieren und mehr als eine Perspektive zu berücksichtigen?
- Handelt eines der Familienmitglieder, ohne zu denken, oder vermeidet es das Nachdenken?
- Hegt dieses Familienmitglied falsche Gewissheiten und festgefügte Vorstellungen in Bezug darauf, was in anderen vor sich geht?
- Neigt eine Person dazu, anstelle von anderen zu antworten?
- Bemühen die Eltern oder Betreuungspersonen sich aufrichtig, das Kind zu unterstützen und sich ein Bild von seinen Erfahrungen zu machen?
- Sprechen die Familienmitglieder an, dass es unterschiedliche Perspektiven gibt oder dass sie mit ihren Vorstellungen davon, was andere denken und fühlen, danebenliegen könnten?
- Sind Beschreibungen von Interaktionen in der Familie oder des zu bearbeitenden Problems von Erklärungen dominiert, die im Konkreten verhaftet sind, psychische Aspekte ausklammern oder Alles-oder-nichts-Denkmustern folgen?
- Gibt es in den Interaktionen der Familienmitglieder spielerische und humorvolle Elemente?
- Kann in der Familie frei über das gesamte Spektrum von Gedanken und Gefühlen gesprochen werden? Werden bestimmte Gefühle oder Gedanken gemieden, oder führt ihre Erwähnung zum Abbruch der Kommunikation?

Weitere Fragen, die die Therapeutin sich stellen kann, lassen sich aus der Liste der Anzeichen von effektivem Mentalisieren (Kasten in Kapitel 2.1) ableiten. Welche Facetten sind bei welchem Familienmitglied zu beobachten? Falls Anzeichen für effektives Mentalisieren in bestimmten Dimensionen zeitweise oder regelmäßig fehlen, lässt sich das möglicherweise auf »trait«- oder »state«-Aspekte der Mentalisierungsfähigkeit zurückführen (siehe Kapitel 2.2). In Stresssituationen treten, wie bereits erwähnt, Unterschiede im Mentalisieren zutage. Falls sich das Mentalisieren dann nicht wieder ausbalancieren lässt, kommt es häufig zu emotional aufgeladenen Interaktionen, die zu einem zeitweiligen Ausfall der Fähigkeit führen, über eigene Gedanken und Gefühle und die anderer in einer ausgewogenen Weise zu reflektieren (Fonagy a. Luyten 2009).

Um zu einer Einschätzung von Mentalisierungsprozessen zu gelangen, können wir auch nach bestimmten Wörtern oder Sätzen Ausschau halten, die darauf hindeuten, dass kein effektives Mentalisieren erfolgt oder prämentalisierende Modi wirksam sind; typische Indizien dafür sind Wörter wie »immer« und »nie«, die auf überstarke Gewissheit und zu weitgehende Verallgemeinerung verweisen:

- »Wenn ich mit meinem Bruder diskutiere, schlägst du dich immer auf seine Seite.«
- »Es ärgert mich, wenn seine Mutter spät nach Hause kommt, also ist klar, dass ihn das ebenso aufregt.«
- »Du wärst froh, wenn ich tot wäre.«
- »Dass er sich so aufführt, liegt an den Süßgetränken, die ihm sein Vater gekauft hat!«
- »Ich weiß, es ist dir egal. Das merke ich an deinem Gesichtsausdruck, wenn ich mit dir rede.«
- »Ich denke, du willst nicht essen, weil du böse auf mich bist.«

Wie wir in Kapitel 1 ausgeführt haben, zeichnet sich eine mentalisierende therapeutische Haltung dadurch aus, dass wir den mentalen Zuständen jeder Person mit forschender Offenheit und Respekt begegnen. Wir sind neugierig auf die Empfindungen anderer und darauf, welche Gedanken, Vorstellungen und Erfahrungen wohl mit den Empfindungen verknüpft sind. Effektives Mentalisieren beschränkt sich nicht auf die Fähigkeit, innere Zustände und Gefühle mehr oder weniger zutreffend zu erfassen, sondern zeigt sich auch darin, dass wir an Beziehungen mit der Erwartung herangehen, dass es unser eigenes Denken und Fühlen erhellen, bereichern und verändern kann, wenn wir Einblick in die mentalen Zustände anderer gewinnen (Fonagy a. Target 1997).

2.6 Abschließende Überlegungen

Zusammenfassend lässt sich sagen, dass Mentalisieren ein fluider Prozess ist, der sich zwischen den Polen verschiedener Dimensionen hin- und herbewegt. Bei manchen Individuen, Paaren und Familien kommt es aber dazu, dass der Prozess in einer oder in mehreren dieser Dimensionen an einem bestimmten Punkt steckenbleibt. Wenn diese Phasen von »Stillstand« und Inflexibilität sich immer länger hinziehen, kann sich ein Zustand einstellen, in dem das Individuum in einen prämentalisierenden Modus übergeht. Ein hilfreiches heuristisches Prinzip für das Erkennen von inadäquatem Mentalisieren besteht darin, dass wir darauf achten, ob die Person eine unverhältnismäßige Gewissheit bekundet oder ob der Diskurs sinnentleert wirkt. Unser subjektives Erleben beim Beobachten der familiären Interaktionen kann uns wichtige Hinweise liefern, die uns helfen, das Geschehen zu verstehen. Das beharrliche Drängen auf konkrete Maßnahmen, das für teleologisches Denken typisch ist, erzeugt bei den meisten von uns Anspannung, und wir fühlen uns unter Druck gesetzt, eine schnelle Lösung zu liefern. Eine unverhältnismäßige Gewissheit, wie sie für den Modus der psychischen Äquivalenz kennzeichnend ist, ruft bei uns oft Frustration hervor, weil wir mit unserem Wunsch, die Situation durch einfaches logisches Denken zu klären, offenbar gescheitert sind. Der Als-ob-Modus ist manchmal am schwersten auszumachen, denn unter Umständen lässt sich nicht ohne Weiteres sagen, ob beschriebene Gefühle gar nicht wirklich empfunden werden und ob geäußerte Gedanken gar keine echten Überzeugungen wiedergeben. Dass die Verbindung zur Realität fehlt, macht sich letztlich in einem Empfinden bemerkbar, dass etwas fehlt: Wir haben Mühe, aufmerksam zu bleiben, unsere Gedanken schweifen ab, und wir haben ganz allgemein nicht das Gefühl, dass die Person, mit der wir sprechen, im Raum wirklich präsent ist, obwohl wir sie doch vor uns sehen.

Die oben aufgeführten Fragen zu den Kennzeichen des Mentalisierens sind vor allem deshalb hilfreich, weil sie auf geeignete Maßnahmen verweisen. Genuines Mentalisieren ist in sich ausbalanciert und trägt ein Bewusstsein seiner eigenen Grenzen in sich. Deshalb können wir, um inadäquates Mentalisieren anzugehen, beinahe formelhaft verfahren, indem wir auf der jeweiligen Mentalisierungsdimension den entgegengesetzten Pol stärken.

Es folgen zwei kurze Ausschnitte aus Jane Austens Roman *Emma* (1815 [1997]). Austen kannte den Begriff »Mentalisieren« nicht und bezeichnete ihre Figur Emma als »imaginist«.[3] Die Beschreibungen

3 In der deutschen Übersetzung: »ein Mensch, der so sehr in seiner Phantasiewelt lebte wie sie …«; Austen 1997, S. 511.

von Emmas Denkprozessen sind jedoch eine bemerkenswerte Antizipation dessen, was wir heute Mentalisieren nennen:

> »Bereits nach kurzem, ruhigem Nachdenken wurde sich Emma erleichtert bewußt, weshalb die Nachricht über Frank Churchill sie in Aufregung versetzt hatte. Schnell gelangte sie zu der Überzeugung, daß sie nicht ihretwegen besorgt oder bestürzt war, sondern seinetwegen. Ihre eigene Verliebtheit hatte sich inzwischen wirklich in Nichts aufgelöst, es lohnte nicht, einen weiteren Gedanken daran zu verschwenden; aber wenn er, der zweifellos von Anfang an der weitaus Verliebtere von beiden gewesen war, im Zustand jener innigen Zuneigung zurückkehren sollte, in dem er Abschied genommen hatte, würde die Sache sehr schmerzlich werden.«

> »Die Gründe, weshalb sie ihn nicht ansah und den Mund nicht aufbekam, hatte er falsch gedeutet. [...] [Sie] machte sich dann Vorwürfe, daß sie [...] keine Einsicht gezeigt und den Eindruck erweckt hatte, schmollend Abschied genommen zu haben, und sie lehnte sich aus dem Fenster und versuchte, ihm mit Worten und Gebärden zu zeigen, wie es wirklich in ihr aussah; doch es war bereits zu spät.« (Austen 1997, S. 482 u. 577)

Emma gelingt es im Lauf des im Roman geschilderten Geschehens, ihre Versuche, das Innenleben anderer Menschen zu verstehen, mit einer inneren Suche nach ihren eigenen Gedanken, Gefühlen und Wünschen zu verbinden. Ihr Liebesobjekt, Mr. Knightley, macht ihr bewusst, wie ihr eigenes Verhalten von anderen gesehen wird, und indem sie sich selbst mit deren Augen betrachtet, wird sie sich über ihre eigenen Sehnsüchte klar. Es ist ihre *Vorstellungskraft,* die triumphiert und die Emma – ebenso wie Jane Austen – die Möglichkeit eröffnet, eine von Natur aus so außergewöhnlich effektive »Mentalisiererin« zu sein.

3 Kontexte für mentalisierungsfokussierte Interventionen schaffen

3.1 Die mentalisierende Haltung

Ziel des MIST-Ansatzes ist die Steigerung der Mentalisierungsfähigkeit von Individuen, Paaren und Familien, mit denen wir arbeiten. Wie in Kapitel 2 erläutert, ist Mentalisieren ein kontextabhängiger Prozess, dessen verschiedene Dimensionen es erforderlich machen, dass er flexibel und in gut ausbalancierter Form eingesetzt wird. Die mentalisierende therapeutische Haltung ist für sich genommen bereits eine Intervention, nicht zuletzt weil wir damit effektives Mentalisieren demonstrieren. Auf diese Haltung beziehen sich die folgenden wesentlichen Empfehlungen:

1) Halten Sie den Mentalisierungsprozess in Gang und kurbeln Sie ihn, falls er abbricht, wieder an (bei allen Beteiligten)!
2) Seien Sie empathisch: Akzeptieren Sie, ehe Sie Fragen stellen, vorbehaltlos die von den Klientinnen eingenommene Perspektive und betrachten Sie mit aufrichtiger Offenheit die emotionalen Implikationen, die sich daraus ergeben, dass Sie diese Überzeugungen hegen und diese Gefühle erleben.
3) Nehmen Sie eine aktive, neugierige, explorative Haltung ein, ohne Verständnis nur vorzutäuschen.
4) Lenken Sie die gemeinsame Aufmerksamkeit auf mentale Zustände, sodass Kinder, Erwachsene, Therapeutinnen und andere Fachkräfte alle dieselben Annahmen zu den Gedanken und Gefühlen von Akteurinnen im Blick haben.
5) Verwenden Sie stets Alltags- und Laiensprache, und vermeiden Sie es, die Position eines Experten einzunehmen, der Zugang zu privilegiertem Wissen über Denken und Psyche der Klienten hat.
6) Legen Sie den Fokus auf Perspektivwechsel, auf das Aufzeigen von Widersprüchen zwischen Perspektiven sowie auf die Erkundung möglicher Ursachen für diese.
7) Nehmen Sie eine Haltung des Nichtwissens ein: Verzichten Sie auf das Bekunden von Gewissheit. Weisen Sie, wenn et-

was nicht offenkundig ist, obwohl es so hingestellt wird, darauf hin. Machen Sie es deutlich, wenn Sie annehmen, dass Sie »richtig liegen«.

8) Demonstrieren Sie aktives, zielgerichtetes Bemühen darum, das opake, also undurchsichtige Innenleben anderer zu ergründen.
9) Bekunden Sie Demut: Gestehen Sie eigene Irrtümer (durch ineffektives Mentalisieren) ein; akzeptieren Sie, dass Sie Einfluss auf das Geschehen nehmen; äußern Sie Bedauern, wo es angebracht ist; seien Sie mit Ihrem Bemühen, sich korrigieren und das eigene Denken verändern zu lassen, ein Vorbild; demonstrieren Sie Selbstironie und Humor.
10) Legen Sie bei der Erkundung von auftauchenden Missverständnissen Beharrlichkeit an den Tag.
11) Schaffen Sie durch Selbstoffenbarung Transparenz, indem Sie es klar zeigen, wenn Sie durcheinander und verwirrt sind oder über sich selbst reflektieren.

Eine mentalisierende Haltung ist Grundlage für spezifische Strategien und Interventionen der MIST, die auf Facetten effektiven Mentalisierens abzielen, welche in der Kommunikation einer Familie unterentwickelt sein oder völlig fehlen können.

3.2 Effektives Mentalisieren in drei Hauptbereichen

Die vier Dimensionen des Mentalisierens mögen manchmal wie überfrachtete akademische Konstrukte wirken, vor allem wenn eine Therapeutin im Hier und Jetzt einer Familientherapie mitten in fordernden und komplizierten Prozessen steckt. Wir wollen deshalb stichwortartig einige der Hauptmerkmale von effektivem und ineffektivem Mentalisieren beschreiben, die bei der Arbeit mit Familien typischerweise zu beobachten sind. Es geht um das Mentalisieren in drei Bereichen, von denen oft einer im Vordergrund steht: um das Mentalisieren der eigenen Person, um das Mentalisieren des Gegenübers und um das »relationale« Mentalisieren des gesamten Familiensystems. Wir werden die Aufmerksamkeit deshalb nun auf das Mentalisieren in diesen drei Bereichen im Kontext der Familie richten. Hierbei ist allerdings Vorsicht angezeigt: Denn Mentalisieren ist von seinem Wesen her stets ein rekursiver Prozess. Beim Initiieren von Mentalisierungsprozessen, ob sie nun auf das Selbst, auf andere oder auf das Beziehungsgefüge gerichtet sind, hat jede Veränderung Einfluss auf den Prozess, in den sie eingebettet ist. Eine Veränderung des Blicks auf den Partner wirkt sich auf die Beziehung zu ihm aus, und dies hat wiederum das Potenzial, weitere Veränderungen der Perspektive auf den Partner in Gang zu setzen. Es besteht auch eine Rekursivität zwischen den drei Bereichen des Mentalisierens. Einige Aspekte des effektiven Mentalisierens wie etwa Perspektivwechsel sind vor allem für das *Mentalisieren anderer Menschen* relevant. Andere Aspekte wie Sprecher-/Akteurwechsel sind besonders beim *relationalen Mentalisieren* von Bedeutung. Sich mit den Augen des anderen zu sehen (die »selbstbefragende« oder »neugierig selbstexplorierende Haltung«) trägt wesentlich dazu bei, dass sich Repräsentationen der eigenen Gedanken, Gefühle, Hoffnungen und Wünsche entwickeln können.

Die drei Bereiche lassen sich nur auf der begrifflichen Ebene sauber voneinander trennen, weil sie fortwährend miteinander interagieren. Inwieweit eine Person in der Lage ist, sich selbst zu mentalisieren, wird davon abhängen, wie sie sich von anderen behandelt fühlt, was wiederum entscheidend davon bestimmt wird, wie gut sie die Perspektiven der anderen nachvollziehen kann. Wenn die Person sich aus Beziehungen zurückzieht, wird sie keinen großen Bedarf an interpersoneller oder relationaler Mentalisierungsfähigkeit haben. In diese Situation des Rückzugs gerät sie natürlich am ehesten dann, wenn sie zuvor beständig das Gefühl hatte, dass sie von anderen nicht so gesehen wird, wie sie sich selbst sieht. Dies kann daran liegen, dass ihr Selbstnarrativ derart wenig ausdifferenziert war, dass ihr auch eine zutreffende Beschreibung ihres inneren Zustands realitätsfern und irrelevant erschien, oder daran, dass das soziale Umfeld (z. B. im Gefängnis oder in einem Internat) derart wenig Interesse für die Subjektivität der Einzelnen aufbrachte, dass niemand, der dem System angehörte, es für angemessen gehalten hätte, der Ausgestaltung von Selbstnarrativen Priorität einzuräumen.

Die Prozesse, die das Mentalisieren in den drei Hauptbereichen – Selbst, andere und Beziehungen – unterstützen, überlappen sich natürlich in weiten Teilen, wie wir noch genauer darlegen werden. Dies wird auch beim Blick auf den Kasten in Kapitel 2.1 deutlich, wo viele der typischen Anzeichen des effektiven Mentalisierens aufgeführt sind.

3.2.1 Effektives Mentalisieren des Selbst

Wir benennen im Folgenden zehn charakteristische Aspekte, an denen sich die Therapeutin orientieren kann, um genau zu bestimmen, wo eine Intervention ansetzen sollte, um den größten Nutzen zu erbringen:

1) Eine *Fokussierung auf mentale Zustände* bei der Beschreibung des eigenen Handelns ist einer Fokussierung auf konkrete Aspekte der beschriebenen sozialen und materiellen Welten vorzuziehen. Dazu gehört aber auch eine Fähigkeit, sich nicht derart exzessiv auf mentale Zustände zu fokussieren, dass die Person sich in einer Fantasiewelt verliert, die wenig Bezug zur zwischenmenschlichen und dinglichen Realität hat.
2) Die *Haltung des Nichtwissens* (Anderson a. Goolishian 1992) und die tentative Haltung der *sicheren Ungewissheit* (engl. »safe uncertainty«; Mason 1993) gründen in der Einsicht, dass wir die Bedürfnisse, Wünsche, Gedanken und Gefühle eines anderen Menschen nie mit Gewissheit kennen, sondern bestenfalls nur kluge Vermutungen darüber anstellen können. Wir befinden uns auch dann in keiner privilegierteren Position, wenn wir unser eigenes Handeln, um es zu verstehen, auf unsere mentalen Zustände zurückzuführen versuchen (Nisbett a. Wilson 1977; Ross a. Nisbett 2011). Das Wort *sicher* ist insofern passend, als wir uns durch das Abrücken von dem Bedürfnis, etwas mit Bestimmtheit zu wissen, gegen die Gefahr absichern, dass die mutmaßlichen Gründe für Verhaltensweisen und Handlungen anderer Menschen uns überfordern oder in Verwirrung stürzen. Zum Gefühl der Sicherheit gehört dabei auch ein grundlegendes Vertrauen darauf, dass die eigenen Reaktionen, zumindest in gewissem Maße, vorhersagbar sind.
3) *Selbstexplorierende Kontemplation und Reflexion* haben viel mit dem weitverbreiteten Konzept der Achtsamkeit gemeinsam. Dass Klienten die eigenen Gedanken und Gefühle als innere Zustände reflektieren, die sich getrennt vom physischen Geschehen betrachten lassen und sich nicht im konkreten Handeln niederschlagen müssen, hat sich in vielen Therapieformen als wertvolles Zusatzelement bewährt. Das Unvermögen, zu einer solchen Haltung zu finden, ist charakteristisch für Menschen, deren Denken im Konkreten verhaftet bleibt und

sich ausschließlich darauf richtet, wie die Dinge (angeblich) »wirklich sind«.

4) *Perspektivwechsel* im Hinblick auf Selbstzustände sind eine komplexe Leistung. Wir müssen dafür akzeptieren können, dass zum einen für dasselbe Verhaltensphänomen mehrere Erklärungen denkbar sind, zum anderen aber auch, dass die Erklärung eines dominanten emotionalen Zustands, etwa eines starken Gefühls oder eines Vorurteils, aus mehreren Schichten bestehen kann, von denen manche auf positive und manche auf negative Aspekte verweisen.
5) Die *bewusste Wahrnehmung eigener innerer Konflikte* hängt mit den bereits genannten Punkten zusammen. Es geht dabei nicht nur um die Vielschichtigkeit subjektiver Erklärungen, sondern auch um die Möglichkeit, dass sie nicht miteinander kompatibel sind und dass in uns allen innere Widersprüche und widerstreitende Kräfte wirksam sind. Ein allgegenwärtiges Merkmal von uns Menschen ist insbesondere, dass wir manchmal, wenn wir nach etwas streben, eine Ambivalenz in uns erkennen können, in der wir uns die Sache und zugleich ihr Gegenteil wünschen.
6) *Emotionssteuerung* wird zunehmend als zentraler Indikator einer intra- und interpersonellen Funktionsfähigkeit betrachtet, deren Beeinträchtigung oder gar Fehlen zum einen mit den meisten psychischen Störungen und zum anderen mit deren typischen Ursachen assoziiert ist (Beauchaine a. Cicchetti 2019; Beauchaine a. Crowell 2018). Intensive Affekte bringen Mentalisierungsprozesse zum Erliegen. In den meisten Therapiekonzepten spielt die Stärkung der Fähigkeit zur Emotionsregulierung eine zunehmend große Rolle. Das weithin akzeptierte Modell umfasst vier Prozesskomponenten von Strategien der Emotionsregulierung:
   a) Eine emotionale Reaktion wird durch eine spezifische Situation getriggert.
   b) Die Aufmerksamkeit wird auf internale oder externale Aspekte des Triggers und seines Kontextes ausgerichtet.
   c) Aus kognitiven Einschätzungsprozessen ergibt sich eine Situationsbewertung.
   d) Es wird eine Reaktion organisiert, welche die emotionale Reaktion mit entsprechenden Zielen und mit der Situationsbewertung koordiniert (Gross 2014).

7) Das *Übernehmen von Verantwortung für unser Reden und Handeln* gründet in der Annahme, dass unser Handeln großenteils durch unsere internalen Zustände motiviert ist, selbst wenn uns nicht bewusst ist, woher diese rühren. Wer zu effektivem Mentalisieren in der Lage ist, widersteht der Versuchung, keine Urheberschaft für das eigene Handeln zu übernehmen, um sich nicht schämen zu müssen und um die Selbstachtung zu wahren.
8) *Die Fähigkeit, zwischen Gefühlen und Gedanken zu unterscheiden* und dabei zu respektieren, dass sie unterschiedlichen Logiken folgen, ist für uns wichtig, damit wir nicht in den Modus der psychischen Äquivalenz verfallen. Sich flexibel zwischen Gefühlen und Gedanken hin- und herbewegen zu können ist wesentlich, um eine abgerundete Erfahrung des Menschseins zu ermöglichen, die notwendigerweise beide Ebenen einschließt.
9) *Selbstironischer Humor,* die Bereitschaft, über die eigenen Schwächen zu lachen und die komischen Seiten einer misslichen Lage zu erkennen, hilft uns, mit schwierigen Situationen, Fehlern und Unvollkommenheiten zurechtzukommen, und stärkt die Selbstakzeptanz.
10) *Die Fähigkeit, autobiografische oder narrative Kontinuität herzustellen, bedeutet,* an der Kohärenz der Geschichten zu arbeiten, die wir uns über uns selbst erzählen. Sie ist eine Facette des Selbstmentalisierens und als solche nicht nur für unser subjektives Erleben grundlegend, dass wir Urheber unserer eigenen Handlungen sind, sondern auch für unsere Fähigkeit, uns selbst in den Bildern, die andere von uns entwerfen, zu erkennen. Sie bildet, wie sich von selbst versteht, die Grundlage für das relationale Mentalisieren. Die Kohärenz unseres Selbstnarrativs stützt unser Empfinden der Kontinuität als Person (unsere Eigenidentität), das sich aus früheren und aktuellen Erfahrungen sowie aus unserer Fähigkeit speist, unser künftiges Denken und Fühlen zu antizipieren. Zum lebensgeschichtlichen Aspekt des Narrativs gehört eine *Entwicklungsperspektive,* in der sich niederschlägt, dass wir auf unserem Lebensweg verschiedene Phasen mit ihren charakteristischen Herausforderungen durchlaufen haben.

3.2.2 Effektives Mentalisieren anderer

Im Rahmen eines Mentalisierungsansatzes ist es nicht möglich, die mentale Welt des Selbst getrennt von der mentalen Welt anderer zu betrachten. Unsere Vorstellung davon, wer wir sind, entwickelt sich daraus, wie wir uns selbst vermittelt durch andere erfahren, und wir lernen andere verstehen, indem wir Verbindungspunkte zwischen möglichen Interpretationen ihres Handelns und unserer Selbstwahrnehmung finden. Mit einer solchen Dialektik kommen wir über einen bestimmten Punkt aber nicht hinaus. In der täglichen therapeutischen Arbeit müssen wir voneinander trennen, wie unsere Klienten andere mentalisieren und wie sie über sich selbst denken. Im Folgenden skizzieren wir neun Aspekte, an denen wir uns orientieren können, um Punkte zu identifizieren, an denen eine Intervention in Bezug auf das Mentalisieren anderer erforderlich sein könnte:

1) Manche Menschen tun sich schwer damit, *mentale Zustände anderer als motivierende Faktoren von deren Handeln zu begreifen*. Am anderen Extrem stehen Menschen mit ungezügelter Fantasie, die von überzogenen und unnützen Annahmen zu mentalen Zuständen ausgehen. Dies wird als *Hypermentalisieren* bezeichnet (Sharp et al. 2011).
2) Im Kontext des Mentalisierens anderer bedeutet die *Haltung des Nichtwissens,* aufrichtigen Respekt zu hegen vor der letztendlichen Unergründlichkeit der mentalen Zustände anderer Menschen, die auch als »Opazität mentaler Zustände« (Leslie 1987) bezeichnet wird. Es geht um das offene Anerkennen der Tatsache, dass wir die Bedürfnisse, Wünsche, Gedanken und Gefühle eines anderen nie ganz kennen, sondern nur erahnen können.
3) *Demut* bedeutet, sich in Bezug auf die Überzeugungen und Einstellungen anderer Menschen vor Arroganz zu hüten, offen für ein breites Spektrum von Sichtweisen zu sein, die sich von unseren eigenen deutlich unterscheiden, die eigenen Fähigkeiten mit bescheidener Zurückhaltung zu betrachten und bereit zu sein, sich von anderen ungeachtet ihres sozialen Status überraschen zu lassen und von ihnen zu lernen.
4) Die Fähigkeit zum *Perspektivwechsel* wird in diesem Kontext von vielen als der zentrale Aspekt der menschlichen Mentalisierungsfähigkeit betrachtet, der die Grundlage von sozia-

ler Kooperation und gemeinsamer Intentionalität (Tomasello 2019 [2020]) bildet. Er wird manchmal als ein rein kognitives Phänomen betrachtet, doch wahrscheinlich sind auch emotionale Facetten eng damit verknüpft.

5) *Empathie* wird oft als die emotionale Seite des Perspektivwechsels aufgefasst, wobei sie von ihrer Struktur her wahrscheinlich ein kognitives Verständnis der Position des anderen ausschließt und einfach Ausdruck einer emotionalen Resonanz ist. Davon abgesehen bedeutet Empathie, dass wir zentrale Facetten des emotionalen Zustands eines anderen miterleben, insbesondere emotionalen Schmerz, und in der Lage sind, uns ein Bild der sich daraus ergebenden Implikationen zu machen und dieses emotionale Verstehen in einer Weise zu artikulieren, die der andere erfassen und würdigen kann.
6) *Neugier auf das, was in anderen vor sich geht,* ist eine positive Form der Neugier (Cecchin 1987), eine Haltung echten Interesses am Denken und Fühlen anderer. Sie schließt die Erwartung ein, dass unser Verstehen des anderen (und des über ihn hinausreichenden Kontextes) ausdifferenziert oder erweitert werden kann, und zwar durch das, was wir aus einem fremden Innenleben lernen. Dieser Aspekt schließt also eine Offenheit für Entdeckungen und ein beharrliches Festhalten an der Haltung des Nichtwissens ein, weil wir so den Irrtümern entgehen können, die durch vorschnelle Einschätzungen dessen entstehen, was andere denken oder fühlen.
7) *Reflektierende Kontemplation* bedeutet, dass an die Stelle eines überkontrollierten und zwanghaften Bemühens, andere zu durchschauen, eine entspannte und offene Haltung gegenüber dem tritt, wie andere denken und fühlen. Diese Haltung ermöglicht reflektierende Resonanz, bei der wir zulassen, dass die Erfahrung eines anderen in uns Widerhall findet, und wir dann über die Gefühle reflektieren, die diese Erfahrung in uns ausgelöst hat.
8) Wenn wir eine *entwicklungsbezogene Perspektive* einnehmen, können wir verstehen, wie sich die Prioritäten anderer auf ihrem Lebensweg wandeln, und wir beginnen biografische Brücken zwischen Erfahrungen und inneren Zuständen zu schlagen.
9) *Die Haltung aufrichtiger Vergebung* gründet in der Fähigkeit, einen Akteur, zum Beispiel einen Elternteil oder ein Geschwis-

ter, ausgehend von den mentalen Zuständen zu verstehen, die seinem früheren oder aktuellen Handeln zugrunde lagen bzw. liegen. Auf diese Weise wird das Handeln kontextualisiert und als normal eingeordnet. Die Zusammenschau von Überzeugungen, Emotionen und mit ihnen assoziierten situativen Einschränkungen hilft uns, ein Verhalten hinreichend schlüssig zu erklären, sodass wir nachvollziehen können, was geschehen ist, und das Verhalten als etwas zu betrachten, das sich in den Grenzen des Angemessenen bewegt. Diese Art der Vergebung ist sorgfältig zu unterscheiden von einer rein abstrakten Vergebung, die nicht in einem Verständnis von Umständen und zugehörigen mentalen Zuständen gründet. Zwar mag in solchen Fällen der Wunsch, vergeben zu können, echt sein, doch er stützt sich nicht auf ein echtes Begreifen der Handlungen des Gegenübers. Echte Vergebung entsteht daraus, dass wir zu einer größeren Vertrautheit mit den inneren Antriebskräften finden, die hinter dem Handeln anderer stehen, indem wir durch Neugier und reflektierende Kontemplation zu einem tieferen Verständnis gelangen.

3.2.3 Effektives relationales Mentalisieren

Der Begriff des relationalen Mentalisierens bezieht sich auf die gemeinsamen Denk- und Gefühlsprozesse innerhalb einer Familie oder einer anderen Gruppe. Gedanken und Gefühle über Beziehungen werden üblicherweise unter dem Aspekt des Mentalisierens von anderen oder des Selbst in Beziehung zu anderen betrachtet, doch es gibt eine höhere Ebene des interaktiven Prozesses, auf die wir in der MIST ebenfalls eingehen müssen. Dabei geht es um intentionale Zustände, von denen die zum System gehörigen Einzelnen annehmen, dass sie von allen geteilt werden oder ihnen gemeinsam sind. Tuomela (2005) hat für diese Kategorie von Zuständen den Begriff »jointly seeing to it« geprägt (abgekürzt »jstit«; dt. in etwa: »zusammen dafür sorgen, dass etwas geschieht«; »gemeinsam etwas angehen«). Die Förderung des relationalen Mentalisierens steht im Zentrum dessen, was wir in der MIST zu erreichen versuchen.

Laut Gallotti und Frith (2013) gibt es einen speziellen »Wir-Modus« des Mentalisierens: Der soziale Kontext (die bloße Anwesenheit anderer) steigert das Mentalisierungspotenzial einer Person, indem er ihr Bewusstsein für Handlungsoptionen erweitert und neue Lösungen erschließt. Beim relationalen Mentalisieren geht es um Gedanken und Gefühle, die Optionen eröffnen, Dinge zu tun, die der Einzelne allein nicht tun könnte. Einfach gesagt können wir, wenn wir unter Menschen sind, anders und besser denken. Hierzu gehört die Co-Repräsentation der Sichtweise des anderen, die eine Voraussetzung für gemeinsames Handeln ist. Wenn Menschen (Familien oder jede andere Art von Gruppe) sich dazu entschließen, zusammen *zu sein und zu handeln* und sich zusammenzutun, kann in gewissem Sinne davon ausgegangen werden, dass in diesem »psychischen Kollektiv« kein Mitglied der Gruppe auf eigene Faust handelt oder isoliert von den anderen denkt oder fühlt. Dieses Empfinden von *Wirheit* (engl. »We-ness«), von miteinander verbundenen mentalen Systemen, ist nicht auf andere Phänomene rückführbar, was bedeutet, dass es getrennt vom individuellen Mentalisieren des Selbst und der anderen betrachtet werden muss. Dies liegt daran, dass geteiltes Handeln in einer qualitativ verschiedenen Weise erlebt wird und mit gemeinsamen Intentionen oder »Wir-Intentionen« verknüpft ist. Relationales Mentalisieren stützt sich auf wechselseitig akzeptierte, aber oft implizit bleibende konzeptuelle und situationsbezogene Vorannahmen. Es sind nicht unbedingt Vereinbarungsprozesse notwendig, damit eine geteilte Intention entstehen kann (Tuomela 2005). Im Folgenden nennen wir einige Anzeichen von effektivem und ineffektivem relationalem Mentalisieren:

1) *Geteilte Intentionen* können in mehr oder weniger starkem Maße im Fokus der gemeinsamen Aufmerksamkeit stehen. Wenn die gemeinsame Aufmerksamkeit auf sie gerichtet ist, arbeiten wir im *Wir-Modus*. Die Entwicklung solcher gemeinsamer Perspektiven bildet das Herzstück des relationalen Mentalisierens. Ein explizites Gewahrsein von geteilten Intentionen, auf die die gemeinsame Aufmerksamkeit *nicht* gerichtet ist, stärkt paradoxerweise den Wir-Modus. Es kommt tatsächlich recht häufig vor, dass von einem Wir-Modus ausgegangen wird, der in Wirklichkeit weit davon entfernt ist, geteilt zu sein. Das Bekunden geteilter Intentionen ist oft ein Indiz dafür, dass genau das Gegenteil der Fall ist. Annahmen zu Voraussetzungen gemeinsamen Handelns können völlig unzutreffend und dem Eigennutz geschuldet sein.
2) Dass die Beteiligten *sich eine frische, im Entstehen begriffene geteilte Perspektive zu eigen machen,* lässt sich am besten an ge-

meinsamem Handeln ablesen. Wenn eine Familie einen Plan entwickelt und dann als eine kohärente Einheit agiert, unter aktiver Mitwirkung aller Mitglieder, können wir von effektivem relationalem Mentalisieren sprechen. Ein bloßes Bewusstsein der Perspektiven anderer reicht nicht aus. Die Sache ist im Grunde recht einfach: Wie wäre es zum Beispiel, wenn alle zusammen ein Fußballspiel im Fernsehen anschauen, in den Zoo gehen oder ein Gesellschaftsspiel spielen?

3) Eine *relationale Haltung des Nichtwissens* mit Blick auf geteilte Intentionen kann Beziehungen stärken und die Möglichkeit des Austauschs über Gedanken und Gefühle eröffnen. Sie ist Teil des Prozesses, auf das Potenzial der *Wirheit* in der Familie als systemischer Einheit hinzuarbeiten und es zu erkunden. »Wie stehen Sie zu der Idee mit dem Zoobesuch?« könnte eine Frage des Therapeuten an eine Person aus der Familie sein. Die Kommunikation in Bezug auf diesen Prozess verläuft natürlich größtenteils nicht explizit, sondern implizit.
4) *Nichtparanoide Reaktionsbereitschaft* geht von der Grundannahme aus, dass relationales Mentalisieren in einem Kontext des Wohlwollens erfolgt. Das Eingeständnis, dass wir unter Umständen zu unbegründeten Annahmen über das zwischenmenschliche Handeln anderer gelangen, kann gemeinsames Handeln unterstützen. Wenn wir Beziehungsangeboten Intentionen unterstellen, die nicht wohlwollend sind, kann dies eine paranoide Reaktion oder eine Überreaktion auslösen. Die Ausweitung des Bemühens darum, den inneren Zustand und die Perspektive des anderen zu erfassen, kann es ihm ermöglichen, sich »gesehen« zu fühlen.
5) Die *Fähigkeit zum Sprecher- und Akteurwechsel* fördert Interaktionen des Gebens und Nehmens und deutet auf effektives Mentalisieren hin. Sie schließt die Fähigkeit ein, uns dafür anzubieten, verstanden zu werden und das eigene Verständnis zu erweitern, indem wir die Gedanken und Anliegen des anderen in uns aufnehmen.
6) *Wirkungsbewusstsein* bedeutet, dass wir erfassen, wie unsere Gedanken, Gefühle und Handlungen sich auf Beziehungen zu anderen auswirken können und wie unser Verhalten gegenüber anderen von ihren mentalen Zuständen beeinflusst sein kann. Beim relationalen Mentalisieren zeigt sich Wirkungsbe-

wusstsein darin, dass wir nicht der Erfahrung eines einzelnen Individuums innerhalb einer Gruppe, sondern der gemeinsamen Erfahrung der Gruppe oder des Paars gewahr sind. Wir erkennen damit die Wirkmacht einer Person an, den Einfluss, den sie auf einen relationalen Kontext ausübt.

7) Eine *spielerische Haltung* erlaubt es uns, die Grenzen der physisch greifbaren Welt zu überschreiten und ins Reich des Als-ob einzutauchen. Sie macht uns offen für das Experimentieren und Imaginieren. Wenn jemand sich mit anderen zusammentut, um auf spielerische Weise geteilte Vorstellungen und Gefühle zu erkunden, ist das ein Indiz für effektives Mentalisieren. Auch für das Mentalisieren des Selbst und des anderen kann eine spielerische Haltung von Bedeutung sein, doch zur vollen Geltung kommt sie bei der Schaffung gemeinsamer mentaler Zustände. Sie kann einige der Hemmungen ausräumen, die einer geteilten Intentionalität im Weg stehen. Wenn zum Beispiel das Ich-Erleben eines Familienmitglieds verletzlich ist, kann dies verhindern, dass in der Familie ein geteiltes Erleben entsteht. Im Spiel kann sich die Befangenheit dann aber so weit auflösen, dass sich ein mentales Miteinander herausbildet.

8) Wenn Familienmitglieder eine hoffnungsvolle und optimistische Einstellung und einen *Glauben an Veränderbarkeit* haben, gehen sie davon aus, dass ein Wandel im Denken und Fühlen grundsätzlich *möglich ist.* Das System ist dann von einer zuversichtlichen Haltung des »Wir geben niemals auf« geprägt. Der Glaube an Veränderbarkeit ist die geteilte optimistische Sichtweise im Sinne der oben erwähnten Haltung des *jointly seeing to it (jstit):* »Wir hatten schon mit anderen schwierigen Situationen zu tun und sind damit fertig geworden. Wir wissen nicht, was diesmal die Lösung sein wird, aber wir werden es irgendwie geregelt bekommen.«

9) Der Begriff der *Vertrauensfähigkeit* bezieht sich auf die Offenheit des Systems oder die Bindungssicherheit innerhalb des Familiensystems (Hill et al. 2003). Während sich Vertrauen innerhalb dyadischer Bindungsbeziehungen vor allem aus Feinfühligkeit speist, geht es hier um Vertrauen in einem systemischen Sinn, welches eine für die Bildung und Aufrechterhaltung bedeutsamer Beziehungen entscheidende Komponente sein kann.

In Kapitel 6 werden wir auf diese Aspekte des Mentalisierens zurückkommen und sie zu spezifischen Interventionen in Beziehung setzen. Das folgende Beispiel veranschaulicht die Vorbereitung mentalisierungsfokussierter Interventionen.

3.3 Beginn der Arbeit mit Jane und ihrer Familie

Die Überweisung erfolgte mittels eines langen und ausführlichen Briefs der Sozialarbeiterin, die mit Jane seit der Geburt der nun drei Jahre alten Tochter Michelle gearbeitet hatte. Jane war viele Jahre lang von Heroin und Crack abhängig gewesen, und Michelle musste sogleich nach der Geburt wegen schwerer Entzugssymptome behandelt werden. Nach sechs Monaten auf einer Mutter-Kind-Station war Jane clean und konnte mit ihrer kleinen Tochter in ihre Wohnung zurückkehren. Im Verlauf des folgenden Jahres wurde sie regelmäßig auf Konsum illegaler Substanzen getestet. Pflegefachkräfte einer Sozialstation und Sozialarbeiter suchten Mutter und Kind oft auf und behielten ihr Wohlergehen im Blick. Nach zwölf Monaten wurde Michelles Name aus dem Kinderschutz-Register gestrichen.

An diesem Punkt bat Jane darum, ihre zwei Söhne, John und Ben, sehen zu können, die mittlerweile sieben und neun waren. Sie waren der Obhut der Mutter entzogen worden, als sie achtzehn Monate beziehungsweise drei Jahre alt waren. Jane war zu der Zeit massiv von harten Drogen abhängig und prostituierte sich, um sie bezahlen zu können. Viele der Freier kamen zu ihr in die Wohnung, und die Kinder bekamen die sexuellen Aktivitäten der Mutter manchmal direkt mit und waren gefährlichen Situationen ausgesetzt. Sie mussten auch gewalttätige Auseinandersetzungen zwischen ihrer Mutter und ihrem Vater miterleben, der hin und wieder auftauchte. Die Mutter war über weite Strecken außerstande, ihren Söhnen emotionale und körperliche Zuwendung zu zeigen. Zur Krise kam es, als einer der Freier die Jungen attackierte und beiden schwere Verletzungen zufügte.

Das Jugendamt intervenierte und brachte die Kinder in einer Pflegefamilie unter, weil weder der Vater noch Angehörige seiner oder von Janes Familie bereit oder in der Lage waren, für die Kinder zu sorgen. Bei beiden Jungen wurden schwere Bindungsstörungen diagnostiziert, und die Betreuenden waren überfordert mit ihnen. Nach drei Monaten wurden sie woanders untergebracht. Dies entwickelte sich zu einem Muster. Als sie sieben und neun waren, hatten sie sechzehn Pflegefamilien hinter sich und waren außerdem in einem therapeutischen Internat und zwei Kinderheimen gewesen. Als Jane den Wunsch äußerte,

Kontakt zu ihren Söhnen aufzunehmen, war gerade der Übergang zur 17. Station der Pflegeunterbringung erfolgt. Es wurde eine Begegnung unter Aufsicht organisiert, die positiv verlief. Die Jungen kamen mit der Situation gut zurecht und sagten, sie wollten bei ihrer Mutter wohnen. Auch eine weitere Begegnung drei Monate später nahm einen guten Verlauf, und Jane stellte daraufhin einen offiziellen Antrag, als primäre Betreuungsperson der Jungen registriert zu werden. Dieser Antrag war Anlass für die Überweisung in die Klinik. Die dortige Aufgabe war, die Situation von Mutter und Söhnen zu begutachten und Empfehlungen dazu abzugeben, ob die Jungen bei der Mutter und ihrer Halbschwester untergebracht werden konnten.

3.3.1 Das Netzwerktreffen

Bei Überweisungen in mutmaßlich komplexen Fällen ist es oft ratsam, zunächst das Netzwerk aus Fachleuten und Familienmitgliedern zusammenkommen zu lassen. An einem solchen Treffen nehmen die Eltern, Personen aus ihrem Umfeld sowie die verschiedenen beteiligten Fachkräfte teil. Ziele des Treffens sind:

- Gedanken und Einstellungen aller Beteiligten kennenlernen
- in einen offenen Dialog über Hoffnungen und Wünsche eintreten
- eine Überblicksskizze zu den zum Leben der Familie gehörenden Personen und ihren Sichtweisen erstellen
- die Beziehungen zwischen den Fachleuten und der Familie verstehen lernen
- sich auf zu bearbeitende Bereiche und über Fragen zum zeitlichen Ablauf verständigen.

Der Pionier des Ansatzes, für therapeutische Zwecke viele Personen und Sichtweisen zusammenzubringen, war Ross Speck. Er und seine Mitarbeiterinnen gaben ihrem Verfahren den Namen *Network Therapy*. Es wurde später auch unter der Bezeichnung Netzwerktherapie *(Social Network Intervention)* bekannt (Speck a. Rueveni 1969; Speck a. Attneave 1972 [1976]). Klienten, ihre Angehörigen und andere wesentliche Mitglieder ihres sozialen Umfelds wurden eingeladen, zusammen über Probleme zu sprechen. Der Ansatz wies deutliche Ähnlichkeiten mit Heilungspraktiken in indigenen Stammesgesellschaften auf. Es wurde ein Netzwerk von Angehörigen, Freunden und Nachbarn mobilisiert, das sich gemeinsam daranmachte, neue

Optionen und Lösungen für den Umgang mit einer schwierigen Krise zu entwickeln, »Bindungen« zwischen Menschen zu stärken und »Verstrickungen« abzumildern. Das Mailänder Team (Selvini Palazzoli et al. 1975 [1978]) unterzog die Rolle von Fachleuten, insbesondere derer, die Überweisungen vornehmen, einer kritischen Prüfung und entwickelte eine Reihe von Techniken und Interventionen, die bei Netzwerktreffen eingesetzt werden können. Seikkula et al. (2003) schlugen vor, das Konzept dahingehend zu erweitern, dass Diskussionen, auch die über diagnostische Entscheidungen und über Behandlungsoptionen, offen in Anwesenheit des Klienten und der Familie geführt werden sollten, mit dem Ziel, eine kooperative Atmosphäre entstehen zu lassen, in der die Ungewissheit, die in Krisensituationen oft besteht, toleriert wird. Der Hauptfokus liegt dabei auf »Dialogizität« – dem Fördern eines »offenen Dialogs« –, und dem Hinwirken auf Veränderungen beim Klienten oder in der Familie wird eine sekundäre Rolle zugewiesen. Dialog wird als das Forum und Medium betrachtet, in dem, wenn neue Erkenntnisse generiert werden, Familien und Klienten zum Empfinden einer stärkeren Selbstbestimmtheit in ihrem Leben finden können (Andersen 1995). Dieser Ansatz verträgt sich gut mit dem Prozess des Führens von mentalisierungsfokussierten Gesprächen – an denen zwei oder mehr Menschen beteiligt sein können –, welche durch den Austausch über vielfältige Perspektiven Veränderung vorantreiben.

Die Kommunikationsprozesse, die im Zentrum solcher Treffen stehen, setzen voraus, dass alle Beteiligten eine Offenheit dafür mitbringen, etwas Neues zu lernen, das für sie relevant ist und das sie auf andere Situationen übertragen können. Damit die Kommunikation gelingt, braucht es Vertrauen zwischen denen, die Expertise anzubieten haben, und denen, die zuhören und lernen. In einem wirklich offenen Dialog sind die Rollen von »Lehrenden« und »Lernenden« natürlich nicht festgelegt und werden mit Bedacht für alle zugänglich gehalten. Ungeachtet dessen, wer in einer Kommunikationssequenz zu welchem Zeitpunkt welche Rolle einnimmt, ist es absolut entscheidend, dass die Lernenden darauf vertrauen können, dass die Lehrenden sich verpflichtet fühlen, sie in angemessener Weise anzuleiten und nicht in die Irre zu führen. Doch woran erkennen die Lernenden, dass sie den Lehrenden vertrauen können? Nach unserer Auffassung ist das Mentalisieren im Prozess des Aufbaus einer effektiven Kommunikation von wesentlicher Bedeutung (Fonagy, Luyten

a. Allison 2015). Wenn die Lernenden die Situation so erleben, dass ihr persönliches Narrativ auf Verständnis stößt, und wenn sie sich von den Lehrenden als handlungsfähige Akteure wahrgenommen fühlen, werden sie von ihrem natürlichen Misstrauen abrücken und bereit zum Lernen sein. Sie werden das, was sie beim Netzwerktreffen hören, als etwas für sie Relevantes encodieren, das sie sich merken und in anderen Kontexten für sich nutzen können. Wie wir sehen werden, ist das Alternativszenario zu diesem gesunden Muster eines offenen Dialogs eines, in dem die Beteiligten den Austausch von Informationen so erleben, dass er nur für die Situation selbst relevant ist. Sie werden zwar wiederholen können, was sie verstanden haben, aber nicht zulassen, dass es sich in ihrer Einstellung niederschlägt. Als Therapeuten haben wir viele frustrierende Sitzungen erlebt, in denen Klientinnen und Klienten durchaus zu erfassen vermochten, was wir ihnen zu vermitteln versuchten, sich dann aber genauso verhielten wie vor unseren Bemühungen, sie zu überzeugen. Auf diesen Punkt werden wir weiter unten noch einmal zurückkommen.

Wie lässt sich ermitteln, welche Personen einem Netzwerk zuzurechnen sind? Mit den folgenden Fragen können wir den Klienten dazu anregen, über sein Netzwerk nachzudenken: Wem macht die Situation oder das Problem Sorgen? Wer ist und war am Geschehen beteiligt? Wer könnte helfen und wäre zur Teilnahme bereit? Von wem sollte die Einladung zum Treffen ausgehen? Wenn der Familie des Klienten eine zentrale Rolle bei der Entscheidung darüber zugewiesen wird, wer am ersten Treffen teilnimmt, entspricht das sicherlich den MIST-Prinzipien, das Gefühl des subjektiven Handlungserlebens und den Respekt vor den Narrativen der Individuen zu stärken.

> Die Bezugspersonen und Fachkräfte, die Jane beim ersten Netzwerktreffen dabeihaben wollte, waren ihre Eltern, eine enge Freundin, die Pflegefachkraft der Sozialstation, zwei Sozialarbeiterinnen, ihre Drogenberaterin und ihr Hausarzt. Das Netzwerktreffen wurde vom Therapeuten geleitet, der alle willkommen hieß und dann Jane bat, ihre aktuelle Situation zu erläutern, ihre Hoffnungen und Ängste, die sich für sie damit verbanden, dass ihre Söhne möglicherweise wieder bei ihr leben würden, sowie ihre Erwartungen, wie sich dies auf sie selbst und ihre kleine Tochter auswirken würde. Alle Anwesenden hörten Jane aufmerksam zu, ohne sie zu unterbrechen. Als sie geendet hatte, fragte der Therapeut, ob jemand etwas dazu sagen wolle oder Fragen habe.

Der Vater sagte, er und seine Frau hätten mit Jane seit etwa zehn Jahren wegen ihres Drogenkonsums und des sozialen Umfelds, in dem sie sich bewege, keinen Kontakt mehr gehabt. In den letzten Monaten habe sie sich aber bei ihnen gemeldet. Er und seine Frau seien nun dabei, die Beziehung zur Tochter neu aufzubauen und ihre Enkelin kennenzulernen. Janes Mutter fügte hinzu, sie wolle ihr dabei helfen, den drei Kindern eine gute Mutter zu sein. Sie wolle ihre Tochter so weit unterstützen, wie diese das zulasse. Jane sagte daraufhin, sie habe ihre Eltern enttäuscht und deswegen ein sehr schlechtes Gewissen. Als sie in Tränen ausbrach, stand ihre Mutter auf und nahm sie in den Arm. Der Therapeut fragte Janes Vater, was nach seiner Vorstellung in seiner Frau und seiner Tochter vor sich gehe. Er antwortete: »Ich weiß nicht, mit Gefühlen bin ich nicht so gut ... Da müssen sie die beiden fragen.« Seine Frau bemerkte dazu in leicht abschätzigem Ton: »Ich wünschte, er hätte mehr Freude daran, dass Menschen Gefühle haben.«

Das Gespräch kam wieder auf die Kinder: Wie würde es den Jungen damit gehen, bei der Mutter zu leben, und welche Risiken wären damit verbunden? Die Drogenberaterin legte dar, Jane habe sich bemerkenswert gut erholt, doch es bestehe ein erhöhtes Rückfallrisiko, falls der Prozess der Rückkehr der Jungen in ihre Obhut zu schnell verlaufe. Die damit verbundene Anspannung und Belastung könnten Jane dann überfordern. Der Hausarzt pflichtete dem bei und fügte hinzu, wenn Jane nicht viel Unterstützung erhalte, die gegebenenfalls auch Medikamente einschließen könne, werde sie möglicherweise wieder anfangen, Alkohol und andere Drogen zu konsumieren. Jane widersprach und betonte, sie sei jetzt stark und brauche keine Medikamente.

Nun schaltete sich ihre Freundin ins Gespräch ein. Sie sagte, sie werde Jane so weit wie nur möglich unterstützen. Sie habe selbst drei Kinder. Ihre Erfahrung könne für Jane von Nutzen sein, und Jane werde diese Hilfe wohl auch annehmen können. Die Sozialarbeiterin äußerte Vorbehalte und warnte davor, bei den Söhnen unrealistische Erwartungen zu wecken, wie es für sie sein werde, wieder bei der Mutter zu wohnen. Es müsse sichergestellt sein, dass Jane wirklich mit den Jungen und deren fragiler emotionaler Verfassung zurechtkommen könne. Es sei wichtig, »so viel Gewissheit wie möglich zu haben, dass Jane sich in die Kinder hineinversetzen kann und versteht, was sie durchgemacht haben, und dass sie mit den Herausforderungen fertig werden kann, vor die die Jungen sie stellen werden.«

Am Ende einer Diskussion, in die alle Anwesenden einbezogen waren, herrschte Einigkeit, dass Einzelarbeit mit Jane erforderlich war, ehe der Einstieg in die Arbeit mit der Familie, unter Beteiligung der Kinder und der Großeltern, erfolgen konnte. Die erste Phase der Arbeit wurde mit dem Begriff »Durchführbarkeitsprüfung« charakterisiert: Es war zu prüfen, ob der Mutter im Prinzip zuzutrauen war, dass sie für die Jungen und somit für insgesamt drei Kinder sorgen konnte. Es ging – um es etwas anders auszudrücken – um die Einschätzung von Janes Fähigkeit, ihre Söhne, ihre Tochter und sich selbst in adäquater Weise zu mentalisieren.

Das Netzwerktreffen stellt einen Kontext her, in dem sich verschiedene Sichtweisen begegnen können und in dem alle darauf fokussiert sind, bestimmte Themen anzugehen und zu gemeinsamen Vorgehensweisen zu finden. Wenn verschiedene Perspektiven – von Familienmitgliedern, Freunden und Fachleuten – zusammenkommen, kann das zur Grundlage für eine nuanciertere Betrachtung der vielfältigen Aspekte des verhandelten Problems werden. Die Zusammensetzung der Gruppe ist ebenso entscheidend wie der Prozess, in den sie sich hineinbegibt. Die Hauptfunktion des Netzwerktreffens besteht darin, einen Dialog zu eröffnen, der zu einem System hinführt, das über ein gemeinsames Narrativ verfügt, welches aus Sicht der Klientin (in diesem Fall Janes) ihrem eigenen Narrativ entspricht. Wesentlich für das geschilderte Treffen war nicht, wer welche Ansicht dazu hatte, ob die Jungen wieder in Janes Obhut gegeben werden sollten, sondern dass Jane den Eindruck gewann, dass alle Anwesenden ihren Wunsch nachvollziehen konnten, die Kinder wieder bei sich zu haben, und zu diesem Narrativ aus ihrer jeweiligen Perspektive etwas beizutragen hatten. Die Sozialarbeiterin, die ein sehr negatives Bild von der Situation hatte, ging trotz allem auf Johns und Bens Wunsch ein, bei ihrer Mutter zu leben, was sicherlich hilfreich dabei war, Jane darin zu validieren, dass sie denselben Wunsch hatte. Die Sozialarbeiterin hatte zwar Sorge, der ganze Prozess könne zu schnell voranschreiten, doch sie bezeichnete es auch als Hauptziel, dass Jane sich darum bemühte, die Kinder zu mentalisieren. Der Fokus eines MIST-Netzwerktreffens sollte darauf liegen, dass persönliche Narrative klar artikuliert werden, und das zentrale Instrument dafür sollte das beispielhafte Demonstrieren einer mentalisierenden Interaktion sein.

Dabei lassen sich auch Personen berücksichtigen, die zum weiteren sozialen Umfeld eines Klienten oder einer Klientin gehören. Wir können den Anwesenden hypothetische Fragen stellen wie: »Was hätte Ihr bester Freund zu diesem Thema gesagt, wenn er hier wäre? Wie hätten Sie ihm geantwortet? Und wie hätte dann wohl seine Reaktion ausgesehen?« Wir können Anwesenden auftragen, Kontakt zu Personen aufzunehmen, die am Netzwerktreffen nicht teilnehmen, und beim nächsten Treffen zu berichten, was diese Personen gesagt haben. Das nächste Treffen kann beispielsweise drei bis sechs Wochen später stattfinden und dient dazu, Fortschritte zu überprüfen. Ebenso können wir im Hinblick auf Fachleute vorgehen, deren Sichtweisen Berücksichtigung finden sollten. Wenn es um eine mögliche Gefährdung des Kindeswohls geht, ist die Einbeziehung von Fachkräften wie etwa Sozialarbeitern unerlässlich.

3.3.2 Fragen, die zum Mentalisieren anregen

Ein Hauptziel der mentalisierungsfokussierten Arbeit besteht darin, mit einer Reihe spezifischer Fragen effektives Mentalisieren zu fördern. Sie folgen einem Stufenplan. In der Regel beginnen wir mit Fragen, die auf das Mentalisieren anderer fokussiert sind (das *Mentalisieren erster Ordnung)*, und gehen dann zu Fragen zum *Mentalisieren zweiter Ordnung* über, die sich auf das Mentalisieren der eigenen Reaktionen auf andere konzentrieren. Fragen zum *Mentalisieren dritter Ordnung* drehen sich darum, wie jemand die Reaktionen anderer auf seinen eigenen mentalen Zustand mentalisiert. Wir können die Fragen jeweils auf drei zeitliche Dimensionen beziehen: auf Vergangenheit, Gegenwart und Zukunft. Bei diesem als *diachrones Prompting* bezeichneten Vorgehen kommt ein zirkulärer Prozess in Gang, in dem wir in der Zeit vorwärts und rückwärts springen und so Verbindungen zwischen früheren, jetzigen und künftigen Erfahrungen herstellen. Zukunftsorientierte Fragen werden wahrscheinlich auf hypothetische Szenarien zielen, als eine Art Vorbereitung auf mögliche Entwicklungen.

Fragen zum Mentalisieren *erster Ordnung* sind zum Beispiel (hier bezogen auf den Fall von Jane):

- Wie hat sich das nach Ihrer Einschätzung damals für Ben angefühlt?
- Wenn er dann bei Ihnen wohnen und etwas Ähnliches passieren würde, was denken Sie, was dann in ihm vorgehen würde?

Fragen zum Mentalisieren *zweiter Ordnung*:

- Als Ben das durchmachte, welche Gedanken und Gefühle hat das in Ihnen ausgelöst? Wissen Sie das noch?

- Wenn Sie sich Bens Reaktion hier und heute vor Augen halten, was geht Ihnen dann durch den Kopf?
- Glauben Sie, dass Ben sich noch an irgendetwas davon erinnern kann? Wenn er davon reden würde, wie würden Sie dann reagieren?
- Wenn Ben Sie fragen würde, warum Sie das alles zugelassen haben, wie würden Sie sich dann fühlen? Und was würden Sie ihm sagen?
- Gehen Sie in Gedanken viele Jahre zurück zu dem Tag, an dem Ben von Ihrem damaligen Partner attackiert wurde. Sie haben gesagt, Sie waren wie gelähmt. Was denken Sie, was in Ben vor sich ging, als er Sie in diesem Zustand sah?

Fragen zum Mentalisieren *dritter Ordnung*:

- Wenn Ben jetzt hier in diesem Raum wäre und gehört hätte, was Sie gesagt haben, wie würde er wohl reagieren?
- Ich sehe, dass Sie sehr aufgewühlt sind, wenn Sie darüber sprechen, was damals geschehen ist. Was glauben Sie, was in mir vor sich geht, wenn ich an Ihre Reaktionen auf Bens Situation denke?
- Stellen wir uns vor, das Gericht entscheidet, dass Ben bei Ihnen leben kann, und eines Tages ist er sehr wütend und macht Ihnen Vorwürfe, weil Sie Drogen genommen, weil Sie ihn vernachlässigt und nicht davor beschützt haben, dass ihm wehgetan wurde. Sie sind sehr aufgewühlt und haben vielleicht auch ein schlechtes Gewissen. Was könnte das bei ihm auslösen?

Wir sollten es mit dem Fragenstellen nicht übertreiben, nicht zu schematisch dabei vorgehen und der Klientin nicht das Gefühl geben, sie sei in ein Verhör geraten. Es geht uns in der MIST nicht um die Antworten, die wir auf unsere Fragen bekommen. Die Fragen sollen zu effektivem Mentalisieren anregen, so als würde der mentale Bizeps durch Übungen trainiert und gestärkt. Sich wirklich auf die Fragen einzulassen kann für die Klientin schmerzlich sein, ihr aber neue Perspektiven eröffnen, und das ist für uns als Therapeuten wichtiger als der Inhalt ihrer Antworten.

Ein echter Dialog setzt offene Kommunikation voraus, und das bedeutet, dass beide Seiten offenlegen müssen, wie sie die Kommunikation erleben. Das Schlimmste an einem Dialog, der nicht offen geführt wird, ist das Ausweichen vor der Tatsache, dass es kein echter Dialog mehr ist. Wir haben festgestellt, dass Therapeuten manchmal vor der Feststellung zurückscheuen, dass ein Dialog aus ihrer Sicht keiner mehr ist und sie selbst oder die Klientin nur einen Monolog halten. Wenn sie das Gefühl haben, dass eine der beiden Seiten nicht mehr ins Gespräch einbezogen ist, ist es wichtig, dass sie das konstatieren und so beginnen, den Dialog wieder aufzunehmen.

Wenn wir als MIST-Therapeuten nicht verstehen, was die Klientin oder einer der Fachleute sagt, oder den roten Faden im Gedankengang einer Person verloren haben, müssen wir um Klarstellung bitten: »Als Letztes ist bei mir angekommen, dass Sie sich ... fühlten, und danach kam ich dann nicht mehr mit und war verwirrt. Können Sie mir bitte helfen?! Wenn ich die Hand hebe, bedeutet das, dass ich nicht mehr mitkomme. Bitte machen Sie dann eine Pause, damit ich versuchen kann, wieder den Anschluss zu finden.« Wenn eine Person zu schnell redet, sollten wir etwas sagen wie: »Sie sagen sehr viele Dinge und sprechen sehr schnell. Damit ich mitkomme, müssten Sie ein bisschen langsamer vorgehen beim Erzählen.« Vor allem wenn es um Missverständnisse geht, sollten wir eine offene, aufrichtige Haltung zeigen, die es möglich macht, in Dialog miteinander zu treten. Einzugestehen, dass wir etwas nicht verstanden haben, ist deshalb von entscheidender Bedeutung. Wenn wir merken, dass die Klientin wegen etwas, das wir gesagt haben, beunruhigt oder aufgebracht ist, können wir beispielsweise sagen: »Ich glaube, ich habe da etwas falsch verstanden. Können Sie mir helfen? Wo liege ich falsch? Anscheinend habe ich etwas gesagt, dass Sie ein wenig geärgert oder sogar wütend gemacht hat ... Tut mir wirklich leid, dass ich etwas gesagt habe, das Sie derart aufgeregt hat ... Das war wirklich nicht meine Absicht. Können Sie mir helfen, zu verstehen, wo ich falschliege?«

Und wenn es erneut passiert: »Woran liegt es, dass ich Sie immer wieder missverstehe oder dass Sie sich missverstanden fühlen? Ich finde es furchtbar, wenn ich missverstanden werde. Es ist ein schreckliches Gefühl, sich nicht verstanden zu fühlen, wenn einem etwas daran liegt. Ich beginne zu ahnen, dass Sie schon mit vielen Leuten zu tun hatten, von denen Sie sich nicht wirklich verstanden fühlten. Wie kommen Sie mit dem schrecklichen Gefühl klar, dass Sie die Leute nicht dazu bringen können, Sie zu verstehen? ... Wenn ich in Ihrer Situation wäre und mich ständig missverstanden fühlen würde, wäre ich sehr verärgert. Deshalb staune ich, dass Sie mit Ihren Gefühlen anscheinend viel besser klarkommen.«

3.3.3 Umgang mit Steigerungen des Arousal-Niveaus

Beim Thema Emotion und Mentalisieren hatten wir bereits darauf hingewiesen, wie wichtig es ist, darauf zu achten, dass das Arousal des Klienten innerhalb annehmbarer Grenzen bleibt. Das ist keine leichte Aufgabe, weil die Therapiesituation selbst das Arousal-Niveau ansteigen lässt, vor allem bei Menschen, für die Nähe ein emotionaler Trigger ist. Traumatisierte Menschen empfinden die Situation einer Einzeltherapie oft als bedrohlich, auch wenn sie sie als Chance begreifen mögen, ihre Emotionen besser steuern zu lernen.

Bei der Einzelarbeit mit einem Klienten stellt der Umgang mit seinem ansteigenden Arousal-Niveau oft eine Herausforderung dar. Wir legen den Fokus dann nicht auf sein manifestes Verhalten, sondern auf seine mentalen Zustände. Ein Beispiel:

KLIENTIN *(mit wütender Stimme)* Ich wollte heute gar nicht kommen. Das hat doch keinen Sinn. Das Reden bringt nichts.

THERAPEUT Ich bin froh, dass Sie gekommen sind, um mir das zu sagen – ich finde das gut. Denn wenn ich das Gefühl hätte, das mir etwas nicht hilft, hätte ich genauso Schwierigkeiten, mich aufzuraffen und zu einer weiteren Sitzung zu gehen.

KLIENTIN Hmmm.

THERAPEUT Ich finde es nicht selbstverständlich, dass Sie gekommen sind. Wann ist Ihnen also dieser Gedanke gekommen, letzte Woche? Oder denken Sie das schon länger?

KLIENTIN Beim letzten Mal!

THERAPEUT Das habe ich gar nicht mitbekommen. Bin ich da einfach ein wenig beschränkt? Haben Sie mir Signale gesendet, und ich habe sie nicht bemerkt? Was hätte mir da auffallen müssen?

Der Therapeut legt hier offen, was in seinem Kopf vorgeht, und gibt der Klientin damit Gelegenheit, ihm beim Mentalisieren zuzuhören. Sie kann ihn sozusagen beim Denken beobachten.

Effektives Mentalisieren verträgt sich nicht mit einem hohen Arousal-Niveau. Wenn das Arousal der Klientin stark ansteigt und sie laut wird, bleibt uns als Therapeuten nichts übrig, als auf die Senkung des Arousals hinzuwirken. Wir müssen dann etwas sagen wie: »Ich kann nicht denken, wenn mich jemand anschreit, mein Kopf wird dann einfach leer ... Ich höre Ihnen sehr gern zu – aber das ist ziemlich schwer, wenn Sie so laut reden.« Unter Umständen müssen wir diese Feststellung dann einige Male wiederholen, bis die Klientin reagiert und ihre Affekte herunterreguliert.

Manchmal stellt uns eine Klientin recht persönliche Fragen. Wir sind dann möglicherweise hin- und hergerissen und wissen zunächst nicht, ob wir die Fragen beantworten sollen, weil wir vielleicht nicht alles preisgeben und doch als ganz normaler Mensch gesehen werden wollen, oder ob wir die Fragen zurückweisen sollen, weil sie in der Regel keine mentalisierende Funktion erfüllen. Wir können auf persönliche Fragen eingehen, indem wir die Antwort kurzhalten und dann den mentalen Zustand der Klientin erkunden, der hinter der Frage steht. Wenn sie zum Beispiel fragt: »Sind Sie verheiratet?«, könnte die Antwort lauten: »Ja ... aber wäre es einfacher für Sie, wenn ich nicht verheiratet wäre?«

3.4 Einzelarbeit mit Jane

Jane war damit einverstanden, sechs Wochen lang jede Woche zu einer etwa einstündigen Sitzung zu kommen. Der Fokus der Arbeit lag darauf, wie ihre Eltern mit ihr umgegangen waren und wie das möglicherweise Einfluss – oder keinen Einfluss – darauf hatte, wie sie als Mutter mit jedem ihrer Kinder umging und das Vorgehen ihrer Eltern dabei übernahm oder es anders machte. Sie wurde aufgefordert, beide Eltern zu beschreiben und konkrete Beispiele für ihr Erziehungsverhalten zu geben, unter anderem in Situationen, als Jane krank war und Ärger in der Schule oder mit Freundinnen hatte. Sie begann, Reaktionen und Verhaltensweisen der Eltern mit ihrem eigenen Handeln als Mutter zu vergleichen, und konnte einige Zusammenhänge erkennen. Sie sprach ausführlich darüber, wie schwierig die Teenagerjahre für sie gewesen waren und wie sie, so drückte sie es aus, an die »falschen Leute« geraten war und zu den Eltern, die nach Janes Empfinden ständig an ihr herumkritisierten und ihre jüngere Schwester bevorzugten, jede Verbindung abgebrochen hatte.

Als sie mehrmals auf ihre Schwierigkeiten und ihre innere Zerrissenheit in der Adoleszenz zurückkam, versuchte der Therapeut das Gespräch wieder auf die Kinder zu fokussieren. Sie solle sich in ihre Söhne in der Zeit hineinversetzen, als sie noch bei ihr wohnten: Wie war das wohl für ein achtzehn Monate altes Kleinkind und ein dreijähriges Kind, in einer derart chaotisch wirkenden Situation zu leben? Was hatten die Kinder alles mitbekommen? Was hatten sie mit dem anfangen können, was sie sahen, und welche Gefühle hatte es bei ihnen ausgelöst? Jane tat sich anfangs schwer damit, auf solche Fragen zu antworten. Nach und nach entwickelte sie aber ein Narrativ, ermutigt durch Fragen wie: »Was war das für eine Mutter, die Ihre Söhne damals erlebten?«, und: »Wenn Sie auf diese Zeit zurückblicken, was denken Sie, was für eine Mutter Sie da waren?« Ihre Augen füllten sich mit Tränen. Auf die Frage, was jetzt im Augenblick gerade in ihr vor sich gehe, antwortete sie: »Ich glaube, es muss Ihnen so vorkommen, als sei ich die schrecklichste Mutter, der Sie je begegnet sind … weil ich meine Kinder so vernachlässigt habe … Ich bin es nicht wert, Mutter zu sein.« Jane versäumte die folgende Sitzung, erschien dann aber wieder, nach einigem ermunternden Zureden, in der Woche darauf. Sie sprach darüber, dass sie ihren Kindern keinen emotionalen Halt gegeben und planlos in den Tag hineingelebt hatte. Der Therapeut hielt sie dazu an, sich selbst mit den Augen ihrer Mutter zu betrachten und zu überlegen, was diese seinerzeit von ihr gedacht habe und jetzt von ihr denke. Jane sprach darüber, dass sie den Kontakt zu ihren Eltern ganz abgebrochen habe, weil sie nicht damit zurechtgekommen sei, »wie sie die ganze Zeit an mir herumkritisiert haben«. Sie war in der Lage, darüber zu reflektieren, wie die Situation die ganzen Jahre für ihre Eltern gewesen sein dürfte. Ihr wurde klar, dass sie damals zwar keine explizite Kritik zu hören bekam, aber das Gefühl hatte, die Eltern dächten so, ohne es auszusprechen, und dass das für sie alles noch schlimmer gemacht hatte. Am Ende gestand sie ein, sie ertrage es nicht, sich mit den Augen der Eltern zu sehen. Die letzten drei Sitzungen drehten sich um die mentalen Zustände der Söhne sowohl in der Vergangenheit, als sie noch bei Jane lebten, als auch in einer möglichen Zukunft, in der sie wieder bei ihr wären. Der Therapeut forderte sie auf, über verschiedene Zukunftsszenarien zu reflektieren, in denen die Jungen zum Beispiel gegen sie aufbegehrten, in der Schule nicht zurechtkamen und straffällig wurden.

Bei der Erstellung eines Gutachtens im Rahmen eines familienrechtlichen Verfahrens ist ein breites Spektrum von Aspekten und Themen zu berücksichtigen. Auch wenn das vom Gericht formell nicht so vorgesehen sein mag, kann der Mentalisierungsansatz bei der Entscheidungsfindung helfen, etwa wenn wir auf diesem Weg aufzeigen können, inwieweit ein Elternteil in der Lage ist, sowohl das Erleben eines ihm anvertrauten Kindes als auch die eigenen Reaktionen zu mentalisieren. Falls das Gericht infrage stellt, ob ein Elternteil fähig ist, die eigene Verantwortung für eine unzulängliche Versorgung der Kinder in der Vergangenheit anzuerkennen, kann es von Nutzen sein, sich ein Bild davon zu machen, inwieweit dieser Elternteil imstande ist, das eigene Verhalten aus der Perspektive des Kindes zu mentalisieren. Ebenso hilfreich ist das Mentalisierungskonzept, wenn das Gericht eine Einschätzung dazu wünscht, inwieweit der Elternteil sich in die Nöte des Kindes in dessen aktueller Situation einzufühlen vermag. Von Interesse kann auch sein, inwieweit die Person vergangene Ereignisse und Erfahrungen mit aktuellen in Zusammenhang bringen, also eine *autobiografische Kontinuität* herstellen kann. Dieser Aspekt des effektiven Mentalisierens (siehe Kapitel 6) gründet darin, dass die Person Verbindung zu Gedanken und Gefühlen der Vergangenheit aufnimmt und anerkennt, dass diese mentalen Zustände ihren Ursprung in ihr selbst haben. All dies sind *inhaltliche* Aspekte, auf die eingegangen werden muss. Noch wesentlicher aus Perspektive des Mentalisierungskonzeptes ist aber, dass wir die Aufmerksamkeit auf den *Prozess* richten, nämlich auf die Art und Weise, wie dieser im Einzelnen abläuft.

Zielrichtung und Verlauf von Mentalisierungsinterventionen

Wie sollte der Therapeut am besten vorgehen, um bei Jane Mentalisierungsprozesse zu erfassen und zu fördern? Wir haben bereits verschiedene Aspekte einer mentalisierenden Haltung beschrieben (siehe oben). Janes Therapeut legte den Akzent auf eine empathische, neugierig explorierende Haltung, indem er wiederholte, was Jane sagte, und es zu verdeutlichen versuchte. Er behielt im Blick, dass er viele Aspekte von Janes Äußerungen möglicherweise noch nicht verstanden oder missverstanden hatte. Er war nicht auf biografische Fakten fokussiert, sondern nahm gegenüber Janes subjektivem Erleben und ihren Eindrücken vom Innenleben anderer, die sie äußerte, eine forschende Haltung wohlwollender Neugier ein (Cecchin 1987). Er bemühte sich um eine Haltung des Nichtwissens, der Demut und der Bescheidenheit und vermied es, sich den Anschein zu geben, als durchschaue er das Nichtverstehbare. Er ließ Jane ihr Narrativ entfalten, bemühte sich aber, ihre Aufmerksamkeit mehr und mehr auf die mentalen Zustände ihrer Kinder und die eigenen Reaktionen darauf zu lenken. Er erkundete Janes Welt nicht nur auf der subjektiven, sondern auch auf der zwischenmenschlichen Ebene. Er intervenierte, wenn sie das Mentalisieren einstellte, unterbrach sie höflich und führte den Dialog dann zu einem Punkt zurück, an dem sie noch mentalisiert hatte. Die Zielrichtung von Mentalisierungsinterventionen ist im folgenden Kasten zusammengefasst.

Zielrichtung von Mentalisierungsinterventionen

- validieren, was die Person sagt:
  »Dass Sie mir das sagen, ist wichtig …«
- prüfen, ob wir richtig verstanden haben:
  »So ist das bei mir angekommen … Habe ich das richtig verstanden?«
- effektives Mentalisieren registrieren und erkunden:
  »Ich fand wirklich gut, wie Sie mir erklärt haben, warum Ihre Mutter vielleicht so distanziert war …«
- Neugier auf psychische Beweggründe für Handlungen wecken:
  »Wow … und was hat Sie dazu gebracht?«
- auf eine automatische Reaktion hinweisen, die auf einen Bruch im Mentalisierungsprozess zurückgeht:
  »Können wir da kurz anhalten? Sie haben gesagt: ›Natürlich ist er da laut geworden‹, aber der Grund dafür ist mir nicht klargeworden.«
- zu dem Punkt zurückspulen, an dem ein Bruch in der subjektiven Kontinuität erfolgt:
  »Können wir gerade zu dem Punkt zurückgehen, wo …?«
- Affekte ermitteln:
  »Was haben Sie in dem Moment empfunden?«
- den emotionalen Kontext erkunden:
  »Welche anderen Situationen fallen Ihnen ein, in denen es Ihnen so ging?«
- den interpersonellen Kontext definieren (eine problematische Episode Moment für Moment erkunden und damit verknüpfte Affekte ermitteln):
  »Was ist da in dem Moment geschehen?«
- explizit benennen, was wir selbst unter Umständen zu dem Bruch im Mentalisierungsprozess beitragen haben, und die Verantwortung dafür übernehmen:
  »Wie habe ich dazu beigetragen, dass wir jetzt an diesem Punkt sind?«

3.5 Von der Einzel- zur Familienarbeit

Sechs Wochen darauf, nach dem Ende der therapeutischen Einzelarbeit und der Begutachtungsphase, fand ein weiteres Netzwerktreffen mit Familienmitgliedern und Fachkräften statt. Jane berichtete von ihren Sitzungen mit dem Therapeuten. Der Therapeut äußerte sich zu dem, was Jane gesagt hatte, und brachte zum einen seine Besorgnis zum Ausdruck, zeigte sich zum anderen aber auch beeindruckt von dem Spektrum der Themen, die in den sechs Sitzungen zumindest gestreift worden waren.

Er legte dar, welche Fortschritte Jane gemacht hatte, und es herrschte Einigkeit darüber, dass für Jane weitere Fortschritte möglich waren und die nächste Arbeitsphase in den Blick genommen werden konnte. Jane sagte, sie habe viel über ihre Söhne nachgedacht, doch vieles davon seien Vermutungen gewesen: »Ich kenne sie gar nicht richtig ... Als ich sie im letzten Jahr ein paar Mal gesehen habe, in den Kontaktsitzungen mit der Sozialarbeiterin, schien es ihnen gut zu gehen, aber ich weiß nicht, was wirklich in ihnen vor sich geht ... Sie lassen nichts heraus ... Ich werde nicht schlau aus ihnen, und ihnen geht es umgekehrt wahrscheinlich genauso. Wir müssen einander erst noch kennenlernen.« Die Sozialarbeiterin sagte: »Die Jungen fühlen sich nicht sicher genug, um über ihre Gefühle zu sprechen. Sie können sie nur ausagieren.« Sie merkte an, dass die beiden sich in der Schule sehr aggressiv verhalten hatten und bislang von vier Schulen verwiesen worden waren. In den Pflegefamilien sei es nicht anders gewesen, und deshalb sei es nirgends gut gegangen. Die aktuellen Pflegepersonen gingen, wie sie erläuterten, in schwierigen Situationen so vor, dass sie die Jungen an einen »sicheren Ort« brachten, wo sie für sich waren und sich beruhigen konnten, und erst nach einigen Stunden mit ihnen über das sprachen, was vorgefallen war.

Alle waren sich einig, dass die Mutter die Chance bekommen solle, herauszufinden, ob ein Zusammenleben mit den Jungen funktionieren könne. Es wurden sechs Sitzungen im Wochenabstand mit den Kindern und ihrer Mutter angesetzt, und die Entscheidung, ob und wann andere Mitglieder der Familie oder des erweiterten Netzwerks teilnehmen würden, sollte bei Jane liegen. Sie sagte, bei der ersten Sitzung mit ihren drei Kindern sollten auch ihre Eltern dabei sein, »denn ich werde ihre Unterstützung brauchen, wenn die Jungen in Zukunft bei mir wohnen werden«. Auf die Frage, worauf sie den Fokus legen wolle, antwortete sie, sie wolle herausfinden, wie die Kinder über sie, die Vergangenheit und ein künftiges Zusammenleben mit ihr dachten, »aber ich will wissen, wie es ihnen wirklich damit geht, und sie sollen nicht bloß nett zu mir sein«.

Bei der ersten Familiensitzung wirkten die Jungen, als sie im Wartezimmer mit ihrer Mutter, ihren Großeltern und der kleinen Schwester zusammenkamen, glücklich und ausgelassen. Der Therapeut bat die Familie ins Behandlungszimmer und fragte nach einer kurzen Einführung die Jungen, ob sie wüssten, was Gefühle seien, und ob sie ein paar Gefühle nennen könnten. Ben und John antworteten und listeten auf: »aggressiv«, »wütend«, »glücklich«, »traurig« und »aggressiv glücklich«.

Jane und ihre Eltern fügten weitere Begriffe hinzu, darunter »fürsorglich«, »besonnen« und »eifersüchtig«. So kamen etwa zwanzig Gefühlswörter zusammen. Der Therapeut schrieb alle auf einzelne Karten. Dann sollte jedes Familienmitglied eine Karte ziehen und, ohne den anderen den Begriff zu nennen, das Gefühl ohne Worte darstellen. Die anderen sollten dann erraten, welcher Begriff auf der Karte stand.

Zu Beginn deuteten beide Jungen zunächst fast jeden von den anderen, auch von den Eltern der Mutter, dargestellten Gefühlszustand, als Wut oder Aggression. Sie waren sehr erstaunt, wenn beispielsweise ihre Mutter sagte, sie hätten die Traurigkeit, die sie darzustellen versuchte, als Aggressivität missverstanden. In den sich daraus ergebenden Diskussionen über die Affekt-Schnappschüsse regte sich eine breite Palette von Emotionen. Dies half allen, genauer auf Nuancen in ihren Gefühlsäußerungen zu achten.

Es wurde viel herumgeraten und gelacht, und sie diskutierten darüber, warum Gefühle manchmal richtig erkannt werden und manchmal nicht, und darüber, dass Familienmitglieder, wenn sie dieselbe Karte zogen, das betreffende Gefühl unter Umständen ganz unterschiedlich zum Ausdruck brachten. Während des gesamten Spiels mit dem Namen »Die Gedanken hinter dem Gesicht lesen« machte der Therapeut mit einer Digitalkamera von jeder Emotionsdarstellung ein Foto. In mehreren Spielrunden kam so eine Sammlung von zwanzig Fotos zusammen. Sie wurden sogleich ausgedruckt und, wie Exponate in einer Kunstgalerie, an der Wand des Behandlungszimmers angebracht und besprochen. Alle Familienmitglieder sollten Situationen nennen, in denen sie sich so wie auf dem Foto dargestellt fühlten, und angeben, ob dann jemand in der Familie ihren »Zustand« bemerkt hatte. Dies rief bei Jane Erinnerungen daran wach, wie liebevoll und beschützend Ben mit seinem jüngeren Bruder umgegangen war. Sie gab dafür einige Beispiele. Dies schien beide Jungen sehr zu berühren, und der Therapeut machte ein weiteres Foto von ihnen und gab es der Mutter. Am Ende der Sitzung fragten die Jungen, ob sie die Fotos mit nach Hause in die Pflegefamilie nehmen durften, um sie dort an die Wand zu hängen.

Gefühle sozusagen zu kartografieren ist besonders bei der Arbeit mit Familien mit einer schwach ausgeprägten Emotionswahrnehmung, die bei traumatisierten Kindern nahezu unausweichlich ist, von Bedeutung (Pollak et al. 2000). Wenn von einem Kind, das als »ständig aggressiv« beschrieben wurde, ein Foto gemacht wird, auf dem es (für den Moment) »liebevoll« oder »sanft« wirkt, stellt das Bild eine bedeutsame Ausnahme zum herrschenden Narrativ dar und wird dann eine nuanciertere und mentalisierende Sichtweise auf das Kind unterstützen. Wenn wir Familienmitgliedern Ausdrucke von Fotos mitgeben, die in einer Sitzung gemacht wurden, können diese nicht nur der Erinnerung an wichtige Interaktionen in der Sitzung dienen, sondern auch, was noch wichtiger ist, zwischen den Sitzungen die Neugier auf mentale Zustände wachhalten.

Im Kontext eines gerichtlichen Arbeitsauftrags ist zumindest zum Teil vorgegeben, um welche Inhalte es in den Sitzungen gehen wird. In unserem Fallbeispiel lautete eine Hauptfrage: Kann die Mutter ihre Kinder dabei unterstützen, die eigenen Emotionen und die anderer besser wahrzunehmen und eine verbesserte Emotionsregulierung zu entwickeln? Spiele wie »Die Gedanken hinter dem Gesicht lesen« sind Instrumente, mit denen sich dieser Prozess fördern lässt.

Zu den nächsten Sitzungen kam Jane nur zusammen mit ihren Söhnen – ohne ihre Eltern und ohne die kleine Tochter. Diese Entscheidung ging nur von ihr aus, und sie erklärte sie damit, dass sie mit den Jungen über deren Erinnerungen an die Zeit sprechen wollte, als sie bei ihr gelebt hatten – und zwar nicht in Gegenwart von Personen, die damals nicht dabei gewesen waren. Ben und John waren sehr aktiv, als sie in den Raum kamen. Sie wollten ihrer Mutter unbedingt von einem aufregenden Ausflug erzählen, den sie mit ihrer Pflegeperson gemacht hatten. In der ersten Viertelstunde kam Jane kaum zu Wort. Dann aber brachte sie ihr Thema zur Sprache und fragte die Jungen ganz direkt, ob sie sich an die damalige Zeit bei ihr erinnern könnten. Ben sagte einfach »Nein« und beschäftigte sich mit dem Handy seiner Mutter. Durch Nachfragen war er nicht zu Äußerungen zu bewegen, die über ein »Nein« hinausgingen. Als John dieselbe Frage gestellt wurde, antwortete Ben für seinen Bruder und stellte lakonisch fest: »Er war zu klein, als das alles passiert ist. Er war noch ein Baby.« John sagte daraufhin: »Ich war noch ein Baby, ich konnte mich nicht wehren.« Jane griff den Fingerzeig auf und beschloss, ihr Vorgehen zu ändern. Sie holte ein Brettspiel aus ihrer Tasche, legte es auf den Tisch und sagte: »Kommt, wir spielen was.« Ben schien das Spiel zu erkennen: »Ich erinnere mich an das Spiel ... Das haben wir oft gespielt. John, du warst dafür zu klein.« Jane bat Ben, die Spielregeln zu erklären, und er ließ sich darauf ein. Offensichtlich wusste er die Regeln noch. Während er sie seinem Bruder erklärte, zog er die Figuren geschickt auf dem Spielbrett hin und her und sagte dabei mehrmals: »Du warst damals zu klein, Mama und ich haben das gespielt.« Die drei fingen an, das Spiel zu spielen. Nach einigen Minuten fragte Ben seine Mutter, ob sie sich an einen Mann namens Fred erinnere: »Weißt du noch, er hat mit uns gespielt, er war nett, aber du hast gesagt, du willst nicht mehr, dass er zu uns ins Haus kommt. Er war nett, anders als Andy, der war nicht nett, er hat uns wehgetan.« Die Mutter tat, als sei sie ganz auf das Brettspiel konzentriert, und fragte ganz behutsam: »Das weißt du also noch?« Ben erwiderte sofort: »Nein! Mama, bitte konzentrier dich, wir spielen ein Spiel.«

Kindern zu helfen, schmerzliche Erinnerungen abzurufen, damit sie autobiografische Kontinuität herstellen können (siehe Kapitel 6), ist besonders schwierig, wenn sie schwere Traumata erlitten haben. Traumata haben destruktive Auswirkungen auf kognitive Prozesse und verhindern, dass Gefühle effektiv mentalisiert werden. Dies kann zu einem Rückfall in prämentalisierende kognitive Funktionsmodi führen, der sich vor allem in Dissoziation und physischem Ausagieren manifestiert. Es besteht dann ein beträchtliches Risiko, dass die Kindheitserfahrungen von Vernachlässigung im Erwachsenenalter reinszeniert werden und ineffektive Mentalisierungsprozesse triggern. In unserem Fallbeispiel musste Jane in der Lage sein, so lange abzuwarten, bis die Kinder bereit waren, in ihrem eigenen Tempo Verbindung mit den einstigen Erfahrungen aufzunehmen. Mithilfe eines Spiels ist dies oft schneller und wirkungsvoller zu erreichen als durch endloses Fragen, das Kindern das Gefühl geben kann, sie würden einem Verhör unterzogen, so als hätten sie etwas Schlimmes getan.

In den folgenden vier Sitzungen, an denen nur die Jungen und ihre Mutter teilnahmen, kamen bei Ben – und später auch bei John – einige Erinnerungen an das hoch, was seinerzeit geschehen war. Nach und nach begannen sie, ihre Mutter nach den Gründen dafür zu fragen, dass sie nicht imstande gewesen war, sich um sie zu kümmern. Die Mutter antwortete aufrichtig, vermied es aber, ihre Aussagen mit allzu vielen Details auszuschmücken. Nach weiterer intensiver Arbeit mit der Familie wurden die Jungen schließlich wieder in die Obhut ihrer Mutter gegeben. Ein Follow-up zwei Jahre darauf ergab, dass die Jungen nach wie vor bei Jane lebten und beide eine Regelschule besuchten.

3.6 Abschließende Überlegungen

Systemtherapie wird oft als Synonym für Familientherapie verwendet. Auch die MIST konzentriert sich auf die Familie, wobei sie oft auch das weitere Umfeld einbezieht sowie Einzelarbeit einschließt.

Worauf eine Intervention fokussiert ist, hängt von pragmatischen Überlegungen ab, doch das übergreifende Ziel ist, das Mentalisieren innerhalb des weiteren Systemkontextes zu fördern. Wir können den Keim dafür legen, indem wir die Mentalisierungsfähigkeit eines Schlüsselakteurs innerhalb des Systems steigern. Dies wirkt sich dann zwangsläufig auf das gesamte System aus, weil seine Vorstellungen sich auf andere übertragen werden.

Wir nehmen an, dass Janes Einzeltherapie, die auf eine Empfehlung des Netzwerktreffens zurückging, sich nicht nur auf ihre Vorstellungen davon auswirkte, wie sie die Kinder wieder zu sich holen könnte, sondern auch Einfluss auf ihre Eltern, ihre Söhne, ihre Tochter und die Fachleute in ihrem Netzwerk nahm. Innerhalb eines recht kurzen Zeitraums von sechs Wochen wurde es ihr möglich, sich Fragen zu den Erfahrungen zu stellen, die ihre Söhne in ihren ersten Lebensjahren gemacht hatten, und nicht nur zu überlegen, welche Gedanken und Gefühle die Erinnerungen an jene Zeit in ihnen auslösen würden, sondern auch über die Reaktionen der Söhne zu reflektieren und sich zu fragen, wie die eigenen Reaktionen und Beruhigungsversuche bei ihnen ankommen würden. Wie wir betont haben, sind nicht die Inhalte dieser Reflexionen das Wesentliche. Aus systemischer Perspektive ist vielmehr die Mischung aus Zuversicht und Demut entscheidend, mit der Jane Mentalisierungen erster, zweiter und dritter Ordnung vorzunehmen vermag.

Ein System profitiert kaum davon, wenn nur eines seiner Mitglieder die Fähigkeit entfaltet, die Gedanken anderer zu »lesen«. Wäre das in unserem Fallbeispiel so gewesen, wäre Jane die einzige Mentalisierende in einem System geblieben, das bestenfalls ein nur teilweise mentalisierendes war. Janes Mutter hatte eine starke Motivation, sie zu unterstützen, fand aber wenig Rückhalt bei einem Ehemann, der zu zermürbt war von schlechten Erfahrungen mit dem Äußern von emotionaler Anteilnahme. Außerdem bekam Jane nur begrenzte Unterstützung von Fachleuten, deren Augenmerk sich verständlicherweise ganz auf den Drang der Söhne richtete, ihr emotionales Erleben nicht in Worte zu fassen, sondern im Handeln nach außen zu tragen. Janes Schritt hin zu einem Akzeptieren einer stärker mentalisierenden Sicht auf die Traumata in der Familie, die bis zu einem gewissen Grad von ihr selbst in die Wege geleitet wurde, schuf eine entscheidende Grundlage dafür, dass eine traditionellere systemische Familienarbeit möglich wurde.

Das Erkennen und Artikulieren von Emotionen war eine wesentliche Voraussetzung dafür, dass das System sich dahin bewegte, dass ein Akzeptieren der Vergangenheit und ein realistischer Ausblick auf eine gemeinsame Zukunft möglich wurde. Das Brettspiel, das die Familie spielte, bahnte in gewisser Weise den Weg zu der Gemeinschaft, die zu schaffen die Familie bemüht war, ausgehend von Janes Bestreben, die Söhne wieder bei sich zu haben. Alle Beteiligten, einschließlich der Tochter Janes, mussten sich sicher sein können, dass Gefühle artikuliert werden durften und anerkannt und nicht als unnütze und störende Äußerungen missverstanden würden. Es ging nicht darum, dass die Familienmitglieder das Äußern von Gefühlen hätten lernen müssen. In gewissem Sinne wussten alle, auch wenn der Großvater das abstreiten mochte, mehr als genug darüber. Der notwendige Fortschritt musste auf der Ebene der Kommunikation erfolgen und zu einem Gefühl der Sicherheit beim Äußern von Gefühlen führen. Die impliziten Regeln über Gefühlsäußerungen mussten im System neu vereinbart werden, in dem Sinne, dass Gefühle erlebt und geäußert werden durften und keine katastrophalen Folgen nach sich ziehen würden.

Die Kernfamilien-Sitzungen mit Jane und den Söhnen waren natürlich eine entscheidende Voraussetzung dafür, dass offen über die Erinnerungen von allen dreien gesprochen werden konnte. Es ging, um das noch einmal zu betonen, nicht um das Durcharbeiten der einstigen Erfahrungen. Ein solcher Prozess kann Jahre dauern und ist vielleicht niemals ganz abgeschlossen. Ziel des mentalisierungsinspirierten Vorgehens war in diesem Kontext, die Kommunikation über Erfahrungen zu ermöglichen, die bis dahin nicht artikulierbar gewesen waren. Jane tat gut daran, sich für eine erste Phase dieses Prozesses als »Behälter« anzubieten (to contain), und stellte damit sicher, dass die neu gruppierte Familie als System funktionieren konnte. Soweit wir wissen, blieb das Familiensystem tatsächlich weiterhin relativ stabil, auch wenn es durchaus mit Problemen zu kämpfen hatte.

Mentalisieren kann wie ein Gyroskop wirken und ein Familiensystem im Gleichgewicht halten. Solange die Kommunikation innerhalb eines Systems von Mentalisierungsprozessen getragen ist, wird ein zureichendes Stabilitätsniveau gegeben sein, das für soziale Kooperation wesentlich ist. Einsicht steht selten im Zentrum von Traumaarbeit. Wesentlich ist vielmehr der Umgang mit Arousal, wenn das Trauma präsent wird. Trotz der Aktivierung traumatischer Erinnerungen denk- und gefühlsfähig zu bleiben war für John, Ben und Jane eine große Aufgabe. Durch das MIST-Konzept wurde sichergestellt, dass alle Beteiligten so weit zu effektivem Mentalisieren in der Lage waren, dass sie auf Gedanken und Gefühle zugreifen konnten, die im Familiendiskurs mit den traumatischen Erfahrungen verflochten waren. Keiner von ihnen wäre in der Lage gewesen, sich auf einen offenen Dialog in der Familie einzulassen, wenn es keine Möglichkeit gegeben hätte, Gewissheit darüber zu gewinnen, dass alle die persönlichen Narrative der anderen nachvollziehen konnten. Die Aufgabe war groß, aber sie wurde bewältigt.

4 Sich nicht im Kreis drehen

4.1 Mentalisierungsschleifen

Rose war 32 Jahre alt, als sie zur Therapie überwiesen wurde – ein weiteres Mal. Die Geschichte ihrer kinder-, jugend- und erwachsenenpsychiatrischen Behandlung erstreckte sich schon über viele Jahre, über 26 Jahre, um genau zu sein. Mit sechs war sie zum ersten Mal bei einer Kinderpsychiaterin gewesen, die bei ihr eine Depression diagnostizierte. Es folgten etwa vier Jahre mit Einzel- und Familientherapie. Als Teenager fügte Rose sich selbst Verletzungen zu und unternahm mehrere Suizidversuche. Die Interventionen in jener Zeit umfassten unter anderem Medikamente, kognitive Verhaltenstherapie und eine einjährige stationäre Behandlung in einer Abteilung für Jugendliche. Als Rose 18 Jahre alt war, wurde bei ihr eine chronische Depression diagnostiziert, und sie bekam im Verlauf der folgenden zehn Jahre so gut wie jedes verfügbare Antidepressivum verschrieben. Alle ihre insgesamt sechs stationären Klinikaufenthalte dauerten mehrere Monate und folgten meist auf Suizidversuche oder gravierende Selbstverletzungen.

Rose' Beziehung zu ihren Eltern war nie eng gewesen. Sie war erst zwei, als ihr Vater ihre Mutter verließ, und sie sah ihn niemals wieder. Als die Mutter wieder heiratete, war Rose vier und zunächst sehr glücklich, einen »neuen Vater« zu haben. Der Stiefvater entpuppte sich aber als ein zur Gewalttätigkeit neigender Alkoholiker, und Rose bekam massive häusliche Gewalt mit. Sie berichtete auch, dass ihr Stiefvater einige Versuche unternommen hatte, eine sexuelle Beziehung zu ihr aufzunehmen. Als sie mit etwa 15 Jahre in die Station für Jugendliche eingewiesen wurde, erschien ihr das als ein willkommener Ausweg aus der Situation zu Hause. Nach ihrer Entlassung kehrte sie nicht dorthin zurück, sondern beschloss, stattdessen bei Freunden in einem besetzten Haus zu wohnen. Rose hatte dann einige Beziehungen mit Männern, die ihr oft Gewalt antaten. Den Vater ihres Sohns Johnny lernte sie mit 22 kennen. Johnny kam zwei Jahre danach auf die Welt. Nach der Entbindung hatte Rose eine schwere depressive Episode, die etwa acht Monate lang anhielt. Bei einer Attacke ihres Partners erlitt sie Gesichtsverletzungen. Sie beschloss, sich von ihm zu trennen und Johnny allein großzuziehen. Dies erwies sich als schwieriger, als sie erwartet hatte, und sie musste sich ans Sozialamt wenden. Von einer Reihe aufeinanderfolgender Sozialarbeiterinnen erhielt sie praktische Hilfe bei der Versorgung des

Kindes und finanzielle Unterstützung. Mit 29 lernte sie David kennen. Er war ein paar Jahre jünger als sie und, wie sie sagte, »anders ... er ist sanft, er ist lieb, er liebt mich wirklich.« Bald bekamen sie eine kleine Tochter, und Rose war zum ersten Mal in vielen Jahren froh und zufrieden. Das ging etwa zwei Jahre so, doch seit einigen Monaten war sie recht reizbar, was zu Auseinandersetzungen mit David führte. Sie dachte, dass sie Hilfe brauchte, denn sie befürchtete, ihre psychischen Probleme könnten sich nachteilig auf die Paarbeziehung auswirken. Sie fragte an, ob sie mit David zu einigen Paarsitzungen kommen könne. Am Beginn der ersten gemeinsamen Sitzung sagte Rose: »Das ist mein Problem, nicht seines, ich bin schon mein ganzes Leben so ... und ich will unsere Beziehung nicht kaputtmachen.« David nickte: »Ich liebe sie, aber so kann es nicht weitergehen.«

Beim Erstgespräch mit einer Einzelperson, einem Paar oder einer Familie ist es wichtig, ihr persönliches Narrativ zu erfassen. Damit eine Vertrauensbeziehung entstehen kann, müssen wir zunächst zu erkennen geben, dass wir ein zutreffendes Bild von der Perspektive der Klienten auf die Situation haben. Wir bekunden Neugier und respektieren die Problemdefinition *der Klienten,* zu der bei einem Paar auch die Vorstellung davon gehört, »bei wem das Problem liegt«. Wir könnten versucht sein, Rose' Aussage, das Problem liege allein bei ihr, sogleich in Zweifel zu ziehen, und mit einer Entgegnung wie »Seien Sie sich da mal nicht so sicher« zu reagieren. Der Gedanke hinter der Entgegnung könnte sein, dass es gut ist, gleich von Beginn an einen Bezugsrahmen für die Interaktion abzustecken. Ein mentalisierungsinspirierter Therapeut würde dies jedoch als eine verfrühte Intervention betrachten, weil er davon ausgeht, dass jeder Form einer Infragestellung eine unterstützende und empathische Validierung vorausgehen muss, damit eine Vertrauensbeziehung entstehen kann. So kann die Klientin ihn als jemanden erleben, der die Welt mit *ihren* Augen betrachtet, und somit als eine Person, auf deren Worte sie sich verlassen und die sie ernstnehmen kann. Idealerweise geschieht dies, bevor irgendwelche anderen Sichtweisen ins Spiel gebracht werden.

Wenn der Therapeut Rose' diagnostizierte Depression auf den Prüfstand stellen und diese per Reframing als Interaktionsgeschehen neu kontextualisieren würde – ob dies nun zutreffend wäre oder nicht –, könnte dies bei ihr ein Gefühl der Distanzierung auslösen, weil sie sich vom Therapeuten mit einem gut gemeinten, aber vorgefassten Konzept überrollt fühlt. Die Depression ist in den vergangenen 26 Jahren vermutlich zu einem Teil von Rose' Identität und Persönlichkeit geworden. Derartige Festschreibungen sind nicht mentalisiert, und wie sie dem Erleben ihrer selbst als einer »unter einer Depression leidenden Frau« Sinn abgewinnt, ist unklar. In der MIST gehen wir dennoch davon aus, dass diagnostische Etikettierungen, so unangemessen und verfehlt sie auch sein mögen, für Individuen mit seit Langem bestehenden Störungsbildern oft hilfreich sein können, wenn auch aus Gründen, die selten den Intentionen des Diagnostikers entsprechen. Die Vorstellung, depressiv zu sein, ist für Rose in ihrem Leben vielleicht sogar zu einem wichtigen Begleiter geworden, gleichsam zu einem Freund, der ihr helfen kann, zu verstehen, was sie erlebt, und sich einen Reim darauf zu machen. Wäre »die Depression« nicht da, würde sie sich womöglich als wehrloses Opfer entsetzlicher Lebensumstände sehen oder, was noch schlimmer wäre, als Akteurin, die an ihrer Notlage selbst schuld ist. Im letzteren Fall würde sie, weil sie glaubt, für ihr Unglück verantwortlich zu sein, tiefe Scham empfinden. Die Depression kann, so unangenehm und beeinträchtigend sie auch sein mag, einen Nutzen haben. Rose lebt seit Jahren *mit* der Depression, die für sie fast wie ein weiterer Partner ist. Vielleicht ist die Depression derzeit *die dritte Person* in der Paarbeziehung. Sie aufzugeben könnte einen Preis haben. Die MIST bietet aber eine Möglichkeit, mit seit Langem präsenten mentalen »Freunden« umzugehen, welche die betroffene Person als zentrales Element ihrer Existenz begreift. Mit Mentalisieren lässt sich ein Veränderungsprozess anstoßen.

4.2 Mentalisieren eines eingespielten Narrativs

Bleiben wir beim Beispiel von Rose. Es lassen sich verschiedene Techniken einsetzen, um ein Mentalisieren von Rose' Vorstellung der Depression oder im Grunde auch von jeder anderen fest verwurzelten Überzeugung zu erreichen. Der entscheidende Schritt ist, dass wir uns ansehen, wie die Psyche mit einer lang gehegten tröstlichen Überzeugung umgeht, als sei diese eine reale Person. Überzeugungen, die sich verfestigen, können den Status der Unanfechtbarkeit erlangen (und werden dann im Modus der psychischen Äquivalenz akzeptiert). Damit sich etwas bewegen kann, müssen sie mentalisiert werden – anerkannt, respektiert, validiert, exploriert, abgeklärt und buchstäblich wieder zum Leben erweckt.

In der Therapie kann ein leerer Stuhl die Depression repräsentieren und dazu dienen, diese zu befragen, indem der Stuhl näher oder weiter weg gerückt wird. Bei solchen Techniken ist das Timing von entscheidender Bedeutung. Wenn es eine Diagnose gibt, die sich Klientinnen – und die um sie herum – vollständig zu eigen machen, ist absoluter Respekt vonnöten. Dies mag als ein potenziell kontraproduktiver Einstieg erscheinen, denn das Verweilen auf einer Diagnose führt oft zur Darlegung von problemgesättigten Narrativen – von langen und detaillierten Berichten und Rückblicken, die zuvor schon viele Fachkräfte zu hören bekommen haben und die gut eingespielt wirken. Eine Möglichkeit, mit solchen ausführlichen Erklärungen gut umzugehen und dafür zu sorgen, dass das Mentalisieren nicht abreißt, mag zunächst paradox wirken: das Tempo drosseln. Wenn wir innehalten und wiederholen, was die Klientin gesagt hat, können wir eine mentalisierende Haltung der Neugier aufrechterhalten und in Kontakt und aufmerksam bleiben. Ein eingeübtes Narrativ zu unterbrechen, indem wir das Tempo herausnehmen und beispielsweise Fragen dazu stellen, wie andere das Geschehen erlebt haben könnten, ist eine wirksame Strategie, um effektives Mentalisieren wieder in Gang zu bringen.

Nachdem der Therapeut David dafür gedankt hatte, dass er Rose zu dieser ersten Sitzung begleitete, erklärte er, dass er sich daran orientieren werde, über welche Themen Rose sprechen wolle, und von David nicht erwarte, dass dieser etwas sage, solange er nicht von sich aus etwas beitragen wolle. Rose nickte und sagte: »Es geht hier um mich und meine Depression, und die hatte ich schon vor vielen Jahren, lange bevor ich David kennengelernt habe.« Der Therapeut ermunterte sie behutsam: »Gut, dann erzählen Sie mir bitte von Ihrer Depression.« Rose setzte sogleich zu einem detaillierten Bericht darüber an, wie es einst in der Kindheit angefangen hatte. Der Therapeut hatte den Eindruck, dass Rose diese Geschichte schon viele Male erzählt hatte. Nachdem er respektvoll etwa zwei Minuten lang zugehört hatte, bat er sie, innezuhalten und ihm zurückzumelden, ob er es richtig verstanden hatte. Er fasste kurz zusammen, was sie nach seinem Verständnis gesagt hatte, und fuhr dann fort: »Darf ich da jetzt kurz nachfragen: Wenn Sie sich damals, als das alles passiert ist, in Ihre Mutter hineinversetzt hätten – was denken Sie, wie sie das aus ihrer Perspektive gesehen hat?« Rose schwieg und dachte eine Weile nach, ehe sie antwortete: »Ich glaube nicht, dass meine Mama wusste, was vor sich ging. Sie war ständig mit meinem kleinen Bruder beschäftigt und hatte keine Zeit, darüber nachzudenken, was ich wollte ... oder was ich brauchte.« Der Therapeut: »Und wie war das für Sie?« Rose: »Ich fühlte mich einsam ...« Sie begann zu weinen. Der Therapeut wandte sich an David: »Ist es okay, wenn ich Ihnen eine Frage stelle? Ja? Gut, danke sehr. Ich weiß nicht, ob Rose Ihnen das, was sie gerade sagte, schon einmal erzählt hat, aber wenn Sie an ihrer Stelle gewesen wären, wie wäre es Ihnen wohl gegangen? Und können Sie sich vorstellen, was da vielleicht in der Mutter vorgegangen ist?« David: »Ich bin ja kein Therapeut ... aber ich hätte mich sehr einsam gefühlt, wäre vielleicht auch sehr traurig gewesen ... und ich hätte mich über meine Mutter geärgert, weil ich von ihr nicht so viel Aufmerksamkeit bekomme wie mein Bruder. Gott sei Dank war meine Mutter anders.« Bei Rose flossen weiterhin Tränen, was David veranlasste, aufzustehen und den Arm um sie zu legen. Sie schien das nicht zu wollen und drehte sich weg. David kehrte zu seinem Stuhl zurück. Es schloss sich ein angespanntes Schweigen an, das nur von Rose' gelegentlichem Schluchzen unterbrochen wurde.

4.3 Das Mentalisieren nach intensiven Gefühlsregungen wieder in Gang bringen

Wenn in einer Situation starke Emotionen aufkommen, steht der Therapeut vor einem Dilemma: Soll er den Emotionen ihren Lauf lassen oder auf ein Abklingen hinwirken, soll er intervenieren oder nicht intervenieren? Er kann sich eine Interaktionsepisode wie die obige zwischen Rose und David merken, um später auf sie zurückzukommen, wenn die Lage sich beruhigt hat. Oder er kann sie auf der Stelle zum Thema machen, indem er alle Beteiligten dazu anhält, sie zu mentalisieren. Welchen Weg er wählt, wird vom Kontext abhängen. In unserem Beispiel ist der Kontext ein Erstgespräch, bei dem Rose sich als die Problemträgerin sieht und ihr Partner es vorzieht, eine Beobachterposition einzunehmen. Auf das Hier und Jetzt fokussiert zu bleiben und sogleich einzugreifen wird unter diesen Umständen vielleicht nicht funktionieren, weil Rose' Arousal das effektive Mentalisieren erschwert. Eine bessere Option könnte dann sein, zu dem Punkt vor dem Bruch in der Mentalisierung zurückzugehen und nach Möglichkeiten zu suchen, wie sich das Arousal absenken lässt, indem wir von da aus weitergehen, wo alles ins Stocken kam.

Der Therapeut sagte in ruhigem Ton zu Rose: »Sie haben davon gesprochen, wie das für Sie als Kind war und wie Sie sich von Ihrer Mutter zu wenig beachtet fühlten. Lassen Sie uns ein paar Jahre überspringen ... Ich würde gern einen Eindruck davon bekommen, wie das war, als Sie zehn waren. Was hat in Ihrer Familie gut funktioniert, und was war vielleicht weniger gut?« Rose holte tief Luft und erwiderte: »Da gab es eine gute Phase ... Mein Vater war schon lange weg, John war zu uns gekommen und ich war glücklich – ich hatte einen neuen Papa und wurde in der Schule nicht mehr gehänselt.« Sie wischte sich die Tränen ab und ihre Miene hellte sich auf. Ihr fielen nun einige Begebenheiten aus ihren Teenagerjahren ein und der Therapeut stellte hin und wieder Nachfragen zur Abklärung von Zusammenhängen. Diese Fragen waren darauf fokussiert, wie andere Menschen Rose zu jener Zeit wahrgenommen hatten oder wie diese bestimmte Beziehungen erlebt haben mochten. Der Therapeut wandte sich auch mehrmals an David, um ihn zu fragen, ob ihm das, wovon Rose spreche, bereits bekannt oder irgendetwas davon für ihn neu oder überraschend sei. Er fragte ihn: »David, denken Sie, dass Rose, als Sie ihr zum ersten Mal begegnet sind, sich Gedanken machte, ob sie Ihnen von ihrer Depression erzählen sollte?«

4.3.1 Einbeziehung von David

Ziel der MIST ist, um das noch einmal festzuhalten, dass im System effektives Mentalisieren möglich wird. Es versteht sich von selbst, dass David Teil des Systems ist und dass ohne seine aktive Beteiligung am Prozess das Mentalisieren bei Rose abreißen wird. Die Aufgabe besteht darin, den Mentalisierungsprozess bei David zu stärken, ohne ihn vor den Kopf zu stoßen, indem das persönliche Narrativ unterlaufen wird, laut dem er Rose' Unterstützer und Beschützer ist.

Angesichts der schwierigen Frage, wie David sich in die Sitzung einbeziehen ließe, wies der Therapeut ihm zunächst die Position eines Zuschauers zu, der die Interaktion zwischen Rose und dem Therapeuten beobachten sollte. Als David wiederholt gefragt wurde, was ihm aufgefallen war – in der Vergangenheit und dann auch in der Gegenwart –, wurde er zu einem teilnehmenden Beobachter und Kommentator. Der Übergang von einer Einzel- in eine Paarsitzung kann ein subtiler Prozess sein. Um David nicht zu frustrieren und auf der Linie seines persönlichen Narrativs zu bleiben, stellte der Therapeut ihm Fragen, die nicht auf ihn selbst und sein Leben zielten, sondern darauf, wie er Rose erlebte. Für David passte diese Art des Fragens zu der Rolle, in der er sich in Rose' Therapie sah, und zu der Vorstellung, dass er nicht *zusammen mit ihr* behandelt werden, sondern ihr Rückhalt geben wollte. Doch indem der Therapeut Rose Gelegenheit gab, zu beobachten, wie David sie mentalisierte, eröffnete er ihr eine alternative Perspektive, die sie mit ihren eigenen, besser eingespielten Sichtweisen zusammenführen konnte. Auf diese Weise trug David direkt und aktiv zum therapeutischen Prozess bei. In der mentalisierungsinspirierten Paartherapie (Bleiberg a. Safier 2019) ist die Rolle des Partners von großer Bedeutung dafür, den Mentalisierungsprozess in Gang zu halten, vor allem wenn dieser dadurch erschwert wird, dass bei einer oder einem der Beteiligten der Emotionspegel ansteigt.

4.4 Therapeutische Arbeit mit Mentalisierungsschleifen

Als der Therapeut im Anschluss an seine Fragen die Aufmerksamkeit auf Rose' unmittelbare Reaktion lenkte und auf diese Weise sie und David dazu anhielt, *den Augenblick zu mentalisieren,* entstand eine Mentalisierungsschleife.

Der Therapeut fragte David, welche Beobachtungen er in Bezug auf Rose' Depression gemacht hatte – was führe zur Besserung, was zur Verschlechterung? Wie erkläre er sich die Schwankungen? David schwieg ein oder zwei Minuten lang und antwortete dann, ihm sei aufgefallen, dass Rose besonders niedergeschlagen wirke, wenn er von Geschäftsreisen zurückkomme, die im Durchschnitt zwei Tage dauerten. Sie sage ihm dann, sie komme nur schwer ohne ihn zurecht, und beide Kinder seien, wenn er nicht da sei, besonders fordernd. Ohne weiter zu überlegen, merkte er an, Rose lasse sich nur sehr ungern darauf ein, ihn zu Geschäftsessen und anderen gesellschaftlichen Anlässen, die mit seiner Arbeit zu tun hätten, zu begleiten. »Sie sagt immer, es gehe ihr nicht gut, und sie sei zu deprimiert, um mit mir zu kommen ... Das fühlt sich dann wie eine Ausrede an, zumindest manchmal.« Davids Worte schienen Rose aufzuschrecken, und ihre Augen füllten sich mit Tränen. Der Therapeut lenkte Davids Aufmerksamkeit darauf: »David, schauen Sie Rose an – was denken Sie, geht da jetzt gerade in ihr vor sich?«

Der Therapeut weist David hier bewusst die Position zu, Rose im Hier und Jetzt zu mentalisieren. Eine Sequenz, in der effektives Mentalisieren getriggert wird, lässt sich am besten als Mentalisierungsschleife beschreiben (Asen a. Fonagy 2012a [2015]). Die erste Phase der Sequenz ist in Abbildung 1 dargestellt.

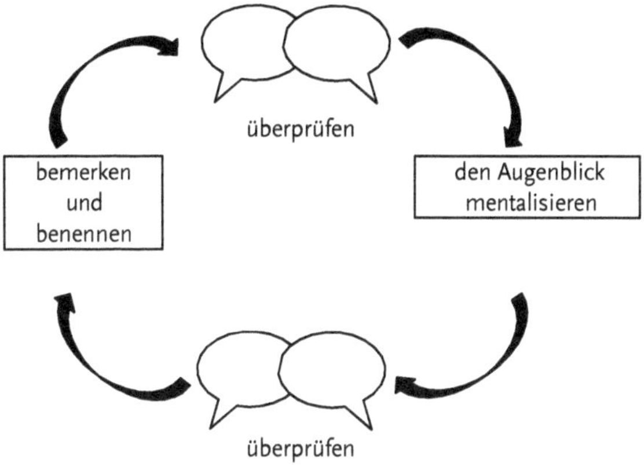

Abb. 1: Die Mentalisierungsschleife (Phase 1)

Das Modell der Schleife ist eine Art Streckenplan, der Möglichkeiten aufzeigt, die Herausbildung von effektivem Mentalisieren zu fördern. Es ist aber kein Streckenplan in dem Sinne, dass ein Ziel vorgegeben wäre, an dem das Paar oder die Familie ankommen soll. Die Mentalisierungsschleife ist vor allem ein pragmatisches Werkzeug, das Orientierung im Hier und Jetzt geben und helfen soll, Wege aus einer momentan festgefahrenen Situation zu finden. Es lenkt unsere Aufmerksamkeit auf bestimmte Interaktions- und Kommunikationsprozesse und fokussiert sie explizit auf bestimmte mentale Zustände, die wir im ersten Schritt *registrieren und benennen* und sie so für eine gewisse Zeit anhalten, um sie einer Prüfung unterziehen zu können. In unserem Fallbeispiel beginnt die Schleife damit, dass der Therapeut Folgendes registriert und benennt: »Ich sehe, dass Rose, wenn David über ihre Depression und deren Auf und Ab spricht, beunruhigt wirkt.« Das Hervorheben dieses Interaktionsmoments bremst einen Prozess, der in eine Kaskade von nichtmentalisierenden Aussagen, Reaktionen und Gegenreaktionen münden könnte. Bevor der Therapeut aber zum nächsten Schritt weitergehen kann, muss er überprüfen, ob sowohl Rose als auch David mit der Beschreibung etwas anfangen können: »Vielleicht irre ich mich da – oder sehen Sie es auch so?« Der Therapeut teilt also seine Beobachtung mit, damit sie gemeinsam abgewogen und überprüft werden kann. Falls Rose und David sich darin wiedererkennen, kann er den Fokus explizit auf das legen, was im Hier und Jetzt gerade vor sich geht, und beide dazu anhalten, *den Augenblick zu mentalisieren.* »Können Sie sich vorstellen, was Rose da gerade gedacht oder gefühlt haben könnte, das sie so beunruhigt wirken ließ? Was denken Sie, dass an diesem Punkt in ihr vorgegangen ist?« Dies ist eine Einladung an David, seine Partnerin Rose zu mentalisieren. Wenn er Vermutungen darüber äußert, was an dem Punkt in Rose vor sich gegangen ist – wenn er diesen Augenblick also mentalisiert –, kann der Therapeut anschließend Rose dazu einladen, Davids Vermutungen zu kommentieren. Auf diese Weise entsteht eine kreisförmige Brainstorming-Bewegung, in der beide überprüfen, ob sie die Dinge ähnlich oder unterschiedlich sehen. Der Prozess der andauernden Überprüfung – in den auch der Therapeut einbezogen ist – bildet eine Schleife: Was registriert worden ist, wird benannt, und was benannt ist, wird hinterfragt. So werden Wahrnehmungen fortwährend überprüft.

4.4.1 Verallgemeinerungen aus einer Schleife ableiten

Wenn wir eine Sequenz auf diese Weise in der Vorstellung zurückspulen und einen spezifischen Moment rückblickend überprüfen, kann dabei eine Reihe von Metaperspektiven entstehen, von denen weitere Impulse zu effektivem Mentalisieren ausgehen. An irgendeinem Punkt können wir den Klienten dann auffordern, die mentalen Zustände im Hier und Jetzt zu anderen Situationen, die sich im Alltag der Familie ergeben haben könnten, in Beziehung zu setzen. Dies ist die zweite Phase der Schleife, die in Abbildung 2 dargestellt ist.

Zusammenhänge herzustellen zwischen den Details der aktuellen Interaktion und den allgemeineren Interaktionsmustern, die zu Hause oder in anderen Kontexten erkennbar sind, ist der Schlüssel zur Stabilisierung des Mentalisierens innerhalb des Systems. In der MIST gehen wir davon aus, dass Veränderungen nur dann erreichbar sind, wenn sie im Arbeitsgedächtnis verfügbar bleiben. Andernfalls besteht das Risiko eines Umschlags in den Als-ob-Modus. Der Schwachpunkt liegt im ephemeren Wesen des Moments, in dem das Mentalisieren geschieht. Nur höchst optimistische Therapeutinnen

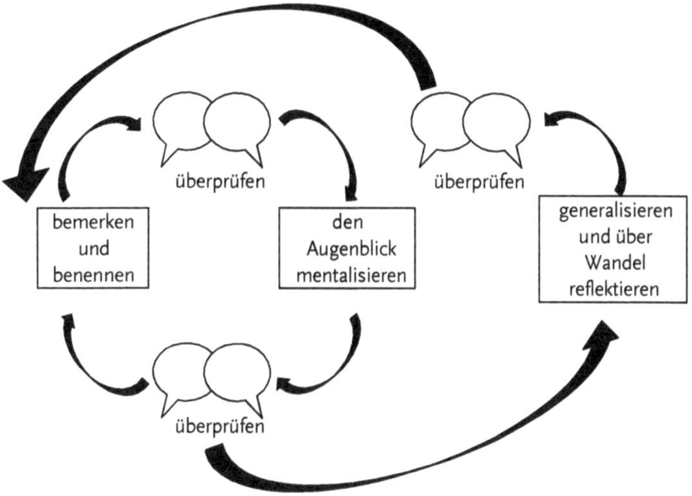

Abb. 2: Die Mentalisierungsschleife (Phase 2)

werden glauben, dass Einsichten, die solchen Momenten entspringen, die Sitzung überdauern, in der sie gewonnen wurden. Es ist daher von entscheidender Bedeutung, dass die Therapeutin (langsam und gezielt) einen Zusammenhang zu Interaktionsmustern herstellt, die das Paar möglicherweise bei sich wahrgenommen hat und die ihm ein Rätsel sind. Fragen zu einer möglichen Verallgemeinerbarkeit bringen die ephemere Einsicht in Verbindung mit einem im Leben des Paars seit Langem vorhandenen bedeutsamen Muster. Oft reicht eine einfache offene Frage aus: »Fallen Ihnen Situationen ein, in denen so etwas manchmal zu Hause oder anderswo passiert?« Eine solche Frage kann Erinnerungen oder Assoziationen wachrufen, die für die aktuellen Themen relevant sein könnten. Etwas in dieser Art geschah, als David erwähnte, wie Rose sich unliebsamen sozialen Verpflichtungen mit dem Hinweis auf ihre Depressivität zu entziehen schien.

4.4.2 Vorwärtsschleifen

Der Therapeut kann dadurch, dass er eine Situation in eine imaginäre Zukunft projiziert, eine »Vorwärtsschleife« in Gang setzen: »Stellen wir uns vor, Sie beide werden wieder zu einem gesellschaftlichen Ereignis eingeladen, und Rose fühlt sich nicht wohl genug, um hinzugehen. Wie würden Sie beide damit umgehen – wieder auf dieselbe oder auf eine andere Weise? Und wenn dann David sagt, dass Sie, Rose, Ihre Depression als Ausrede benutzen, wie würden Sie reagieren?« Dieser Schritt führt uns vom bloßen *Verallgemeinern* zum *Erwägen möglicher Veränderungen.* Es kann nicht oft genug betont werden, dass die MIST keine Problemlösemethode ist. Diese Phase der Schleife dient dem Zweck, alternative Ideen zu möglichen Maßnahmen zu entwickeln. Der Punkt ist, dass das Mentalisieren das Paar zu Lösungsideen hinführt, es aber nicht dazu bringen soll, sich eine bestimmte Lösung zu eigen zu machen. Der erwartete Veränderungsmechanismus ist nicht teleologischer Natur in dem Sinne, dass die Auswahl einer Strategie mit Blick auf ihr erwartetes Ergebnis erfolgt. Vielmehr geht es um das Annehmen und Verinnerlichen der übergreifenden Herangehensweise, dadurch zu Problemlösungen zu gelangen, dass die Gedanken und Gefühle aller berücksichtigt werden, die sowohl mit dem Problem als auch mit seiner potenziellen Bewältigung zu tun haben. Diese nächste Phase des Mentalisierens von Lösungsvorschlägen geht der MIST-Therapeut dann an, indem er die Gedanken und Gefühle der Akteure artikuliert. Es geht also auch hier um ein *Registrieren und Benennen:* »David, für mich ist deutlich, dass Rose denkt, sie sollte es offen sagen können, wenn sie nicht mit Ihnen kommen will, und Sie sollten das dann akzeptieren. Und für mich ist auch deutlich, dass David glaubt, es ist für ihn beruflich gesehen wichtig, dass er zu wichtigen Anlässen zusammen mit seiner Partnerin erscheint. Habe ich das richtig verstanden?« Wir möchten darauf hinweisen, dass hier in der Mentalisierungsschleife ein weiterer Schritt des »Überprüfens« folgt. Falls beide Partner finden, dass der Therapeut ihre Positionen zutreffend wiedergegeben hat, kann er weitere Impulse zur Festigung einer mentalisierenden Haltung setzen: »Sie könnten das auch jetzt gleich besprechen … Wie könnten Sie mit einer solchen Situation beim nächsten Mal umgehen?«

Für ein Problem sind immer viele Lösungen denkbar. Die MIST hat ihre eigenen Kriterien dafür, ob eine Lösung adäquat ist. Die allgemeine Regel dafür könnte lauten, dass ein Umfeld entstehen soll, in dem in konstruktiver, respektvoller Atmosphäre vielfältige Perspektiven in Austausch miteinander treten können. So können die Beteiligten sich selbst und die anderen auf neue, nuancierte Weise betrachten, und es erschließen sich ihnen verschiedene Möglichkeiten und Erfahrungen. Die Hauptkomponente der Therapie ist aus unserer Sicht nicht das Finden einer bestimmten Lösung, sondern der fortlaufende Prozess des Durchlaufens von »Schleifen«. Wir dürfen natürlich nicht über das subjektive Erleben hinwegsehen, das mit dem Finden von Lösungen verknüpft ist. Dieses Finden ist für alle Beteiligen, auch für uns als Therapeuten, höchst befriedigend und erfreulich. Es sollte aber nicht unser Ziel sein. Ziel ist vielmehr, das Mentalisieren in Gang zu halten, das heißt, zu einer Position zu gelangen, in der mehrere Perspektiven gleichzeitig eingenommen werden können und sich daraus ein Nutzen ergibt.

Als Therapeuten haben wir verschiedene Optionen, wenn wir uns mit den Themen eines Paars oder einer Familie befassen. Wir können uns Problemschilderungen still anhören, und wir können Fragen zu bestimmten Aspekten stellen. Die traditionelle systemische Arbeit gründet weitgehend auf dem Einsatz von Sprache, ist »dialogisch« (Seikkula et al. 2003) oder »konversationell« (Anderson, Goolishian a. Windermand 1986) und folgt einem bewährten Frage-und-Antwort-Format. Doch über problematische Punkte zu sprechen ist eine Sache; eine ganz andere ist es, sie *in vivo* zu beobachten. Wenn im Hier und Jetzt eine problematische Interaktion abläuft, also im Arbeitsgedächtnis präsent ist, muss der Therapeut sie nur in den Fokus rücken. Wenn sich eine solche Interaktion nicht spontan einstellt, kann er die Familienmitglieder dazu anhalten, eine entsprechende zu »inszenieren« (»enact«; Minuchin 1974 [1977]), damit im aktuellen Geschehen deutlich wird, wie die Dinge zwischen ihnen schieflaufen und wie es zur Eskalation kommen kann. Enactment-Techniken eignen sich gut dafür, das *Mentalisieren des Augenblicks* zu thematisieren, wie das der Therapeut in unserem Fallbeispiel tut: »Können Sie sich vorstellen, was Rose da gerade gedacht oder gefühlt haben könnte, das sie so beunruhigt wirken ließ? Was denken Sie, was an diesem Punkt in ihr vorgegangen ist? Sprechen Sie jetzt mit Rose darüber.«

4.4.3 Videoaufzeichnungen

Nichts spricht dagegen, in der MIST Fotos und Video- und Tonaufnahmen einzusetzen. Wir sehen audiovisuelle Aufzeichnungen als nützliche Instrumente, mit denen sich effektives Mentalisieren unterstützen lässt. Von besonderem Wert sind sie, wenn in einer Sitzung das Arousal-Niveau hoch und die Mentalisierungsfähigkeit auf einem Tiefpunkt ist. Nehmen wir die Situation, in der Rose wohl deshalb in Tränen ausbrach, weil Davids Vermutung, sie könnte ihre Depression als strategisches Argument verwendet haben, sie aus der

Fassung brachte. David wiederum war möglicherweise verstimmt, weil er sich von ihr falsch verstanden fühlte. Der Emotionspegel war in diesem Moment jedenfalls so hoch, dass jeder Versuch des Therapeuten, die beiden dazu zu bringen, das Gegenüber oder sich selbst zu mentalisieren, zum Scheitern verurteilt war. Es hätte deshalb sein können, dass der Therapeut sich für den Rest der Sitzung außerstande gesehen hätte, das Arousal-Niveau bei beiden so weit abzusenken, dass wieder effektives Mentalisieren einsetzen konnte. In solchen Situationen hängt das Mentalisieren am impliziten Pol der Implizit-explizit-Dimension fest, sodass sich mit Worten vermutlich kein Umschwung anstoßen lässt.

Eine Lösung kann dann sein, die Reflexion durch das Anschauen einer Videoaufnahme des Geschehens anzuregen. Die nächste Sitzung könnte sich an dem Prinzip »das Eisen schmieden, wenn es kalt ist« orientieren (Omer 2004). Der Therapeut führt dem Paar dann die audiovisuelle Aufzeichnung der hochemotionalen Episode vor. Er kann das Bild immer wieder anhalten und je nach Kontext eine Fokussierung auf das Selbst oder den anderen vorgeben. Er kann beide auffordern, sich aus der Perspektive der Gegenwart in die eigene Position oder die des Partners zu jenem Zeitpunkt hineinzuversetzen: »Konzentrieren wir uns einfach auf den Moment im Video, als Sie anfingen zu weinen – was denken Sie, ging da Ihrem Partner durch den Kopf?« Im nächsten Schritt könnte der Therapeut Rose dann auffordern, bei David nachzufragen, ob sie mit ihrer Vermutung richtig liegt.

Durch nichts kommt das Mentalisieren in solchen Situationen besser in Schwung als durch ein hilfreiches Missverständnis: Falls David sich missverstanden fühlt, kann dies im Hier und Jetzt genutzt werden, um Rose' Fähigkeit zu aktivieren, ihn und sich selbst zu mentalisieren. »Anscheinend haben Sie also falsch interpretiert, wie David sich in dem Moment fühlte. Schauen Sie sich jetzt seinen Gesichtsausdruck an – was könnte wohl gerade in ihm vorgehen?« Das unter Umständen mehrmalige Anschauen von bedeutsamen Episoden einer problematischen Interaktion ermöglicht das diachrone Erkunden mentaler Zustände – in Vergangenheit, Gegenwart und Zukunft. Die letztere Ebene könnte der Therapeut ansprechen, indem er eine Vorwärtsschleife in Gang setzt und das Paar dazu anregt, *Verallgemeinerungen abzuleiten und mögliche Veränderungen in Betracht zu ziehen*, mithilfe von Fragen wie: »Nehmen wir an, das passiert nächste Woche noch einmal. Wie würden Sie beide dann reagieren?« Auch hier ist nicht das Finden einer Lösung wichtig, sondern der Weg, den Rose und David beschreiten, um zu verstehen, was zwischen ihnen vor sich gegangen ist. Das Gefühl des Gelingens entsteht nicht aus dem Ankommen.

4.5 Eine Balance finden zwischen Veränderung und dem Mentalisieren des Augenblicks

Ein Hauptziel der MIST besteht darin, effektives, *ausbalanciertes* Mentalisieren zu unterstützen und zu stärken, damit es flexibel und kreativ (mit Variabilität innerhalb der verschiedenen Mentalisierungsdimensionen) an den Kontext angepasst ist und alle Akteure miteinbezieht. Es lässt sich keinesfalls durchhalten, in einem fort reflektiert vorzugehen und sich selbst und die anderen ununterbrochen zu mentalisieren, und es würde auch jeder Spontaneität den Garaus machen. Wie wir in Kapitel 2 dargelegt haben, geht es darum, eine angemessene Variabilität entlang der verschiedenen Dimensionen des Mentalisierens zu erreichen: zwischen den Polen kognitiv und affektiv (also Denken und Fühlen), zwischen implizit und explizit, Handeln und Reflexion, innen- und außengeleitet sowie zwischen dem Mentalisieren der anderen und des Selbst (Fonagy a. Luyten 2009). Eine Fokussierung auf das Mentalisieren bringt die Gefahr mit sich, dass sich eine starke Tendenz hin zu explizitem und manchmal zu kognitivem Mentalisieren entwickelt. Dieser Gefahr müssen wir aus dem Weg gehen. Familienmitglieder sollten im Lauf der therapeutischen Arbeit nicht das Gefühl bekommen, dass sie auf übertriebene oder zwanghafte Weise über Verhaltensweisen reflektieren müssen, sondern vielmehr ermutigt werden, eine Balance zu finden zwischen Intuition und Reflexion, Verstand und Gefühl, Blick nach innen auf mentale Zustände und nach außen auf externe Gegebenheiten, Nachdenken über eigene Reaktionen und über das Erleben der anderen. Dies wird, wie wir oben erläutert haben, in der Regel dadurch erreicht, dass wir den Gegenpol zu dem Aspekt stärken, der im Diskurs durchweg im Vordergrund zu stehen scheint. Wichtig ist in diesem Zusammenhang auch, dass wir uns eine gewisse Unberechenbarkeit unseres therapeutischen Vorgehens bewahren. Die meisten von uns entwickeln Gewohnheiten, ob es sich nun um sprachliche handelt (zum Beispiel immer wieder dieselbe Frage stellen) ober um körperliche (zum Beispiel stets in derselben Körperhaltung dazusitzen, die eine durchgängige innere Haltung signalisiert). Eine derartige Vorhersagbarkeit stört unweigerlich das Finden einer Balance, weil sich darin in Bezug auf die Pole der Mentalisierungsdimensionen eine Bevorzugung einer bestimmten Haltung (eines Musters) ausdrückt. Dabei ist kaum von Relevanz, welcher der Pole favorisiert wird. Der Punkt ist, dass der Therapeut in Bezug auf die Pole keine vorhersagbare Position einnehmen sollte. Beispielsweise sollte ein Therapeut, der in starkem Maße auf kognitive Prozesse setzt, für Ausgleich sorgen, indem er die Familienmitglieder dabei unterstützt, sich auf die emotionalen Auswirkungen von fest gefügten Vorstellungen zu fokussieren. Wenn ein Therapeut Familienmitglieder reflexhaft die ganze Zeit über auffordert, auf Emotionen Bezug zu nehmen (»Und wie haben Sie sich dabei gefühlt?«) kann dies das Mentalisieren ebenso untergraben, wie wenn Emotionen gar nicht einbezogen werden (Siegel 2015). In Therapiemanualen wird nur selten berücksichtigt, dass wir als Therapeuten vorbildhaft zeigen müssen, wie bei *uns* ein dynamischer Prozess abläuft, in dem wir uns zwischen den Polen der Mentalisierungsdimensionen hin- und herbewegen. Am besten vermittelt sich das über eine Körperhaltung, bei der wir vorne an der Stuhlkante sitzen – in einer Balance zwischen einer entspannt sitzenden und einer nach vorne geneigten Haltung, fast als würden wir uns gerade bereit machen, vom Stuhl aufzustehen, auf dem wir es uns keineswegs bequem machen wollen. Es mag angesichts der gravierenden Störungen, die wir beschreiben, womöglich respektlos wirken, das festzustellen, doch es gibt einen wichtigen Zusammenhang zwischen körperlicher Flexibilität, die sich auch in der Wahl des Sitzplatzes und der Körperhaltung ausdrücken kann, und dem Vermeiden tief verwurzelter Denk- und Gefühlsmodi.

4.6 Durch Pausieren und Revidieren die Balance wiederherstellen

Der Therapeut versucht, eine Haltung einzunehmen, in der die Notwendigkeit, Raum für die natürliche Interaktion des Paars oder der Familie zu lassen (sodass er die habituellen Interaktionsformen im Umgang mit problematischen Themen beobachten kann), sorgfältig ausbalanciert ist mit der Bereitschaft, in kritischen Momenten zu intervenieren, um neue Perspektiven zu eröffnen. Wenn das Arousal zu stark ansteigt, kann die Mentalisierungsfähigkeit dramatisch abnehmen (Bateman a. Fonagy 2016), sodass mentale Zustände aus dem Gleichgewicht geraten. Aufgabe des Therapeuten ist es, das Tempo der Interaktion zu drosseln oder für eine Pause zu sorgen und zu versuchen, die Balance des Mentalisierens in allen vier Mentalisierungsdimensionen wiederherzustellen. Dieses Verfahren von *Pausieren und Revidieren,* in der Abfolge von (1) Handeln, (2) Pausieren und (3) Reflektieren, ist ein integraler Bestandteil einer Mentalisierungsschleife. Ziel ist, jedem Partner oder Familienmitglied die Möglichkeit zu eröffnen, allmählich zu effektivem Mentalisieren zurückzufinden, sodass die Aspekte von Emotion und Kognition integriert werden und dem Selbst und den anderen gleiches Gewicht zukommt.

In der systemischen Literatur wird oft darauf verwiesen, dass sich Distanzen zwischen den Akteuren einer Familie in konkreten körperlichen Abständen abbilden können. Diese Art von eingespielten Positionierungen und Dynamiken wird oft anhand des Gegensatzpaares vermeidend/verstrickt verdeutlicht. In der MIST betrachten wir solche Phänomene als Gelegenheiten zur Reflexion über transmodale Verbindungen. Brücken zwischen Modalitäten wie der taktilen und der kognitiven oder der visuellen und der stimmlichen zu schlagen, schärft das Bewusstsein für mentale Zustände. Noch bevor ein Säugling in der Lage ist, sprachliche Reflexionen nachzuvollziehen, äußert sich die Feinfühligkeit der Mutter und das, was als »verkörpertes Mentalisieren« bezeichnet wird (Shai a. Fonagy 2014), darin, wie sie ihr Kind körperlich positioniert. Deshalb entsteht, wenn wir Einfluss auf die körperlichen Positionen von Akteuren nehmen, ein Raum, in dem verkörperte Reflexion ohne Worte möglich ist.

In einer Sitzung, die etwa zwei Monate später stattfand, sprach Rose über ihren Sohn Johnny, der mittlerweile acht Jahre alt war: »Er ist ein völliger Einzelgänger. Er hat keine Freunde, und zu Hause ist er die ganze Zeit in seinem Zimmer, sitzt vorm Computer und spielt Videospiele ... Er isst nicht mit uns, er schottet sich ab ... Er geht auf eine Förderschule, weil er Probleme mit dem Lernen hat ... Ich mache mir wirklich Sorgen um ihn, ich will nicht, dass es ihm am Ende ergeht wie mir.« Der Therapeut schlug Rose vor, ihren Sohn zu einer Sitzung mitzubringen. Das wollte sie unbedingt tun, und zwei Wochen darauf kam sie – ohne David – mit Johnny zu einer Mutter-Sohn-Sitzung.

Johnny setzte sich so weit von ihr weg, wie das im Behandlungszimmer nur möglich war. Er sagte, ihm sei »langweilig ... Ich weiß nicht, was ich hier soll«. Die Mutter erklärte ihm, warum sie sich Sorgen um ihn mache: »Du bist die ganze Zeit für dich. Du machst nichts, was dir guttut. Du sitzt Tag und Nacht an deinem Computer ... Wir wollen, dass du ein Teil der Familie bist.« Johnny zuckte mit den Schultern, und Rose tat es ihm nach. Der Therapeut wies auf den Abstand zwischen ihnen hin und fragte dann Rose: »Wann saß Johnny das letzte Mal auf Ihrem Schoß?« Sie erwiderte: »Das ist sehr, sehr lange her ... Er mag einfach keine Nähe ... und vielleicht ist er zu alt, um bei mir auf dem Schoß zu sitzen.« Der Therapeut fragte Johnny: »Würdest du gern bei deiner Mutter auf dem Schoß sitzen?« Johnny zuckte mit den Schultern und schwieg.

Der Therapeut wandte sich an Rose und fragte sie: »Wenn Sie ihn einladen würden, sich auf ihren Schoß zu setzen, was würde er dann tun? Warum fragen Sie ihn nicht und sehen zu, was passiert?« Rose äußerte eine halbherzige Einladung: »Willst du dich auf meinen Schoß setzen?« Johnny stand sogleich auf und setzte sich, mit breitem Lächeln, auf ihren Schoß. Rose blickte überrascht drein und sagte dann: »Er macht nie etwas von allein, er kann sich nicht die Schuhe binden, er putzt sich nicht die Zähne.«

Johnny machte es sich auf dem Schoß seiner Mutter bequem. Als er sich nach hinten gegen ihre Brust sinken ließ, wich sie zurück. Johnny rückte nach vorn, als wolle er von ihrem Schoß aufstehen. Der Therapeut sagte: »Ich habe wahrgenommen, dass Johnny sich nach hinten lehnte – und dass Sie dann zurückgewichen sind ... Habe ich das richtig gesehen? War die Nähe zu ihm unangenehm für Sie? Oder gab es einen anderen Grund?« Rose antwortete: »Ich komme mit Nähe zu Menschen nicht klar ... Ich weiß nicht warum ... Johnny kann sehr aggressiv sein.« Therapeut: »Ist er jetzt gerade aggressiv?« Rose: »Nein, jetzt nicht, aber oft ist er das ...« Therapeut: »Wie würden Sie Johnny jetzt beschreiben? Was geht ihm wohl durch den Kopf, während er auf Ihrem Schoß sitzt?« Rose: »Es gefällt ihm, ich weiß nicht warum ... Ich wäre nie darauf gekommen, dass er nah bei mir sein will.«

An diesem Punkt schmiegte Johnny sich an seine Mutter, die völlig verblüfft wirkte. Therapeut: »Ich denke, das ist das, was er will ... Vielleicht irre ich mich, aber es sieht so aus, als ob er Ihnen wirklich nahe sein will ... Wenn Sie ihn an sich heranziehen würden, würde er sich noch enger an Sie kuscheln als jetzt ... Johnny, was möchtest du? Vielleicht kannst du es deiner Mama zeigen.« Johnny legte die Arme um sie und drückte sie an sich. Therapeut: »Ist es nicht großartig, wie er Ihnen ohne Worte zeigen kann, was er will und vielleicht auch braucht?«

In dieser Sequenz setzt der Therapeut Enactment-Techniken ein, um ein emotional aufgeladenes Geschehen zwischen Sohn und Mutter in Bewegung zu bringen. Er initiiert und unterstützt körperliche Nähe zwischen einem Kind, das die Mutter so beschrieben hat, dass es Distanz hält und nicht auf Zuneigung aus ist, und einer Mutter, die sich mit Nähe zu anderen schwertut. Es entwickelt sich ein intensives Geschehen, in dem die beiden einander buchstäblich *»spüren«*. Der Therapeut versucht, Johnnys mentalen Zustand und seine Gefühlsregungen zu beschreiben. Auf diese Weise wird er vorübergehend zur Stimme des Kindes und schreibt ihm Gefühle, Strebungen und Wünsche in Bezug auf die Mutter zu. Dies hat eine gewisse Ähnlichkeit mit dem Begleitkommentar einer Fernsehdokumentation, wobei die Mutter hier sowohl Publikum als auch aktiv Teilnehmende ist und die artikulierten mentalen Zustände ihres Kindes unmittelbar über den Körper miterlebt. Das verändernde Element in diesem Prozess ist die körperliche Nähe: ein Empfinden, dem Gegenüber wichtig zu sein, das am besten in der Erfahrung zum Ausdruck kommt, gehalten zu werden und sich geborgen zu fühlen. Nun könnte jemand geltend machen, dass dieser Prozess über das hinausgeht, was sich mit dem Konzept des Mentalisierens erfassen lässt, doch nach unserer Auffassung gehört die Erfahrung körperlicher Nähe zum Kern des Mentalisierens. Die Metaphern des Mentalisierens spielen alle auf dieses Thema der Nähe an (die Sichtweisen zweier Personen liegen eng beieinander; Vorstellungen nähern sich einander an; enge Vertrautheit mit den Gedanken eines anderen entwickelt sich; Perspektiven decken sich zu weiten Teilen). Sie verweisen somit darauf, dass der Ursprung geteilter Perspektiven in der Nähe zu anderen liegt (Lakoff a. Johnson 1999).

Wie das Mentalisieren der mütterlichen Depression beim Umgang mit ihren sekundären Auswirkungen helfen kann, wird in der Interaktion zwischen Rose und Johnny sehr anschaulich. Johnny ist außerstande, den Rückzug seiner Mutter von ihm zu mentalisieren, der daher rührt, dass sie keine Intimität erträgt, wenn sie depressiv ist. Er fühlt sich abgewiesen und zieht sich zurück. Rose nimmt ihm das übel, weil sie das Gefühl hat, sie müsse alles für ihn tun und bekomme von ihm nichts zurück. Seine Feindseligkeit entspringt seinem (völlig normalen) Unvermögen, den Zustand seiner Mutter zu verstehen, und löst bei Rose starke Angst aus. Da sie die Feindseligkeit des achtjährigen Johnny nur unzureichend mentalisiert, erlebt sie sie als bedrohlich. Sie erlebt sich als verletzlich, wird im Modus der psychischen Äquivalenz an die Brutalität ihres Vaters erinnert und weicht zurück. Die dyadische Beziehung droht in einem Abgrund nichtmentalisierter Fehlzuschreibungen der Erfahrungen des Gegenübers zu versinken. An diesem Punkt folgt der Therapeut einer Eingebung und reißt die Barriere des Nichtmentalisierens ein, indem er durch sein Eingreifen körperliche Nähe zwischen Mutter und Sohn herbeiführt.

Was sich daraufhin entfaltet, ist ein Prozess des verkörperten Mentalisierens. Er wird bis zu einem gewissen Punkt vom Therapeuten artikuliert, indem er die Sprache von Körpergesten erläutert, doch wir können davon ausgehen, dass in den zwei Körper-Psyche-Systemen viel tiefer reichende körperliche Denkprozesse ablaufen. Rose' Ahnung von der potenziellen Intensität von Johnnys Nähebedürfnis führt dazu, dass sie anfangs fast feindselig auf seine Geste der Zuneigung reagiert. Diese vermag er körperlich umzusetzen, ohne in der Lage zu sein, seine Gefühle in Worte zu fassen. Rose weicht ein wenig zurück, und Johnnys Körper ist kurz davor, panisch zu reagieren. Der Therapeut schaltet sich ein, mentalisiert den Augenblick und erklärt beiden, was es mit Johnnys Bedürfnis, sich anzuklammern und nicht loszulassen, auf sich hat.

Der weitere Verlauf zeigte, dass der Therapeut mit seiner Eingebung genau richtig gelegen und die wechselseitige Angst vor Zurückweisung erkannt hatte. Er machte sowohl der Mutter als auch dem Sohn deutlich, dass das Anklammern eine ganz normale Verhaltensweise und Reaktion war. Paradoxerweise half dies Rose nicht nur, wieder in Verbindung mit Johnny zu treten, sondern auch, zu erkennen, dass David nach Phasen der Trennung ein intensives Bedürfnis nach Nähe zu ihr hatte, und dieses Bedürfnis auszuhalten.

> Zur nächsten Sitzung zwei Wochen später erschien Rose mit David. Sie berichtete: »Es ist, als wäre ein Wunder geschehen, Johnny umarmt mich die ganze Zeit. Er ist so liebevoll, so anders als sein Vater. Er mag es, auf meinem Schoß zu sitzen; er schlingt dann die Arme um mich ... Es ist, als hätte ich ein neues Baby, ein großes Baby, und als gäbe er mir noch einmal eine Chance, seine Mama zu sein ... Ich weiß, es klingt albern, aber Johnny bringt mir irgendwie bei, wie ich Menschen nahe sein kann ...« An diesem Punkt stieß David einen tiefen Seufzer aus. Der Therapeut fragte Rose, was dies wohl bedeute. Sie erwiderte ohne Zögern: »Er will auch mein Baby sein ... Mein sehr, sehr großes Baby.« Beide lachten, und Rose legte David den Arm um die Schultern und zog ihn an sich.

4.7 Abschließende Überlegungen

Wie lässt sich das verstehen, was zwischen Rose und David vor sich geht? Worin kann das Ziel einer kurzen Behandlung bestehen – nach 26 Jahren, in denen eine ganze Reihe therapeutischer Interventionen relativ wenige Erfolge erbracht hat? Es liegt auf der Hand, dass eine Linderung von Rose' Depression kein realistisches Therapieziel wäre, da dies in vielen therapeutischen Anläufen nicht zu erreichen war. Rose schaut sich aber nach Unterstützung um, als sie das Gefühl bekommt, dass ihre Stimmungen und die sich aus ihnen oft ergebenden Verhaltensweisen die Beziehung mit David, an der ihr viel liegt, untergraben könnten. Die angemessene Zielsetzung eines Mentalisierungsansatzes angesichts einer seit Langem bestehenden Störung wie einer chronischen Depression besteht darin, die nichtmentalisierten Aspekte der Erfahrungen mit dieser Störung für das Familiensystem herauszuarbeiten. Ein Denken im teleologischen Modus lässt es jedoch unter Umständen unmöglich erscheinen, dass sich in der dyadischen Beziehung in sinnvoller Weise sprechen lässt. Eine gravierende und chronische psychische Störung hat oft den sekundären Effekt, dass sie die Qualität der zwischenmenschlichen Kommunikation beeinträchtigt, auch weil sie die Mentalisierungsfähigkeit des Individuums schwächt. Wer schon einmal eine Depression erlebt hat, der kann davon berichten, wie sie das Denken erschwert. Dass Rose' Depression Einfluss auf die Mentalisierungsfähigkeit in der Paarbeziehung hat, erschließt sich dem Therapeuten schnell, als David die Vermutung äußert, Rose setze ihre Depression ein, um unliebsamen zwischenmenschlichen Erfahrungen aus dem Weg zu gehen. Es ist nachvollziehbar, dass David diesen Zusammenhang herstellt, lässt aber einen tiefgreifenden Mangel an effektivem Mentalisieren erkennen. Er unterstellt eine Intention, wo dies nicht angebracht ist. Er fühlt sich gewissermaßen von Rose' Depression schikaniert, so als sei die Depression eine Person. Als dieser Aspekt der Paarbeziehung in der Therapie beleuchtet wird, fühlt Rose sich angegriffen, so als werde ihr ein Sabotageakt vorgeworfen, für den sie sich nicht verantwortlich fühlt.

Die MIST wird hier nicht als ein Verfahren verstanden, mit dem Rose' Depression zu heilen wäre, sondern als eine Methode, mit der wir zeitweilige oder schon seit Längerem bestehende Blockaden in familiären Beziehungen beheben können. Dass die Erfahrungen, die eine Familie mit einer psychischen Störung macht, das Mentalisieren blockieren, ist ein häufiges und leicht anzugehendes Problem. Der Fokus der Intervention liegt dann nicht auf der Störung, sondern darauf, wie die Familienmitglieder sie erleben. Das ist genau das, was in unserem Fallbeispiel geschieht. Der Therapeut konnte im dialogischen Prozess der Befragung, die Teil der Mentalisierungsschleife ist, die Mentalisierungsfähigkeit steigern. Eine psychische Störung führt unweigerlich zu einer höheren Intensität von Emotionen, als sie in der normalen Interaktion ohne Weiteres aufgefangen werden kann. Wir könnten sagen, dass die MIST keine Heilmethode ist, aber das Potenzial hat, die sekundären Probleme zu lindern, die eine psychische Störung nach sich zieht, und dass dies manchmal bedeutsame Effekte auslöst.

Da starke Emotionen sehr problematisch sein können, ist es notwendig, zu einem späteren Zeitpunkt, wenn die Beteiligten nicht mehr unter emotionalem Druck stehen, auf die jeweilige Situation zurückzublicken. Dementsprechend wartete der Therapeut im Fallbeispiel ab und verfuhr nach der Maxime »Das Eisen schmieden, wenn es kalt ist«, ehe er das Paar zur Reflexion ermunterte. Das Prinzip, dass wir Klienten nicht direkt zum Mentalisieren anhalten können, um das Problem ineffektiven Mentalisierens anzugehen, mag zwar einleuchten, ist aber in der Praxis schwerer umzusetzen, als manche denken mögen. Wir müssen darauf hinwirken, die Mentalisierungsfähigkeit zu aktivieren, oder abwarten, bis sie spontan wieder in Gang kommt, ehe Reflexion möglich wird.

Mittels einer Mentalisierungsschleife lässt der Therapeut einen Raum entstehen, in dem das Denken wieder produktiv werden kann. Er vermag eine Verbindung herzustellen zum Thema Verlust und Trennung, das zweifellos einen starken Trigger für Rose' Depression darstellt, bei David aber vielleicht auch Momente der Verletzlichkeit auslösen kann, in denen er sensibler auf Rose' Verhalten reagiert als sonst. Das ist kein Hexenwerk. Es geht einfach darum, sich gewahr zu sein, dass eine psychische Störung sekundäre Effekte hat, durch die sich die Auswirkungen auf Beziehungen verschärfen können, sofern das Erleben der Störung nicht für alle Beteiligten mentalisiert wird.

5 Familien zum Mentalisieren anleiten, ohne sie explizit darin zu unterweisen

Die Mutter des 14-jährigen Sergio fragte beim Therapeuten um Hilfe an. Wie sie am Telefon erläuterte, war sie alleinerziehend. Ihre Beziehung zu Sergio sei stets sehr eng gewesen, bis er vor etwa einem Jahr in die Pubertät kam. Er sei dann »sehr unsicher und verschlossen geworden ... Ich habe das Gefühl, ich kenne ihn nicht mehr ... und er kapselt sich von allen ab, hat keine Freunde, und er macht sich die ganze Zeit Gedanken um sein Aussehen. Wenn ich ihn frage, warum er nicht aus dem Haus will, sagt er, dass es mit seinem Gesicht zu tun hat und dass er deshalb keine Freunde hat. Ich sage ihm immer wieder, dass er gut aussieht und dass an seinem Gesicht nichts auszusetzen ist, aber das macht ihn wütend ... Er geht dann in die Luft, ich habe keine Ahnung, warum ... und dann schreit er herum, schlägt mit den Fäusten gegen Wände und Türen ... Es kann Stunden dauern, bis er sich wieder beruhigt hat ... und dann schließt er sich in seinem Zimmer ein, und ich bekomme ihn tagelang kaum zu Gesicht. Er will nicht in die Schule ... Es hat mit seinem Gesicht zu tun, sagt er ... dass seine Augen zu klein sind, dass seine Wangenknochen zu weit vorstehen, und so weiter ... und jetzt spart er auf eine Schönheitsoperation«. Im Lauf des Telefonats ließ sie sich darauf ein, zusammen mit Sergio zu einem Erstgespräch zu kommen. Sergio bat dann aber darum, dass er allein mit dem Therapeuten sprechen konnte, während seine Mutter im Wartezimmer der Klinik blieb.

Sergio war ein missmutig dreinblickender Teenager, dessen Gesicht keine Anomalien aufwies. Er war vielmehr ein recht gut aussehender Jugendlicher. Zunächst war er sehr einsilbig – er äußerte sich nicht von sich aus und beantwortete Fragen mit Schulterzucken, »Hmm«, Ächzen und nur hin und wieder mit »Ja« oder »Nein«. Auf die Frage hin, ob es Themen gebe, über die er sprechen wolle, zeigt er auf sein Gesicht und sagte einfach nur: »Über das.« Bei Nachfragen bestätigte sich, dass Sergio überzeugt war, sein Gesicht sei missgestaltet, und zwar so stark, dass er Geld für eine Gesichtsoperation sparte. »Wenn ich ein anderes Gesicht hätte, dann hätte ich auch Freunde ... Wenn ich besser aussehen würde, hätte ich ein gutes Leben.« Als der Therapeut sagte, er finde Sergio gut aussehend, erwiderte Sergio: »Schauen Sie sich meine Wangen an, die sind scheiße, schauen Sie sich die Augenschatten an ... und schauen Sie sich meine Zähne an, die sind alle nicht so, wie sie sein sollten. Mit diesen Zähnen darf ich nicht lächeln.« Alle weiteren beruhigenden Zusicherungen des Therapeuten wurden mit Schulterzucken und gelegentlichem Ächzen quittiert.

Der Therapeut beschloss, seine Taktik zu ändern, und fragte Sergio, ob es in Ordnung sei, wenn sie gemeinsam sein Gesicht untersuchten. Er holte einen großen Spiegel hervor, setzte sich neben Sergio und forderte ihn auf, sich anzuschauen und sich vorzustellen, was seine Freunde oder andere Menschen dachten, wenn sie dieses Gesicht vor sich sahen: »Stufe dieses Gesicht als Ganzes auf eine Skala von 1 bis 10 ein.« Sergio ließ sich darauf ein und nannte einen Wert von 2, den er wie folgt erläuterte: »Schauen Sie sich meine Wangen an, die sind scheiße … und die Augenschatten …« Auf die Frage hin, welche Punktzahl der Therapeut wohl vergeben würde, erwiderte Sergio: »Vielleicht eine 3 oder eine 4.« Als er den Unterschied erklären sollte, sagte Sergio, der Therapeut wolle bestimmt »nett zu mir sein, aber Sie denken nicht wirklich so.«

Der Therapeut würdigte, was Sergio gesagt hatte, und fragte ihn dann, ob er während des Gesprächs Fotos von Sergio machen könne, »damit wir dein Gesicht genauer untersuchen können«. Er platzierte sich vor Sergio und verwickelte ihn in ein weit ausgreifendes Gespräch über Themen wie Schule, Fußball, zerbrochene Freundschaften, seine Mutter und auch seinen Vater. Während des etwa zehnminütigen Gesprächs machte der Therapeut mit seinem Smartphone etwa zwanzig Fotos. Dann stand er auf, setzte sich neben Sergio, und sie betrachteten zusammen Bild für Bild. Sergio sollte seinem Gesicht auf jedem der Fotos einen Punktwert zuweisen. Er nannte Zahlen zwischen 1 und 4. Die Schwankungen erklärte er damit, dass die höheren Werte sich auf glückliche Momente bezogen, die vor allem mit dem Anschauen von Fußballspielen zu tun hatten, in denen seine Lieblingsmannschaft gewonnen hatte. Er sagte zum Beispiel: »Das war, als Sie mich fragten, über welches Spielergebnis ich mich am meisten gefreut habe … Das war, als Arsenal Manchester United mit 5 zu 0 geschlagen hat.«

Therapeut: »Dein Gesicht kann sich also ein wenig verändern. Es sieht ein wenig besser aus, wenn du dich über etwas freust … Habe ich das richtig verstanden?« Sergio zuckte mit den Schultern. Der Therapeut ging einen Schritt weiter: »Denkst du, du könntest dein eigener Schönheitschirurg werden? Zumindest für die nächsten zwei Jahre, bis du sechzehn bist und deine Einwilligung zu einer Gesichtsoperation geben kannst? Vielleicht kann ich dir dabei helfen, dein Gesicht ein wenig zu verändern, nur ein kleines bisschen. Ich würde dir gern einen Vorschlag machen und sehen, ob das funktionieren könnte. Ich schlage dir vor, dass du ab heute bis zu unserem nächsten Treffen in verschiedenen Situationen etwa fünfzig Selfies machst. Die können wir dann zusammen anschauen, um herauszufinden, warum dein Gesicht auf manchen

Fotos weniger gut aussieht und auf manchen etwas besser. Vielleicht musst du deine Lieblingsmusik anhören, wenn du die Selfies machst. Oder du machst sie, wenn du dir etwas im Fernsehen anschaust, wenn es dir wirklich mies geht oder wenn deine Mutter dich anmeckert.«

5.1 Emotionale Schönheitschirurgie

Gefühle erleben wir in der Regel als im Selbst und im Körper verankert. Wir ziehen dieses Erleben dann nicht in Zweifel und lassen uns darin auch nicht von anderen beirren. Die Gefühle sind einfach da, unmittelbar gegeben, sie entspringen der körperlichen Erfahrung und sind ein direktes Abbild unserer subjektiven Realität. Wenn wir etwas intensiv spüren, unterliegt diese Erfahrung keinem Zweifel. Das Wesen des emotionalen Erlebens ist untrennbar mit seinem unabweislichen und eindringlichen Charakter verwoben. Problematisch wird es, wenn Gedanken von Emotionen in Beschlag genommen werden oder wenn Gedanken und Vorstellungen, über die eigene Person und über andere, Teil der Gefühlslogik werden. Denken ist von seinem Wesen her ein tastender Prozess. Wenn ich weiß, dass etwas ein Gedanke ist, ist mir dabei zugleich bewusst, dass es sich um eine Fehleinschätzung oder einen Irrtum handeln könnte. Wenn aber die Gefühlslogik auf mein Denken übergreift, geht die tastende Vorläufigkeit völlig verloren: Meine Vorstellungen sind dann eindeutig und scharf umrissen und lassen keinen Zweifel und kein weiteres Nachdenken zu; das Denken besteht aus groben Schwarz-Weiß-Verallgemeinerungen und ist von Vorurteilen bestimmt, und ich bin bereit, alle alternativen Sichtweisen zu verwerfen, weil sie sich falsch *anfühlen*. Doch *Gedanken sollten gedacht werden, nicht erfühlt*. Der in Kapitel 2 beschriebene Modus der psychischen Äquivalenz ist der mentale Zustand, in dem die Intensität eines Affekts einen Gedanken gekapert hat. Der Gedanke, der eigentlich den Regeln der Kognitionslogik folgen sollte, scheint aufgrund der ihn umgebenden emotionalen Intensität ganz und gar unabweislich zu sein. Wir bringen ihm ein vorbehaltloses Vertrauen entgegen, das normalerweise körperlichen, durch die Sinne beglaubigten Erfahrungen vorbehalten bleibt. Der Punkt ist nicht, dass Gedanken und Gefühle fein säuberlich getrennt zu halten wären, sondern dass der Geist wissen muss, was das eine und was das andere ist.

Sergios tief verwurzelte Vorstellungen von seiner äußeren Erscheinung hatten, so ließe sich sagen, eine wahnhafte Intensität erreicht, wie sie bei einer als Dysmorphophobie bezeichneten Störung zu beobachten ist. Der Therapeut folgte zunächst dem Impuls, auf das ineffektive Mentalisieren Sergios einzugehen, indem er selbst eine mentalisierende Haltung einnahm, als wolle er etwas kompensieren, das Sergio abging. Er stellte also Sergios Selbstwahrnehmung infrage, versuchte in einen sokratischen Dialog über dessen äußere Erscheinung einzutreten und ermunterte Sergio, seine fest gefügten Überzeugungen einer kritischen Überprüfung zu unterziehen und zu überlegen, was für und was gegen sie sprach. Diese Strategie funktionierte nicht. Wie bereits in Kapitel 4 erwähnt, lässt sich Nichtmentalisieren nie mit Mentalisieren übertrumpfen, und deshalb können wir jemanden, der in der Position psychischer Äquivalenz verharrt, nicht mit »Reflektieren« (Mentalisieren) von ihr abbringen. Der Therapeut verlegte sich auf ein anderes Vorgehen, das paradoxerweise ein nichtmentalisierendes war. Eine nichtmentalisierende Intervention kann darauf abzielen, bei einer Person im Modus der psychischen Äquivalenz die emotionale Intensität so weit zu reduzieren, dass wir sie dazu bewegen können, sich auf symbolische Denkmodi zu verlegen. Natürlich sind nicht alle nichtmentalisierenden Interventionen dazu geeignet. Zunächst musste der Therapeut sich mit Sergio zusammentun, um die Welt gemeinsam mit ihm von derselben Warte aus zu betrachten und – ob es ihm gefiel oder nicht – Sergios Sicht zu validieren. Sie sahen sich in einem Spiegel und auf dem Smartphone dieselben Bilder an, und es entwickelte sich ein Gespräch über die mentalen Zustände, die hinter dem jeweiligen Aussehen und der Mimik Sergios stehen könnten. Indem der Therapeut so eine Perspektive einnahm, die mit der Sergios konsonant war, verringerte er die emotionale Spannung, die entstanden war, weil Sergios Mutter und andere zwar wohlmeinende, aber dissonante Sichtweisen geltend gemacht hatten. Sobald dann das Arousal abgesunken war, war es leichter möglich, ins Mentalisieren einzusteigen.

Das Einnehmen einer gemeinsamen Perspektive war wesentlich, um die Affektregulierung zu unterstützen. Außerdem ergab sich aus dem nichtmentalisierenden (in gewisser Weise teleologischen) konkreten Einstufen des Gesichts auf jedem Foto ein rudimentäres Vokabular, mit dem sich über das Verhältnis zwischen mentalen Zuständen und ihren äußeren Manifestationen sprechen ließ. Das körperliche Erscheinungsbild lässt sich als eine potenzielle Repräsentation mentaler Zustände auffassen und somit als eine Grundlage der Subjektivität. Unsere Subjektivität wurzelt wahrscheinlich im Körperlichen, unter anderem darin, dass Bezugspersonen den körperlichen Äußerungen des Babys (Bewegungen, Mimik, Laute, Signale des Unbehagens und so weiter) Intentionalität zuschreiben. Sigmund Freud sagt es so: »Das Ich ist vor allem ein körperliches« (1923, S. 294). Geist und Psyche werden sozusagen im physischen Körper verortet, was den Übergang von einer körperbezogenen hin zu einer psychologischen Sprache erleichtert. Auf diese Weise werden somatische und affektive Zustände nach und nach dem Mentalisieren zugänglich. Sergio wurde mit der Zeit neugierig, warum sein »unabänderlich hässliches Gesicht« flexibler zu sein schien, als er angenommen hatte, und wie das mit dem Inhalt des Gesprächs zusammenhing. Im letzten Teil der Sitzung bot der Therapeut Sergio ein ungewöhnliches und vielleicht herausforderndes Framing seiner Vorstellungen an: Er könne sein eigener Schönheitschirurg sein und auf mentalem Wege körperlich vorgegebene Merkmale ändern.

Zur nächsten Sitzung eine Woche später kam Sergio allein. Er hatte die Hausaufgabe erledigt und mit seinem Handy mehr als fünfzig Selfies geschossen. Er und der Therapeut setzten sich zusammen hin und gingen die Fotos eines nach dem anderen durch. Sergio sollte jedes Selfie bewerten. Ab und zu wandte er sich an den Therapeuten und fragte ihn, ob er es genauso sah. Sergios Ratings bewegten sich zwischen 1 und 7. Den höchsten Wert vergab er für eine Serie von Selfies, die er bei Online-Chats mit einer Gruppe von »Fußballkumpels« gemacht hatte. Auf die Frage, was ein Mädchen, das dieses Foto vor sich hatte, wohl vom ihm halten würde, antwortete Sergio: »Sie würde sagen: ›Wow.‹« Therapeut: »Wenn du willst, dass ein Mädchen oder mehrere Mädchen ›Wow‹ sagen, wenn sie dich anschauen, was müsstest du dann in dem Moment denken und fühlen, damit du so eine Reaktion bekommst?« Sergio dachte lange nach und sagte dann: »Ich muss Sachen denken, die glücklich machen … Vielleicht muss ich an gute Fußballergebnisse denken …« Während Sergio sprach, machte der Therapeut weitere Fotos von ihm, die Sergio dann ebenfalls prüfte und bewertete. Zu zwei der Fotos sagte er staunend: »Schauen Sie sich das an, das ist eine 5 … vielleicht auch eine 6.«

Zwei Wochen danach kam Sergio in Begleitung eines Freundes wieder. Es platzte aus ihm heraus: »Ich habe 263 Follower!« Gemeint war eine

Social-Media-Plattform. Über die Reaktionen auf seine online gestellten Fotos sagte er: »Es ist irre. Sie sagen, ich bin ›cool‹.« Sein Freund bestätigte das und fügte hinzu: »Sergio ist jetzt ganz anders drauf ... Er war echt deprimiert, und jetzt lacht er viel.« Sergio zeigte dem Therapeuten dann seine neuesten Selfies und hob drei hervor, die er selbst mit »10 ... na ja, vielleicht auch 9« bewertete. Der Freund erzählte, er habe Sergio immer gesagt, dass »mit seinem Gesicht doch alles in Ordnung ist«, aber Sergio habe ihm einfach nicht geglaubt. Auf die Frage, warum es bei Sergio »diese Sache« mit dem Gesicht gebe, antwortete er: »Ich denke, es hat etwas damit zu tun, dass er keinen Vater hat ... Er redet nie drüber, aber ich weiß, das hat ihn beschäftigt.« Der Therapeut wandte sich an Sergio: »Ist etwas dran an dem, was dein Freund sagt?« Sergio erwiderte: »Ich kenne meinen Vater nicht. Er lebt in Argentinien, und meine Mutter sagt, er war entsetzlich.« Im daran anschließenden Gespräch, an dem sich beide Jungen beteiligten, ging es um das Thema »Väter«: ob wir unbedingt einen Vater brauchen oder nicht, ob Vätern ihre Kinder egal sind oder nicht, wie ähnlich oder unähnlich wir unseren Eltern sind, und so weiter. Sergio sagte, er wisse so gut wie nichts über seinen Vater. Daraufhin fragte der Therapeut, ob zur nächsten Sitzung vielleicht die Mutter mitkommen solle, um mit Sergio über seinen Vater zu sprechen.

Bei der ersten Sitzung war Sergio noch sehr stark auf die eine rigide Vorstellung, er sei hässlich, fixiert gewesen. *Hässlich* war gleichbedeutend mit *abgelehnt*. Aufgrund der emotionalen Wirkung der Vorstellung, nicht liebenswert zu sein, und der intensiven negativen Emotionen, die dieser Gedanke in seiner empfindsamen adoleszenten Psyche hervorrief, kam ihm das Selbsterleben der Unattraktivität noch realistischer vor. Dadurch entwickelte sich ein unheilvoller Teufelskreis aus sich verfestigenden Überzeugungen und immer stärkeren Reaktionen auf die Vorstellung des Unbeliebtseins. Möglicherweise trugen eine komplexe Persönlichkeits- und Familiendynamik und andere Aspekte in erheblichem Maße dazu bei, dass sich dieser normal aussehende Jugendliche ein verzerrtes Bild von sich selbst zu machen begann. Auf der ganz unmittelbaren Ebene ging es aber um ein Wechselspiel, in dem ein körperliches Erleben eine emotionale Reaktion auslöste, durch die eine Überzeugung immer weiter verstärkt wurde. Durch jede Vertiefung der Überzeugung intensivierte sich wiederum das körperliche Erleben, das umgekehrt das Potenzial hatte, die Überzeugung weiter zu verfestigen. Um Ursachen und Gründe für dieses Phänomen zu finden, wäre genau die Art von Mentalisierungsfähigkeit nötig gewesen, die Sergio in seinem Erleben nicht zur Verfügung stand. Als dies dem Therapeuten klar wurde, nahm er von dem Bemühen Abstand, Sergio zu bestimmten Einsichten hinzuführen. Er tat sich paradoxerweise mit Sergio zusammen und begab sich in dessen Welt der psychischen Äquivalenz hinein. Ausgehend von dieser Verbundenheit hinterfragte er die gemeinsamen Wahrnehmungen nicht, sondern erweiterte sie behutsam, um eine Rückkehr zum Mentalisieren zu ermöglichen. Das Bezweifeln der Richtigkeit von Sergios Vorstellungen hatte die emotionale Intensität erhöht und seine dem Modus der psychischen Äquivalenz entspringende Überzeugung weiter verfestigt. Das Validieren seiner Vorstellungen, das in gewissem Sinne eine Kollusion mit seiner Besorgnis darstellte, führte dazu, dass seine Anspannung nachließ, und gab ihm die Gewissheit, dass sein Anliegen ernst genommen wurde. Gemeinsam mit einem Jungen, der ständig mit seiner äußeren Erscheinung beschäftigt war, eine Serie von Selfies zu betrachten, schien sich als Ausgangspunkt dafür anzubieten, den Blick zu weiten, alternative Perspektiven zu erproben und auf die Selbstreflexion und die Flexibilität hinzuwirken, die zum Mentalisieren motivieren.

Dieser Herangehensweise entsprach auch die Hausaufgabe, die Sergio mitgegeben wurde. Sie schien in extremem Maße auf sein Gesicht fokussiert zu sein, implizierte aber auch eine Vielfalt von Perspektiven auf Sergios *Gesichter* anstatt nur auf ein einziges Gesicht: Er sollte in seiner Mimik Schwankungen der Attraktivität aufspüren. Dies machte ihm bewusst, dass sein Gesicht nicht unveränderbar war, und stellte behutsam seinen Zustand der psychischen Äquivalenz und seine Vorstellung in Frage, er sei mit einem entstellten Gesicht geschlagen. Die Erkenntnis versetzte ihn in Erstaunen. Sergio ließ sich auf eine Einstufungsübung ein, bei der er seine Bewertungen mit denen des Therapeuten verglich. Sie sprachen über sein sich wandelndes Aussehen und über die Kontexte, mit denen es sich möglicherweise erklären ließ.

Es geht hier um elementares Mentalisieren als ersten Schritt innerhalb einer mentalisierungsinspirierten Behandlung, die zu einer Besserung hinführt. Diese Art der Kooperation weckt in ganz selbstverständlicher Weise auf beiden Seiten Neugier. Sergio und der Therapeut registrierten, wie der jeweils andere die Fotos wahrnahm, um dann in ein Gespräch einzutreten, das sich explizit auf die mentalen

Zustände fokussierte, auf die bestimmte Veränderungen im Gesicht zurückzuführen waren. Dies waren wichtige Schritte, mit denen sie Verbindungen zwischen der materiellen und der mentalen Welt knüpften. Im Zentrum effektiven Mentalisierens steht die Fähigkeit, sich selbst mit den Augen der anderen zu sehen und anzuerkennen, dass andere die Welt auf andere Weise wahrnehmen können.

5.2 Aktivitäten und Spiele, die zu effektivem Mentalisieren anregen

Selfies sind nur eines unter vielen unkonventionellen Instrumenten, die helfen können, effektives Mentalisieren zu fördern, indem sie eine Brücke zwischen der materiellen und der mentalen Welt schlagen. In Kontexten, in denen neben dem Sprechen noch vieles andere geschieht, ermöglichen sie die Fokussierung auf das eingehende Erkunden mentaler Zustände. Im Kern geht es um die Integration von körperlichem Erleben, von Schärfung der Wahrnehmung der greifbaren Welt und von Reflexion. Wenn die Mentalisierungsfähigkeit geschwächt ist, ist es wenig erfolgversprechend, sie zu stützen, ohne zugleich auf das körperliche oder materiell fundierte Erleben einzugehen. Denen, die in der Psychotherapie Tanz und dramatische oder andere Enactment-Methoden einsetzen, ist dies seit Langem bekannt. Das Mentalisieren kann nicht wirklich in Gang kommen, solange das Gewahrsein der Gedanken und Gefühle im Hier und Jetzt nicht mit dem gleichzeitig ablaufenden körperlichen Erleben verknüpft wird. Reflexion allein wird in der Regel keine Veränderung einleiten.

Doch auch Bewegung allein eignet sich allenfalls dazu, psychische Probleme auf eine sehr allgemeine Weise anzugehen. Ohne systematische Reflexion helfen spielerische Erfahrungen, die in der Therapie gemacht werden, in Situationen außerhalb des Behandlungssettings nicht weiter. Wenn die Techniken, die wir Ihnen vorstellen, in spielerischer Weise eingesetzt werden, erzeugen sie einen Zustand, der die Modi der psychischen Äquivalenz und des Als-ob zusammenführt und vielleicht einer Entwicklungsebene des Mentalisierens bei kleinen Kindern entspricht (Fonagy a. Target 1996). Das spielerische Nebeneinander der Konkretheit der psychischen Äquivalenz mit der Schrankenlosigkeit des Als-ob kann helfen, sich von fest gefügten und manchmal sogar von wahnhaft wirkenden Vorstellungen zu lösen. Bei dieser Mischung stehen die relevantesten Themen im Vordergrund, während durch das spielerische Element zugleich sichergestellt ist, dass Anspannung und Angst in erträglichen Grenzen bleiben.

5.3 Stethoskope und andere »Skope« für das Gedankenlesen

Schauen wir uns eine Technik an, die sich für den mentalisierungsinspirierten systemischen Ansatz nutzen lässt. Ärztinnen und Ärzte nutzen ein Stethoskop für die Untersuchung auf bestimmte körperliche Symptome. In der MIST können wir das Stethoskop als »Gedankenlese-Instrument« einsetzen, um Äußerungen zu Gedanken und Gefühlen zu evozieren. Beispielsweise können wir in einer Familiensitzung Kinder oder Teenager (und auch Erwachsene) auffordern, das Instrument an den Kopf eines Familienmitglieds zu halten und zu »horchen«, was darin vor sich geht. In Wirklichkeit ist das Stethoskop natürlich nur zur Diagnose bestimmter Atemwegs- und Herz-Kreislauf-Probleme (wie Herzgeräusche oder Lungenödem) geeignet, doch es lässt sich erstaunlich gut als ein Symbol nutzen, das Familienmitglieder, wenn es um heikle Themen geht, dazu bewegt, ihr Widerstreben gegen explizites Mentalisieren aufzugeben.

> Therapeut (hält das Stethoskop an den Kopf der Mutter): »Was denkst du, was geht da drinnen vor sich, im Kopf deiner Mutter? ... Stell dir vor, du könntest hören, was in ihrem Gehirn passiert. Was für Gedanken oder Wünsche könnten das sein? Komm, wir halten das Stethoskop jetzt mal an diesen Teil ihres Kopfes ... an die Rückseite ihres Gehirns. Manchmal schieben Menschen ihre geheimen Gedanken oder Gefühle da in den Hinterkopf ... Was denkst du, was für Gedanken oder Gefühle das sein könnten? Und was für ein Gefühl könnte an dieser Stelle sein? Vielleicht sind die Gefühle auch an einer anderen Stelle im Körper ... Dieses Stethoskop kann auch Dinge hören, die im Herz und im Bauch sind. Denkst du, das Herz deiner Mama ist groß genug, um mehr als ein Kind gern zu haben? Hör jetzt nur auf den Teil, der für dich da ist ... Was ist da für ein Gefühl?«

Das Kind kann sich auch selbst abhören, indem es das Stethoskop an sein Herz, seinen Kopf oder seinen Bauch hält: »Horch jetzt einmal einen Augenblick lang in dich selbst hinein … Hör deinem Herz zu. Wenn es sprechen könnte, was würde es dann sagen?«

Kinder lassen sich, wenn sie ein wenig ermuntert werden, im Allgemeinen eher auf solche spielerischen Techniken ein als ihre Eltern, die sich dann aber oft vom Vorbild des Kindes dazu inspirieren lassen, selbst zum Gedankenlese-Stethoskop zu greifen. Das Stethoskop an ein Organ zu halten, das anscheinend Aufmerksamkeit benötigt, ist eine einfache Strategie, um die Verbindung zwischen der äußeren und der mentalen Welt herzustellen – also die Integration zu leisten, die Voraussetzung für effektives Mentalisieren ist. Eine unbekümmerte, spielerische Haltung hilft, wie bereits gesagt, sich von festgefahrenen Denkweisen zu lösen und Ängste abzubauen. Mit einem scheinbar einfachen Gegenstand lassen sich somit recht komplexe Prozesse in Gang setzen.

In einer Einzelsitzung kann der Klient mithilfe des Stethoskops zunächst in sich selbst und dann in den Therapeuten »hineinhören« und wird so dazu angeregt, sich für alternative Perspektiven zu öffnen. So wird Sergio aufgefordert, ein Stethoskop an den Kopf des Therapeuten zu halten, um herauszufinden, was dieser über Sergio und sein Gesicht »wirklich denkt und fühlt«. Daraus entspinnt sich ein Gespräch über Vertrauen: Inwieweit können wir dem glauben, was andere sagen? Woran erkennen wir, auf welche Informationen und welche Menschen wir uns verlassen können? Das greifbare Objekt Stethoskop dient also, mit anderen Worten, als Brücke zum eigenen Innenleben und dem der anderen.

Wir hoffen, wir konnten deutlich machen, dass den Einsatzmöglichkeiten des »Gedankenlese-Skops« einzig und allein durch die Fantasie des Therapeuten Grenzen gesetzt sind. Wir können beispielsweise auch von »Elternskopen« und »Kinderskopen« sprechen. Diese Instrumente helfen Kindern und ihren Eltern, eine bestimmte Perspektive auf sich selbst und auf andere einzunehmen, nämlich die ihres Gegenübers, also der Eltern beziehungsweise der Kinder. Bei vielen Kindern – und auch einem erheblichen Teil der Erwachsenen – ist der spielerische Einsatz eines greifbaren Objekts die effektivste Möglichkeit, sie zu Perspektivwechseln anzuregen. Nehmen wir als Beispiel, dass eine Therapeutin dem zehnjährigen Freddy eine einfache Pappröhre in die Hand gibt und ihn auffordert: »Sag mir, was du siehst, wenn du durch das ›Mamaskop‹ guckst. Was denkt Mama über Fred und über das, was in ihm vor sich geht? … Jetzt schwenkst du das Rohr ein wenig Richtung Papa, und es wird ein ›Papaskop‹ daraus. Schau hindurch. Siehst du da denselben Freddy, oder ist es ein anderer Freddy? Woran liegt es denn, dass Mama und Papa zwei unterschiedliche Freddys sehen?« Die Eltern können einem »Skop« auch noch komplexere Funktionen zuweisen und es zu einem »Kinderskop« machen – in unserem Beispiel wäre es ein »Freddyskop« –, das sie zum Beispiel um den Kopf gebunden tragen, um damit sich selbst im Spiegel oder andere zu betrachten.

Eltern und Kinder können zusammen aus Karton und anderen Materialien ihre eigenen »Elternskope« und »Kinderskope« basteln. Der Therapeut kann beim gemeinsamen Basteln Interaktions- und Kommunikationsprozesse in der Familie beobachten – wer den Ton angibt, wer sich unterordnet, ob es ein Geben und Nehmen gibt, und so weiter. Wenn Eltern nicht bereit oder in der Lage sind, »Skope« zu bauen, kann der Therapeut sein eigenes Repertoire zur Verfügung stellen und jedem Familienmitglied die Möglichkeit geben, sich daraus ein Exemplar auszusuchen. Die Objekte geben eine konkrete Struktur für den Prozess des Perspektivwechsels vor und ermöglichen so eine Intensivierung des Mentalisierens. Besonders hilfreich ist dies in Situationen, in denen jedes Familienmitglied in starkem Maße von der eigenen Perspektive in Anspruch genommen ist. Es liegt nahe, den spielerischen Ansatz mit dem Basteln von »Lehrer-Skopen«, »Richterin-Skopen«, »Polizisten-Skopen«, »Beste-Freundin-Skopen« und so weiter fortzuführen. Diese Instrumente können Familienmitglieder dabei unterstützen, ein Dilemma, ein Problem oder eine Person aus ganz unterschiedlichen Blickwinkeln zu betrachten. Das Grundprinzip ist stets, in der Familie eine mentalisierende Haltung zu fördern, durch Steigerung der Bereitschaft, den Modus der psychischen Äquivalenz hinter sich zu lassen, Vorannahmen zu reflektieren und zu hinterfragen sowie komplexere Vorstellungen von den Perspektiven anderer zu entwickeln.

5.4 »Gehirn-« oder vielmehr »Mentalscans«

Wie wir dargelegt haben, werden beim Mentalisieren körperliche mit mentalen Erfahrungen integriert. Der Säugling erlebt, wie seine mentalen Zustände im Körperkontakt interpretiert werden, wenn eine Bezugsperson ihn im Arm hält, mit Körpergestik auf ihn reagiert und auf diese Weise feinfühlig auf vermutete Veränderungen seines mentalen Zustands eingeht. Der Körper bleibt für das subjektive Erleben zentral und bietet deshalb wichtige Ansatzpunkte dafür, durch Befreiung vom Modus der psychischen Äquivalenz oder des Als-ob Mentalisieren zu ermöglichen. Gemäß unserem Konzept ermutigen wir Therapeutinnen, am körperlichen Erleben des Klienten anzusetzen, um das Mentalisieren zu unterstützen und – mittels dieser Körpermetaphern – zusammen mit anderen Personen und Familienmitgliedern seine mentalen Zustände zu betrachten und zu erkunden.

Der »Mentalscan« (»mind-brain scan«, Asen a. Fonagy 2012b) ist eine Variante des Körperscans, die das Erfassen von Gedanken und Gefühlen unterstützt. Jedes Familienmitglied bekommt ein Blatt mit einer Querschnittszeichnung des menschlichen Gehirns. Darin sind allerdings nicht, wie es anatomisch korrekt wäre, vier Gehirnventrikel dargestellt, sondern insgesamt zehn größere und kleinere Felder.

Der Therapeut erläutert das Diagramm wie folgt: »Weißt du, was das ist? Es ist so eine Art Gehirn, aber es gibt darin mehr verschiedene Bereiche als in einem richtigen Gehirn. Stellen wir uns vor, das sind die Gedanken und Gefühle im Kopf eines Menschen. Denn in unserem Kopf gibt es das Gehirn, und es gibt Gedanken und Gefühle ... Du kannst sehen, dass einige der Felder – Ärzte sprechen von Ventrikeln – größer und andere kleiner sind. Stell dir vor, Vanessa, das ist der Kopf deines Vaters. Schreib in die Felder die Hoffnungen und Gefühle, die er hat, wenn er an dich denkt. Wenn du glaubst, er hat irgendwelche geheimen Gefühle oder Gedanken, kannst du sie in die kleinen Felder eintragen. In die großen Felder gehören die Dinge, von denen du denkst, dass sie ihm wirklich, wirklich wichtig sind, und von denen er denkt, dass alle davon wissen sollten. Ich werde auch deiner Mutter so eine Gehirnzeichnung geben. Frau James, tragen Sie in diese Felder bitte ein, was wohl im Kopf Ihres Mannes vor sich geht, wenn er an Vanessa denkt. Und hier, Herr James, ist ein Blatt für Sie. Die Zeichnung darauf stellt ebenfalls Ihr Gehirn dar, aber diesmal geht es nicht um Ihre Gedanken und Gefühle zu Vanessa. Tragen Sie vielmehr Vanessas Vorstellungen davon ein, wie Sie über sie denken, welche Gefühle Sie ihr entgegenbringen und welche Interessen, Vorlieben und Abneigungen Sie aus Vanessas Sicht haben. Wenn Ihnen das aber lieber ist, können Sie in das Diagramm auch eintragen, welche Vorstellungen Ihre Frau vermutlich von dem hat, was in Ihrem Kopf in Bezug auf Vanessa vor sich geht. Es soll also nicht darum gehen, was Sie wirklich fühlen oder denken, sondern darum, welche Gefühle und Gedanken Ihre Frau bei Ihnen vermutet. Überlegen Sie nun alle, was in diesem Gehirn, das Sie als Zeichnung vor sich haben, drin sein könnte, und später befassen wir uns damit, was wohl in unseren eigenen Köpfen so vor sich geht.«

Was ist die Zielsetzung dieser spielerischen Übung? Die Inhalte der »Felder« liefern Material für das Gespräch mit der Familie. Die therapeutische Wirkung dieses und anderer Spiele beruht nicht nur darauf, dass sie zum Artikulieren mentaler Zustände anregen, sondern vor allem darauf, dass sie in der Familie die Kommunikation über mentale Zustände in Gang bringen – wie das im Folgenden bei Frau James zu sehen ist:

Frau James weiß, dass ihre Tochter Vanessa das Gefühl hat, dass ihre Prüfungsleistungen ihrem Vater sehr wichtig sind. Dies hilft ihr zu verstehen, warum Vanessa Wutanfälle hatte, nachdem ihr Schulzeugnis mittelmäßig ausgefallen war. Aus Sicht von Frau James ist aber die einzige wichtige Hoffnung, die ihr Mann mit Blick auf Vanessa hat, dass sie ihre Kalorienzufuhr nicht länger einschränkt, und das einzige wichtige Gefühl, das er Vanessa entgegenbringt, dass er sie glücklich sehen will. In Vanessas Vorstellungen, die sie sich von den Gedanken ihres Vaters macht, kommt freilich keiner dieser zwei Aspekte vor. Sie vermutet bei ihm den heimlichen Gedanken, dass Vanessas Probleme ihm möglichst bei der Arbeit nicht in die Quere kommen sollen. Als Beispiel führt Vanessa an, sie wisse, dass er nur sehr ungern an den Familiensitzungen teilnehme. Herr James streitet dies vehement ab, doch Frau James schließt sich Vanessas Sichtweise an. Der Therapeut hält Vanessa dazu an, ihren Eltern zuliebe etwas genauer zu erklären, was es für sie bedeutet, wenn ihr Vater sich mit den Familiensitzungen so schwertut. Vanessa behauptet in recht aggressivem Ton, das bedeute, dass sie ihm egal sei. An diesem Punkt legt Herr James auf anrührende Weise offen, wie unwohl ihm ist, wenn Menschen über Gefühle reden. In seiner Ursprungsfamilie habe niemand über Gefühle sprechen dürfen – zumindest habe er das damals so empfunden. Er glaube, dass diese Haltung wirklich nicht hilfreich sei, und würde sich gern anders verhalten. Doch wenn Vanessa und Frau James offen über ihre Gefühle redeten, sei das für ihn sehr schwierig, und er komme sich dann oft sehr unbeholfen vor.

Ein solches Gespräch führt selten zu einer dramatischen Veränderung der Familiendynamik oder des individuellen Verhaltens. Der Wandel vollzieht sich schrittweise und schlägt sich zunächst in der Beschaffenheit des Diskurses zwischen Familienmitgliedern nieder. Die Gespräche in der Familie werden nuancierter, wo es um mentale Zustände geht: Sie sind nicht mehr so sehr von Schwarz-Weiß-Denken, von Wörtern wie »immer«, »nie«, »jedes Mal«, »überhaupt nicht« und »ständig« oder von pauschalen anklagenden Zuschreibungen mentaler Zustände bestimmt (z. B. »Dir geht es doch nur um ...«, »Dir ist es eben lieber, wenn ...«, »Du kannst es nicht haben, wenn ...«, »Du findest es natürlich toll, dass ...«). Durch unsere Beobachtungen bei Spielen und Übungen ist uns klar geworden, dass es viele verschiedene Möglichkeiten gibt, Vermutungen darüber anzustellen, »was im Kopf des Gegenübers vor sich geht«, und sich die Gefühle, Wünsche, Überzeugungen und Gedanken eines anderen Familienmitglieds zu erschließen. Spiele regen diesen Prozess an. Menschen wie Herr James haben ihre Zweifel, ob ein Diskurs, der Emotionen einbezieht, seine Berechtigung hat, und tun sich mit der Sprache der Gefühle schwer. In den letzten zwei Jahrzehnten sind viele Studien dazu erschienen, wie belastende Kindheitserfahrungen die Organisation und Regulation von Gefühlen beeinträchtigen können (siehe die Überblicksarbeiten von Koss a. Gunnar 2018; Raymond et al. 2018). Eine Veränderung des familiären Diskurses kann die im Laufe der Entwicklung erlittenen Schäden nicht ungeschehen machen, aber Blockaden auflösen, die bisher verhinderten, dass die Familienmitglieder sich aufeinander einlassen. Wenn das Sprechen über Gefühle Ängste auslöst, kann es unter Umständen zu einem Umschwung in der Familiendynamik kommen, wenn den Beteiligten klar wird, dass antizipierte katastrophale Folgen in Wirklichkeit nicht eintreten werden. In der Familie James ist wegen der Essstörung der Tochter der gesamte Diskurs von Angst um ihr Leben durchdrungen, was zu einem phobischen Vermeiden des Sprechens über mentale Zustände führt. Dies engt die Chancen für Veränderung stark ein. In einer solchen Situation können die Mentalisierungsinstrumente der MIST ihre volle Wirkung entfalten.

Warum ist es so problematisch, wenn mentale Zustände nicht thematisiert werden? Wenn in der Familie eine Tendenz zur Vermeidung von Mentalisierungsdiskursen besteht, wird sie sich im Lauf der Zeit immer mehr verfestigen. Je mehr die Kommunikation vom

Modus der psychischen Äquivalenz bestimmt ist, desto *ernster* werden die Gespräche. Dieser Prozess kann etwas Paradoxes haben. Wenn Menschen auf die Artikulation mentaler Zustände sehr verletzlich reagieren, weil sie als überfordernd und potenziell sehr schmerzlich erlebt wird, werden diese mentalen Zustände auch häufiger ignoriert. Spezifische Instruktionen können helfen, diesen Prozess in den Fokus zu rücken: »Tragen Sie die Ängste und Hoffnungen in die Felder ein … Das ist also Ihre Sicht. Was denken Sie, wie Ihr Sohn diesen Mentalscan ausgefüllt hat?« Starke und potenziell angsterregende Emotionen in ein Diagramm einzutragen, hilft Familienmitgliedern dabei, die Emotionen und ihre Auslöser zu erkunden.

Wenn durch die Einladung spielerisch (»unernst«) mit den Gedanken und Gefühlen im Familiensystem umzugehen, Hemmungen abgebaut werden, wächst durch das vertiefte Verständnis das gegenseitige Vertrauen. Zweck der Übung ist, wie bei vielen anderen spielerischen Aktivitäten, zum Mentalisieren anzuregen – zur Neugier auf das, was andere mutmaßlich über unser Innenleben denken, zur Korrektur von Fehlwahrnehmungen und zur Klärung von Missverständnissen. Wenn wir Gelegenheit bekommen, zu erfassen, wie andere die Welt erleben, sind wir besser in der Lage, nicht nur andere wahrzunehmen, sondern auch uns selbst so zu sehen, wie die anderen uns wahrnehmen. Dies steigert den Grad des Vertrauens innerhalb des Systems, das Gefühl der Sicherheit sowie die Bereitschaft aller Beteiligten, von den anderen zu lernen und etwas über sie zu erfahren.

5.5 Rollenspiele

Die in diesem Kapitel bislang beschriebenen Übungen ermuntern Familienmitglieder dazu, vorübergehend einen anderen Blickwinkel einzunehmen oder auch in eine andere Rolle zu schlüpfen. Wir können auch Rollenspiele im engeren Sinne als eine andere Form der mentalisierungsinspirierten Intervention einsetzen. Sie basieren auf Psychodrama-Techniken (Moreno, Moreno a. Moreno 1963; Yablonsky 1981) und können insbesondere zu Perspektivwechseln anregen. In Mini-Rollenspielen kann der Therapeut beispielsweise die Rollen verkehren und als Klient oder als ein Familienmitglied »auftreten«. Zum Einstieg kann er etwas sagen wie: »Stellen Sie sich vor, ich bin

Sie, und Sie sind ich ... Ich sage Ihnen nun, wie es mir geht, und Sie, als die Therapeutin, müssen auf das reagieren, was ich sage.« Diese Technik macht sich den zeitweisen Ausfall der Selbstmentalisierung zunutze. Denn der Klient ist bei diesem Mini-Rollenspiel weniger gehemmt, eine andere Sichtweise zu übernehmen, weil er nun nicht mehr so sehr darauf bedacht ist, wie die Sichtweise des Gegenübers sich auf seine eigene Selbstwahrnehmung als Klient auswirken könnte. Für den Moment *ist* er diese andere Person und vergisst sich buchstäblich selbst. Wenn wir in dieser Weise mit einer Familie arbeiten, gibt das jedem Familienmitglied Gelegenheit, sich eine Metaperspektive zu eigen zu machen, die einzunehmen es in der Regel nicht in der Lage oder nicht willens ist. Bei einer anschließenden Diskussion der Familienmitglieder über ihre Gefühle und Gedanken kann sich ein »reflektierendes Team« (Andersen 1987) herausbilden, das seine Beobachtungen teilt, die Integration unterschiedlicher Perspektiven anstrebt und vielleicht eine gemeinsame Sichtweise entwickelt, die an die Stelle der voneinander getrennten, unbeweglichen Sichtweisen tritt, die die einzelnen Personen zuvor einnahmen.

Rollenspiele im engeren Sinne orientieren sich an aktuellen oder früheren problematischen Interaktionen, welche die Familienmitglieder reinszenieren sollen, um dann zu überlegen, was in Zukunft anders laufen könnte. Beispielsweise können wir bei einer Familiensitzung, an der die Kinder nicht teilnehmen, die Eltern auffordern, sich ein typisches Konfliktszenario zu vergegenwärtigen und es dann »darzustellen« (Minuchin 1974 [1977]). Sobald die Atmosphäre etwas angespannt wird, bittet der Therapeut die Eltern, innezuhalten und sich in die Gedanken und Gefühle des Partners hineinzuversetzen. Da sich diese Übung meist als recht anspruchsvoll erweist, kann der Therapeut vorschlagen, dass die beiden die Auseinandersetzung erneut durchspielen, aber diesmal mit vertauschten Rollen: Sie sollen die Stühle tauschen, die Mutter spielt den Vater und der Vater die Mutter, und sie sollen genau dieselben Worte verwenden, die das Gegenüber zuvor benutzt hatte. Auf einem leeren Stuhl kann ein Foto des Kindes oder der Kinder platziert werden. Der Therapeut kann dann beide Eltern, während sie noch in ihren vertauschten Rollen sind, dazu auffordern, sich andere Sätze zum selben Thema zu überlegen, die zum Ziel haben, statt einer typischen Pattsituation ein konstruktives Ergebnis herbeizuführen. Er kann ihnen auch vorschlagen, sich vorzustellen, dass sich in drei Monaten ihre Beziehung verbessert hat und wie dann eine Diskussion über ein potenziell problematisches Thema verlaufen würde; sie sollen auch überlegen, wie ihre Kinder, die jetzt gerade nicht da sind, das Gespräch erleben würden. Schließlich sollen sich beide Eltern die neuen Sätze, die das Gegenüber sich ausgedacht hat, zu eigen machen und mit ihnen die problematische Szene noch einmal durchspielen. Bei solchen kleinen Rollenspielen wird sich in der Regel mehr als eine mögliche Version ergeben. Dies dürfte bei den Eltern die Neugier auf die Gründe wecken, die hinter den Unterschieden zwischen den geschilderten Zukunftsszenarien stecken.

Zur nächsten Sitzung brachte Sergio seine Mutter mit. Sie sagte, zu Hause gehe es jetzt mit Sergio viel besser. Er habe viele Fotos gemacht, die meisten von sich selbst, einige aber auch von ihr. Der Therapeut fragte Sergio, ob es für ihn in Ordnung sei, wenn seine Mutter einige der Fotos anschaue. Sergio war einverstanden und gab ihr sein Handy. Als die Mutter anfing, die vielen Selfies durchzugehen, die er gemacht hatte, schlug der Therapeut ihr vor, zu jedem der Schnappschüsse Vermutungen über die Gedanken und Gefühle Sergios anzustellen. Er fügte hinzu: »Sergio, du darfst nichts verraten. Sag also nicht, ob deine Mutter richtig liegt oder nicht.« Nach einigen Runden fragte der Therapeut bei Sergio nach: »Jetzt wollen wir mal schauen. Lag deine Mutter richtig?« Sergio erwiderte: »Nein, sie kennt mich nicht.« Therapeut: »Okay. Du denkst, sie kennt dich nicht. Und wie gut kennst du sie? Was denkst du? Willst du mal probieren, in ihren Kopf reinzuschauen?« Sergio blickte verwirrt drein. Nachdem der Therapeut ihm die Mentalscan-Übung erklärt hatte, füllte er die Felder auf der Gehirnzeichnung aus. Auf die Frage hin, welche geheimen Gedanken und Gefühle die Mutter möglicherweise für sich behielt, blickte Sergio sie lange an und sagte dann: »Da geht es um meinen Vater – sie spricht nie über ihn.« Die Mutter wirkte nervös und murmelte dann: »Wir sind nicht miteinander klargekommen ... ich habe ihn seit Jahren nicht mehr gesehen.« Daraufhin stellte Sergio ihr eine sehr einfache Frage: »Wie sah er aus?« Die Mutter nahm Sergios Handy, ging die Selfies durch und zeigte schließlich auf eines: »So sieht er aus ... genau wie du auf diesem Foto!«

Verbindungen zwischen Vergangenheit und Gegenwart zu knüpfen und die Entstehung modifizierter oder neuer Familiennarrative zu ermöglichen, ist das implizite Hauptziel der mentalisierungsinspirierten systemischen Familienarbeit. Es ist gut denkbar, dass das ziemlich negative Bild, das Sergios Mutter von seinem Vater hatte,

Spuren in Sergios Selbstbild hinterließ. Vielleicht erkannte sie in ihrem Sohn typische Eigenschaften seines Vaters wieder, ob es sich nun um körperliche oder charakterliche Merkmale handelte, und gab dies Sergio unbewusst zu verstehen, mit feinen nonverbalen Signalen wie Stirnrunzeln oder Abziehen der Aufmerksamkeit und vielleicht auch mit entsprechenden Kommentaren, wenn sie sich über Sergio ärgerte (»Du bist genau wie dein Vater!«). Die Vermutung ist wohl nicht zu weit hergeholt, dass bei Sergio schließlich das Gefühl entstand, in ihm gebe es etwas, das zumindest aus Sicht seiner Mutter unerwünscht sei – ein merkwürdiger oder gar fremdartiger Teil seiner selbst. Eine Repräsentation des Selbst, die sich ausgehend von einer verzerrten Repräsentation des Kindes durch eine Pflegeperson herausbildet, haben wir als »fremdes Selbst« bezeichnet (zu »alien self« siehe Fonagy a. Target 1995; Luyten, Campbell a. Fonagy 2019; Kapitel 6 dieses Buchs). Dieses Konzept hilft uns zu verstehen, warum manche Jugendliche und Erwachsene so weit gehen, dass sie die Aspekte ihrer selbst, die ihnen unangenehm sind, mit Rasierklingen und Messern buchstäblich aus sich herauszuschneiden versuchen oder sich mit Alkohol und anderen Drogen betäuben. Die Entwirrung des Familiennarrativs – in Sergios Fall sind das die stark negativ gefärbten Andeutungen zu seinem Vater – kann helfen, Gehörtes neu einzuordnen und den Einfluss zu erkennen, den es auf Selbstwahrnehmung und Selbstwertschätzung hat. Durch die Stärkung der Mentalisierungsfähigkeit wird die Rekonstruktion der lebensgeschichtlichen Erfahrungen möglich, deren toxische Wirkung dadurch abgemildert werden kann, dass die Erfahrungen nicht mehr somatisiert, sondern in Erinnerungen, Eindrücken, Annahmen, Vermutungen, Meinungen, Erwartungen, Ahnungen, Hypothesen, Ansichten, Mutmaßungen und Ähnlichem repräsentiert werden. Die Spiele, die wir vorgestellt haben, zielen darauf, dass eine Bewegung erfolgt, die von der Unmittelbarkeit des emotionsgesättigten körperlichen Erlebens der mentalen Realität zu den komplexen, in sich oft widersprüchlichen, vielschichtigen und nicht selten verwirrenden Entwicklungen hinführt, die mit dem Mentalisieren einhergehen.

Oft ergeben, wie in Sergios Fall, die Dinge am Ende mehr Sinn als zu Beginn. Dies ist aber keineswegs immer so, und es ist auch kein Kennzeichen der Besserung. Wenn gewonnene Einsichten das Handeln eines Kindes oder eines Elternteils verständlicher erscheinen lassen, sollte dies als Grund zur Freude gewürdigt werden, aber nie als der einzige. Nicht selten haben wir gute Arbeit geleistet, ohne dass eine Lösung in Sicht wäre. Dennoch ist Bewegung in den familiären Prozess gekommen, weil wir die Fähigkeit zum Perspektivwechsel und den Übergang vom impliziten zum expliziten Mentalisieren gefördert und dabei auf eine bessere Balance zwischen der Priorisierung des Selbst bzw. der anderen und von internalen (psychischen) und externalen (zwischenmenschlichen/umweltbezogenen) Faktoren hingewirkt haben. Die Chancen auf einen effizienteren Umgang mit künftigen Belastungen sind damit gestiegen. Eine Problemlösung ist kein notwendiges oder hinreichendes Kriterium für eine Besserung, doch eine Stärkung der Mentalisierungsfähigkeit ist unabdingbare Voraussetzung dafür, dass eine Lösung erreicht werden kann und dann auch Nutzen bringt.

In den zwei folgenden Sitzungen mit Sergio und der Mutter lag der Fokus auf seinem Vater. Die Mutter konnte nun darüber sprechen, wie er in Sergios ersten drei Lebensjahren ein liebevoller Vater gewesen war. Als er eine Affäre hatte, begann sie ihn zu hassen und trennte sich schließlich von ihm. Auf Vorschlag des Therapeuten brachte sie Fotos mit, auf denen zu sehen war, wie der Vater sich um den kleinen Sergio kümmerte – Fotos, die Sergio bis dahin nie gesehen hatte. Auf die Frage, was sein Vater wohl empfunden habe, als er seinen Sohn in den Armen hielt, sagte Sergio: »Er sieht glücklich aus, anscheinend liebt er mich ... und schauen Sie, auf diesem Foto sieht er ganz so aus wie ich ...«

Beim Follow-up-Gespräch etwa ein halbes Jahr später berichtete die Mutter dem Therapeuten, dass Sergio zu seinem Vater nach Argentinien gereist war und dort drei Monate verbracht hatte, »um ihn kennenzulernen«. Das Thema Schönheitsoperation spiele für Sergio keine Rolle mehr, und er habe das für die Operation gesparte Geld für eine hochmoderne Kamera ausgegeben. »Er will jetzt Fotograf werden – und er hat eine Menge Fotos von mir gemacht, Gott allein weiß, warum.«

5.6 Abschließende Überlegungen

Wir haben verschiedene Techniken vorgestellt, die das Mentalisieren innerhalb des Systems Familie fördern. Diese »Übungen« erfordern nicht notwendigerweise explizites Reflektieren, sondern lassen vielmehr das implizite, intuitive Verstehen entstehen, das die Herausbildung einer mentalisierenden Familienkultur unterstützt. In der

MIST gehen wir vom Prinzip des impliziten Lernens aus und von der Vorstellung, dass die Hauptaufgabe der Therapeutin darin besteht, eine Kultur des Mentalisierens aufzubauen, indem sie das gemeinsame Reflektieren gelebter Erfahrungen ermöglicht. Letztlich steht die MIST vor der Herausforderung, ein formelles programmatisches Rahmenkonzept anzubieten, das erfahrene ebenso wie weniger erfahrene Therapeutinnen leicht und mit replizierbaren Ergebnissen umsetzen können. Anhand eines solchen Behandlungsprotokolls sollte es – anders als mit traditionelleren manualisierten Behandlungsmethoden – möglich sein, ein genuines Mentalisieren in Gang zu setzen, das wenig zu tun hat mit dem oberflächlichen Anschein expliziten Mentalisierens, der entsteht, wenn die Klientin nur den Anweisungen der Therapeutin folgt. Die MIST muss eine robuste Strategie dafür anbieten können, die implizite, spontane und effektive Einbeziehung mentaler Zustände in verschiedenste zwischenmenschliche Interaktionen zu unterstützen.

Diesem Prinzip folgend haben wir uns im vorliegenden Kapitel mit der Frage befasst, wie wir Familien das Mentalisieren nahebringen können, ohne sie explizit dazu anzuleiten. Die beschriebenen Techniken haben als Ziel gemeinsam, zum Mentalisieren zu ermuntern, ohne etwas zum Thema zu machen, das was für viele der Familien, mit denen wir arbeiten, eine sehr große Herausforderung bedeuten kann: die Notwendigkeit eines bewussten, expliziten, reflektierenden Denkens, das genuin ist und nicht im Als-ob-Modus oder in Hypermentalisierung gründet.

Die Unterscheidung zwischen implizitem/schnellem und anstrengungslosem Denken auf der einen Seite und explizitem/langsamem und forderndem Denken auf der anderen Seite geht zu weiten Teilen auf die Modelle dualer Systeme zurück, über die Kahneman (2011) einen Überblick gibt. Er verweist auf etwas, das vermutlich jeder Therapeut und jede Therapeutin weiß, nämlich dass Menschen auf Situationen oft automatisch und ohne Überlegen reagieren. Weitere Modelle von dualen Systemen des Denkens sind die von Ross und Nisbett (2011) und, im Hinblick auf Impulskontrolle, von Fudenberg und Levine (2006). Reflexion braucht Zeit und ist mühsam, und automatische Reaktionen sind in Situationen, mit denen wir häufig zu tun haben, oft anpassungsdienlich. Wenn aber Familienmitglieder ihre Situation fehldeuten oder inadäquate automatische Reaktionen zeigen, kommt es zu Problemen, weil sich durch Automatismen, die kein Gegengewicht in bewusster Reflexion finden, eine erhebliche Verwundbarkeit entwickeln kann (Heller et al. 2017). In der MIST gehen wir davon aus, dass in einer idealen mentalisierenden Haltung das automatische/implizite Mentalisieren ausbalanciert ist gegen bewusstes/explizites Mentalisieren und dass explizites Mentalisieren nur zum Einsatz kommt, wenn die Situation erkennen lässt, dass es bei implizitem Mentalisieren zu Schwierigkeiten kommen kann. Dies ist einer der Aspekte, bei denen die spezifischen Mentalisierungstechniken, die wir besprochen haben, von unschätzbarem Wert sein können. Sie bieten Gelegenheit für ein schnelles, implizites Reagieren, das so viel Neugier weckt, dass auch gesichert ist, dass Reflexion ins Spiel kommt. Wenn wir uns selbst auf Video sehen, führt dies fast zwangsläufig schnelles und langsames Denken zusammen und regt uns dazu an, über Handlungen zu reflektieren, die wir automatisch ausgeführt haben.

Ein anderer Aspekt, der den in diesem Kapitel beschriebenen Mentalisierungstechniken unschätzbaren Wert verleiht, besteht darin, dass sie Gelegenheiten für *gemeinsame Reflexion* schaffen. Die »Übungen« geben einer Familie Gelegenheit, Ähnlichkeiten und Unterschiede zwischen individuellen Perspektiven zu erkunden und auf diesem Weg herauszufinden, was von allen geteilt wird und was geteilt werden kann. Das gemeinsame Reflektieren hat seinen eigenen Wert: Es steigert die kollektive Fähigkeit der Familie, sich durch Denken anstatt durch unmittelbares Reagieren flexibel an herausfordernde Situationen anzupassen. Im Kontext der Übungen, die auf einen mentalisierenden Modus in den Interaktionen der Familie hinwirken, kann sich außerdem auch die Qualität innerfamiliärer Beziehungen verändern.

Abschließend möchten wir hier einen wichtigen Punkt unterstreichen, den wir in diesem Buch bislang nur angedeutet, aber nicht ausgeführt haben: Das MIST-Modell weist dem Mentalisieren nicht die Hauptrolle im Therapieprozess zu. Das übergreifende Ziel ist vielmehr, die Vertrauensfähigkeit der Familie in der sozialen Kommunikation zu stärken. Wie wir in Kapitel 3 dargelegt haben, leitet sich dieser Prozess zum Teil aus Erfahrungen der geteilten Intentionalität ab. Zu erleben, dass die eigene Perspektive auf die Realität im Einklang mit der Perspektive eines anderen steht, eröffnet die Möglichkeit, etwas zu entdecken und zu lernen, das Relevanz besitzt, und stärkt somit das Vertrauen in das soziale Lernen als Ganzes. Dieser

Wandel der Haltung gegenüber dem Wissen, von dem wir alle stets umgeben sind, ist möglicherweise das vorrangige hilfreiche Ergebnis einer jeden Therapie und der zentrale Grund dafür, dass sie die Resilienz zu steigern vermag. Wenn sich innerhalb des Familiensystems das Vertrauensniveau erhöht, wird es mit künftigen Herausforderungen in einer größeren Offenheit sowohl nach innen wie auch nach außen umgehen können.

6 Effektives Mentalisieren fördern

In den vorangegangenen Kapiteln haben wir uns mit einer Reihe von Möglichkeiten befasst, das Mentalisieren wieder in Gang zu bringen. Eine dieser Strategien war, durch »Gegenbewegungen« (Bateman a. Fonagy 2016) in den vier Dimensionen des Mentalisierens (siehe Kapitel 2) *die Balance wiederherzustellen*. Wenn beispielsweise die Affektregulation Probleme bereitet und der Diskurs einer Klientin vom Als-ob-Modus dominiert ist und auf Hypermentalisieren oder auf ein Ungleichgewicht zugunsten des kognitiven Pols hinweist, kann der Therapeut die Klientin, das Paar oder die Familie dazu einladen, die verborgenen Emotionen wahrzunehmen und zu benennen. Ebenso kann er, wenn die Affekte zu erdrückend werden, Perspektivwechsel fördern und Klientinnen einladen, mittels einer *Mentalisierungsschleife* eine gewisse Distanz herzustellen, aus der sie sich die Abfolge von Interaktionen und subjektiven Erfahrungen anschauen können, die zu einem derart hohen Arousal-Niveau und zu einer Blockierung des effektiven Mentalisierens geführt hat. Die Schleife kann auch im Kontext der *reflektiven Kontemplation* hilfreich sein, die wir im Zusammenhang mit der Fallgeschichte von Frau Jones erwähnt haben (siehe Kapitel 2).

In diesem Kapitel werden wir ein breites Spektrum von Techniken betrachten, die wir im Lauf der Jahre entwickelt haben. Sie haben sich für uns als nützlich erwiesen, um Probleme anzugehen, die wir heute als Schwierigkeiten des Mentalisierens auffassen.

6.1 Effektives und ineffektives Mentalisieren »diagnostizieren«

Um Bewegung in offenbar festgefahrene Denkweisen zu bringen, prüfen wir, mit welcher spezifischen Facette des Mentalisierens wir uns möglicherweise beschäftigen müssen. Es handelt sich dabei um keine formale diagnostische Untersuchung, doch wir machen uns ein Bild davon, welche Aspekte des Mentalisierens (die wir in Kapitel 2 beschrieben haben) robust und aktiv zu sein scheinen und welche weniger stabil und vielleicht unterentwickelt oder dem Anschein nach überhaupt nicht vorhanden sind. Doch dass keine Indizien für etwas zu erkennen sind, ist natürlich kein Beweis dafür, dass es wirklich nicht da ist – der Logik des schwarzen Schwans ist nicht zu entkommen (Taleb 2007 [2008]). Wir können beispielsweise beschließen, uns bei einer Klientin darauf zu konzentrieren, inwieweit die narrative Kontinuität gegeben ist und ob es Anzeichen dafür gibt, dass sie die Familiengeschichte fragmentiert wiedergibt oder Teile davon abspaltet. Falls wenig auf eine bruchlose Kontinuität ihres persönlichen Narrativs hinweist, können wir überlegen, wie sie sich stärken lässt, und entsprechende Techniken einsetzen. Falls sich ein Familienmitglied offenbar kaum mit einer anderen Perspektive als der eigenen zu beschäftigen scheint, ist zu prüfen, mit welchen gezielten Interventionen wir eine Übernahme anderer Perspektiven unterstützen können. Die betreffenden MIST-Techniken lassen sich in der Einzelarbeit bei Anwesenheit oder Abwesenheit anderer Familienmitglieder und auch in der Arbeit mit Paaren und Familien einsetzen.

Oft werden wir durch spezifische Redeweisen darauf aufmerksam, dass Facetten des Mentalisierens unterentwickelt sind oder ganz zu fehlen scheinen. Zum Thema Mentalisieren des Selbst könnte eine Klientin beispielsweise sagen: »Ich kann mich an nichts erinnern, das ich vor dem Alter von zwölf Jahren erlebt habe. Und was soll meine Kindheit denn auch mit irgendetwas von heute zu tun haben? Das ist doch alles altes Zeug von Freud, an das niemand mehr glaubt … Die Vergangenheit ist vergangen, sie ist vorbei … Ich weiß nicht mehr, was vor so langer Zeit passiert ist, das hat keine Bedeutung.« Diese Äußerung könnte darauf hindeuten, dass die Facette der autobiografischen (oder narrativen) Kontinuität schwach ausgebildet oder gar nicht vorhanden ist. Oder stellen wir uns eine Mutter vor, die sagt: »Ich weiß nicht, warum die anderen immer mich verantwortlich machen … Es ist nicht meine Schuld, dass es mit meinen Kindern so schlecht läuft. Wenn eine andere Sozialarbeiterin für mich zuständig wäre, hätte ich diesen ganzen Ärger nicht … Was ich brauche, sind nicht gute Ratschläge, sondern dass das Sozialamt mir eine größere Wohnung zahlt, damit die Kinder getrennte Schlafzimmer haben und sich nicht gegenseitig aufputschen. Dann wäre alles leicht zu regeln.« Hier ist zu vermuten, dass die Mutter Schwierigkeiten mit dem Mentalisierungsaspekt des Übernehmens von Verantwortung für das eigene Handeln hat.

Probleme mit dem Mentalisieren anderer sind in folgendem Beispiel zu erkennen: »Ich weiß, das ist der Grund, warum du dich so verhältst ... Ich weiß genau, was du denkst und fühlst, und ich habe keinen Zweifel daran, dass du das mit Absicht gemacht hast.« Die Person, die das sagt, tut sich offenbar schwer damit, eine Haltung des Nichtwissens einzunehmen. Ein weiteres Beispiel: »Warum beharrst du ständig darauf, dass man diese Sache, mit der wir uns herumschlagen, auch anders sehen kann? Willst du mir damit sagen, dass ich falschliege? Nein, *du* liegst falsch. Du kannst die Sache meinetwegen sehen, wie du willst, aber du irrst dich einfach.« Diese Äußerung weist auf Schwierigkeiten mit der Facette des Perspektivwechsels hin.

In einer Familiensitzung sagt der Vater: »Ich bin noch nicht fertig, du musst mir zuhören. Nie hörst du mir zu, du lässt mich einfach nicht zu Wort kommen ... Unterbrich mich nicht, wenn ich rede, mir ist egal, wer an der Reihe ist. Ich rede jetzt erst einmal über mein Problem, und ich rede so lange, bis ich fertig bin.« Hier scheint es um Probleme mit der Facette des Sprecherwechsels zu gehen. In der folgenden Äußerung einer wütenden Ehefrau deutet sich an, dass sie nur in begrenztem Maße oder gar nicht an die Möglichkeit von Veränderung glaubt: »Er wird sich niemals ändern, nicht einmal ein bisschen ... Ich habe mich jahrelang abgemüht, aber er reagiert einfach nicht – und seine Mutter sagt dasselbe!«

Nachdem wir die »Diagnose« gestellt haben, dass eine bestimmte Facette des Mentalisierens fehlt oder unterentwickelt ist, können wir verschiedene Interventionen in Betracht ziehen, mit denen sich effektives Mentalisieren in Gang bringen lässt.

6.2 Effektives Mentalisieren in Gang bringen

Die Tabelle in Kapitel 6.3 gibt einen Überblick über spielerische Interventionen zum Ankurbeln von Mentalisierungsprozessen. Darin sind (in der linken Spalte) Aspekte des effektiven Mentalisierens aufgeführt, die wir hier als »Facetten« bezeichnen. Einige davon haben wir bereits in Kapitel 2 und 3 erläutert. In der rechten Spalte sind entsprechende Vorschläge für Interventionen genannt. Die Tabelle ist in die Abschnitte »Mentalisieren des Selbst«, »Mentalisieren von anderen« und »relationales Mentalisieren« unterteilt. Der Begriff *relationales Mentalisieren* bezieht sich auf den gemeinsamen oder geteilten Prozess, der aus den besonderen Eigenschaften des jeweiligen mentalisierenden sozialen Systems hervorgeht. Bei jeder Facette sind ein oder mehrere Beispiele für mögliche spielerische Übungen und Interventionen angegeben. Wesentlich ist bei diesen Spielen und Übungen, dass die Therapeutin eine mentalisierende Haltung einnimmt.

6.3 MIST-Interventionen

Herzstück der in der folgenden Tabelle aufgelisteten Interventionen ist die *mentalisierende Haltung* (siehe Kapitel 3 sowie Asen a. Fonagy 2012a [2015]): sich eine neugierig explorierende Haltung des Nichtwissens bewahren; die Erfahrung jeder einzelnen Person validieren; effektives Mentalisieren kenntlich machen und hervorheben; ineffektives Mentalisieren unterbrechen. Es wurden viele verschiedene Übungen und Spiele entwickelt, mit denen wir effektives Mentalisieren stärken oder anstoßen können, und die Liste in der Tabelle ist keineswegs vollständig. Die Übungen sind vor allem in der Paar- und Familienarbeit und in der Multifamilientherapie (siehe Kapitel 9) einsetzbar, doch einige sind auch für die mentalisierungsinspirierte systemische Einzeltherapie geeignet. Familien können dazu angehalten werden, sich gemeinsam mit einer Aufgabe zu beschäftigen und beispielsweise, wenn kleinere Kinder dabei sind, etwas mit Holzklötzen zu bauen oder, mit größeren Kindern, ein komplexeres Objekt aus Legosteinen zu errichten. Dies erlaubt die direkte Beobachtung von Prozessen in der Familie und von Reaktionen auf mögliche Interventionen.

Facette	Interventionen
Mentalisieren des Selbst	
Fokussierung auf mentale Zustände	Schaubild »Gefühle im Körper«
Haltung des Nichtwissens	Rollenspiel mit vertauschten Rollen Eine Haltung des Nichtwissens einnehmen
Neugierig selbstexplorierende Kontemplation und Reflexion	Lebenskreise Brief an das Problem
Perspektivwechsel	»Skope« (»Elternskope« etc.) Wie andere dich sehen

Facette	Interventionen
Bewusste Wahrnehmung eigener innerer Konflikte	Konflikt-Lagepläne Comics zu Disputen mit sich selbst
Emotionssteuerung	Emotionsschnappschüsse In Herzen und Köpfe hineinhören Stimmungsbarometer Das geheime Leben der Vulkane
Verantwortung für Worte und Taten übernehmen	Schachteln für verantwortungsvolles und unverantwortliches Handeln
Fähigkeit, zwischen Gefühlen und Gedanken zu unterscheiden	Schaubild »Gefühle im Körper«
Selbstironie	Eine Filmfigur sein
Herstellen von autobiografischer/narrativer Kontinuität	Fluss des Lebens Reise in die Erinnerung Identitätspuzzle
Andere mentalisieren	
Mentale Zustände als Handlungsmotive auffassen	Mentalscans
Haltung des Nichtwissens	Emotionsschnappschüsse Postkarten beschreiben
Demut	Mentalscans
Perspektivwechsel	»Skope« basteln Familienskulpturen aus Knetmasse In die Schuhe der anderen schlüpfen
Empathie	Schulpreis Neuzugang
Neugier	Problemskulptur Zu spät zur Verabredung
Reflektierende Kontemplation	Gedankenblasen Der vergessene Geburtstag
Entwicklungsbezogene Perspektive	Markt der Erinnerungen Fotogeschichten
Vergeben können	Zu spät zur Verabredung Brief an das Problem
Relationales Mentalisieren	
Geteilte Intentionen	Familienrucksack Postkarten beschreiben
Akzeptieren einer geteilten Perspektive	Konflikt-Lagepläne Reise in die Erinnerung Beziehungsschaubilder
Haltung des Nichtwissens	Wie andere dich sehen In Herzen und Köpfe hineinhören

Facette	Interventionen
Nichtparanoide und nicht übertriebene Reaktionsbereitschaft	Mobbing mit Zuschauern Eskalationsuhr Missverständnisse im Fokus
Fähigkeit zum Akteurwechsel	Familienskizze Ein Brettspiel spielen
Wirkungsbewusstsein	Beziehungsschaubilder Schulpreis Baby im Spiegel
Spielerische Haltung	Maskenball
Glaube an Veränderbarkeit	Familienrucksack Fantasiekönigreich
Vertrauensfähigkeit	Mit verbundenen Augen Lügendetektor

Tab. 1: Facetten des effektiven Mentalisierens und dazu passende Interventionen

Die folgenden Übungen und Spiele zielen darauf ab, dass es danach nicht einfach so weitergeht wie vorher, sondern dass die Beteiligten hoffentlich nach den Sitzungen weiterexperimentieren. Viele lassen sich in Sitzungen sowohl mit einer einzelnen als auch mit mehreren Familien einsetzen. Spiele regen zum impliziten Mentalisieren an und können, wenn ein Gruppenmitglied die Tendenz zu Intellektualisierung und Hyperrationalität hat, ein Gegengewicht bilden. Durch sie wird das höchst bedeutsame Mentalisieren zwischen den Sitzungen angestoßen und kann seine eigene Dynamik entwickeln. Im Folgenden stellen wir einige Übungen und Spiele vor, von denen viele auf Aktivitäten und Übungen zurückgehen, die von Kolleginnen und Kollegen beschrieben worden sind.

6.3.1 Lügendetektor

Szenario: Alle in der Gruppe schreiben auf Klebezettel drei wahre Aussagen und eine falsche über sich selbst und heften sie sich vorne an die Kleidung. Die anderen müssen herausfinden, welche die Lüge ist.

Instruktion: *»Vielleicht tun sich einige von Ihnen schwer damit, Lügen zu erzählen, aber dieses Spiel könnte Ihnen trotzdem Spaß machen – Sie sollen erraten, welche der Aussagen, die eine Person über sich macht, wahr und welche gelogen sind. Bitte nehmen Sie alle sich vier Klebezettel und schreiben Sie darauf drei Dinge über sich, die stimmen, und eine Sache,* *die nicht stimmt. Kleben Sie sich die Zettel an die Brust oder an die Stirn und gehen Sie im Raum umher. Seien Sie ein kleiner Sherlock Holmes. Gehen Sie nacheinander zu allen in der Gruppe hin und raten Sie, was die Lüge ist. Schauen Sie, ob Sie auf Anhieb richtig tippen oder erst beim vierten Mal. Ihre eigene Lüge soll nicht leicht zu erraten sein.«*

Fokus: Wie gut sind die Einzelnen beim Raten? Was ist schwieriger: die Wahrheit schreiben oder die Lüge? Gibt es »Notlügen«? Gibt es »geschickte« und »schwache« Lügen?

6.3.2 Neuzugang

Szenario: Ein neuer Schüler kommt in die Klasse. Er ist sehr schüchtern. Einige der Kinder möchten ihm gern helfen, andere nehmen es ihm übel, dass er die Landessprache nicht gut kann.

Instruktion: *»Für Leo ist es der erste Tag an der neuen Schule. Er kennt niemanden, und er ist nicht leicht zu verstehen, weil seine Muttersprache eine andere ist. Einige Schüler kichern, andere ignorieren ihn. Ein Schüler lässt Mitgefühl erkennen.«*

Fokus: Was für Hoffnungen und Ängste könnte Leo haben? Was denken die anderen Schüler von dem Neuankömmling, welche Gefühle löst er in ihnen aus? Was halten sie davon, dass er anders aussieht und anders spricht? Was könnte in dem Schüler vorgehen, der Mitgefühl hat?

6.3.3 Zu spät zur Verabredung

Szenario: Zwei Freundinnen haben sich um sechs Uhr vor dem Kino verabredet, wo sie zusammen einen Film anschauen wollen. Eine der beiden ist nicht rechtzeitig da.

Instruktion: *»Zwei Freundinnen, Judy und Mary, wollen zusammen ins Kino und sich um sechs Uhr treffen. Judy ist schon zehn Minuten vorher da und schon ganz aufgeregt. Um sechs ist Mary noch nicht erschienen ... und um 6:16 Uhr wartet Judy immer noch. Währenddessen steckt Mary in der U-Bahn fest, die sich seit einer halben Stunde nicht vorwärtsbewegt. Schließlich kommt sie um halb sieben vorm Kino an – und glücklicherweise ist Judy noch da.«*

Fokus: Stellen Sie sich vor, was zu den verschiedenen Zeitpunkten in Judy und Mary vor sich geht – wie fühlen sie sich, was denkt jede über die andere? Was denken und fühlen sie, wenn sie sich schließlich treffen?

6.3.4 Wie andere dich sehen

Szenario: Jede Person überlegt sich zunächst, wie andere Gruppenmitglieder ihn wohl beschreiben würden. Daran schließen sich die tatsächlichen Beschreibungen an. Diese zweiteilige Übung eignet sich am besten für Multifamilien- oder Gruppenarbeit.

Instruktion: *»Sie alle schreiben bitte acht – positive oder negative – Adjektive auf, die andere Familien- oder Gruppenmitglieder wohl wählen würden, um Sie zu beschreiben. Falten Sie das Blatt zusammen und legen Sie es beiseite. Dann sollen bitte alle ein Adjektiv zu jedem anderen Gruppenmitglied auf einen Klebezettel schreiben und ihm diesen anheften (vorzugsweise auf den Rücken, damit geheim bleibt, von wem der Zettel ist). Dann werden die Selbst- und die Fremdbeschreibung verglichen.«*

Fokus: Vermutungen anstellen, warum Selbstbeschreibungen und Fremdbeschreibungen durch die anderen Gruppenmitglieder ähnlich sind oder sich unterscheiden.

6.3.5 Eine Filmfigur sein

Szenario: Jede Person sucht sich eine Figur aus einem Film oder einer Fernsehserie aus. Die anderen sollen überlegen, warum sie sich diese Figur ausgesucht hat – und diskutieren, welche von deren Merkmalen zu ihr passen und welche nicht. Eine Variation besteht darin, einen zehnminütigen Ausschnitt aus einem Spielfilm vorzuführen, in dem es um Beziehungsthemen geht. Die Gruppenmitglieder sollen sich jeweils mit einer bestimmten Figur identifizieren und sich vorstellen, was sie in dieser Rolle denken und fühlen würden.

Instruktion: *»Die meisten Menschen schauen sich gern Filme oder Fernsehserien an. Wir hätten gern, dass Sie sich eine bestimmte Film- oder Fernsehfigur aussuchen, mit der Sie sich bis zu einem gewissen Grad identifizieren können. Gut wäre es, wenn das eine recht bekannte Figur ist, damit alle hier die Figur kennen. Beginnen Sie damit, dass Sie die Figur nachahmen, die Sie sich ausgesucht haben, mit Worten und/oder Verhaltensweisen. Dann werden die anderen darüber sprechen, warum Sie die Figur wohl gewählt haben und ob es Ähnlichkeiten zwischen ihr und Ihnen gibt oder nicht.«*

Fokus: Alle dazu anhalten, zu überlegen, welche Figur die anderen Gruppenmitglieder darstellen und warum sie sich diese ausgesucht haben. Die unterschiedlichen Wahrnehmungen vergleichen. Haben alle Gruppenmitglieder ähnliche Vorstellungen von der jeweiligen Figur?

6.3.6 Der vergessene Geburtstag

Szenario: Bill hat Janes Geburtstag vergessen, was sie sehr enttäuscht.

Instruktion: »Jane will ihren Geburtstag zusammen mit ihrem Freund Bill feiern. Sie hat ihn zu sich eingeladen, ein Menü gekocht und Bier eingekauft. Sie freut sich sehr darauf, dass er zu ihr in ihre Wohnung kommt. Als er eintrifft, hat er kein Geschenk dabei und sagt: ›Wow, was für ein tolles Abendessen du da vorbereitet hast – und das an einem Donnerstag!‹ Jane isst schweigend und trinkt mehr von dem Bier als Bill.«

Fokus: Was ist geschehen? Warum verhält Jane sich so? Was geht in ihrem Kopf vor sich? Was wird Bill denken, wenn ihm klar wird, dass sie Geburtstag hat? Haben Sie eine solche Situation schon einmal selbst erlebt?

6.3.7 Schulpreis

Szenario: Ein Kind hat in der Schule eine Auszeichnung bekommen, doch es hat den Eindruck, dass das die Mutter nicht interessiert, und sie sagt auch nichts dazu. Das Kind ist tief gekränkt.

Instruktion: »Jack hat am Morgen in der Schulversammlung von der Rektorin für Aufsätze, die er geschrieben hat, einen Preis verliehen bekommen. Er brennt darauf, seiner Mutter davon zu erzählen. Als er nach Hause kommt, telefoniert sie gerade und ignoriert ihn. Jack flüstert ihr zu, dass er in der Schule einen Preis bekommen hat, doch sie gibt ihm mit einer Geste zu verstehen, dass er still sein und weggehen soll. Er ist immer noch ganz aufgeregt und hüpft um sie herum. Sie sagt ihm: ›Jetzt führ dich nicht so auf ... Geh einfach spielen. Er geht nach draußen. Zehn Minuten später ruft die Mutter Jack zu, er solle wieder reinkommen. Sie fragt ihn, wie es in der Schule war. Jack erwidert: ›Ganz okay.‹«

Fokus: Warum ging die Mutter nicht darauf ein, als Jack die Neuigkeit loswerden wollte? Wie fühlte er sich in dem Moment? Wie ist ihre Reaktion bei ihm angekommen? Was ging in ihm vor, als seine Mutter ihn schließlich fragte, wie es in der Schule war? Was ging in der Mutter vor, als sie erfuhr, dass er einen Preis bekommen hatte? Wie könnte sie versuchen, die Sache wiedergutzumachen? Wie würde er darauf reagieren?

6.3.8 Mobbing mit Zuschauern

Szenario: Vier Personen spielen eine typische Mobbingszene: Eine Person schikaniert eine andere, zwei schauen zu. Die übrigen Gruppenmitglieder sollen überlegen, was in den Köpfen aller vier vor sich geht.

Instruktion: *»Stellen Sie sich eine typische Schulszene in der großen Pause vor: Ein Kind wird von einem anderen gehänselt, das Ganze eskaliert, und zwei andere Kinder bleiben stehen und schauen zu.«*

Fokus: Was geht wohl in dem Mobber vor sich? Was denkt und fühlt das Kind, das drangsaliert wird? Was denken und fühlen die beiden Kinder, die die Szene beobachten? Was könnten sie tun – und warum tun sie möglicherweise nicht, was sie ihrem Empfinden nach eigentlich tun müssten?

6.3.9 Problemskulptur

Szenario: Jede Familie wählt ein bestimmtes Problem, mit dem sie zu kämpfen hat, und setzt Mitglieder anderer Familien dafür ein, das Problem in Form einer Skulptur darzustellen. Die anderen sollen dann erraten, um welches Problem es geht, und nach Lösungsmöglichkeiten suchen, indem sie die Skulptur umgestalten.

Instruktion: *»Denken Sie an ein Problem, das Sie mit Ihren Eltern, Ihrem Partner, Ihren Kindern oder einer anderen Ihnen nahestehenden Person haben. Wenn Sie dies in einem Standbild ausdrücken wollten, wie würde es aussehen? Denken Sie darüber nach und wählen Sie dann einige Gruppenmitglieder, um mit ihnen eine Skulptur zu arrangieren. Wir werden von jeder Skulptur einen Schnappschuss machen, damit wir sie uns hinterher zusammen anschauen können.«* (Diese Übung ist nur für ein Multifamilien-Setting geeignet.)

Fokus: Wie können verschiedene Probleme und Dynamiken zum Ausdruck gebracht werden? Ist die Darstellung verständlich? Wie können wir wissen, was andere fühlen? Wenn ein »Element« der Skulptur sich verändern ließe, welches könnte das sein, und wie würde sich das dann auf den Rest der Skulptur auswirken?

6.3.10 Schaubild »Gefühle im Körper«

Szenario: Jede Person zeichnet in einem Umriss ihres Körpers ein, wo bestimmte Gefühle lokalisiert sind.

Instruktion: *»Wir alle haben in uns eine große Vielfalt von Emotionen und Gefühlsregungen – selbst wenn wir sie vor anderen oder vor uns selbst verbergen. Und oft wissen wir zwar, was wir fühlen, aber nicht, wo wir es fühlen. Wir schlagen Ihnen vor, dass wir von allen, die hier sind, einen Körperumriss zeichnen. Sie können sich nacheinander auf diese Tapetenrolle legen, damit jemand mit einem Stift an Ihren Konturen entlangfährt. Dann zeichnen Sie alle in den Umriss Ihres eigenen Körpers Gefühle ein,* *mit verschiedenen Farben und in verschiedenen Stärken und Ausdehnungen – ganz gleich, ob Sie die Gefühle im Kopf, im Bauch, in den Beinen oder anderswo spüren.«*

Fokus: Was fällt Ihnen daran auf, wie verschiedene Personen und Familien bestimmte Gefühle im Körper lokalisieren? Wo empfinden die Einzelnen Wut und Aggression? Was können wir tun, wenn wir bestimmte Gefühle lieber nicht haben würden? Wie können wir negative Gefühle abschwächen und positive verstärken? Welche Situationen fallen Ihnen ein, in denen Sie die genannten Gefühle empfunden haben?

6.3.11 Emotionsschnappschüsse

Szenario: Der Therapeut macht, mit dem Einverständnis der Familienmitglieder, während der Sitzung Fotos von ihnen. Später werden diese zusammen betrachtet, und die Familienmitglieder stellen Vermutungen an, was zum Zeitpunkt des Schnappschusses in der jeweiligen Person vor sich ging.

Instruktion: *»Bei unserem heutigen Treffen würde ich gern von allen hier, auch von mir selbst, Schnappschüsse machen. Dazu brauche ich natürlich Ihr Einverständnis. Später können wir uns die Fotos dann anschauen und überlegen, was in der zu sehenden Person vor sich gegangen ist.«*

Fokus: Welche Emotionen sind auf den Fotos zu erkennen? Was waren die Auslöser? Sind dem »Gedankenlesen« Grenzen gesetzt? Wann und warum vertun wir uns dabei?

6.3.12 Baby im Spiegel

Szenario: Die Mutter oder der Vater eines Babys wird aufgefordert, fünf Minuten lang mit ihm zu spielen, zu ihm zu sprechen oder es auf andere Weise anzuregen. Ein Spiegel wird so platziert, dass auf dem Video, das von der Interaktion erstellt wird, die Gesichter von beiden zu sehen sind. Wenn dem Elternteil dann später das Video gezeigt wird, soll er Vermutungen zum mentalen Zustand des Babys und unter anderem dazu anstellen, wie das Baby ihn wahrnimmt.

Instruktion: *»Manchmal ist ziemlich schwer auszumachen, was ein Baby denken und fühlen könnte – und auch für das Baby kann schwer zu erfassen sein, was in der Mutter oder dem Vater vor sich geht. Wir möchten, dass Sie mit Ihrem Kind fünf Minuten lang spielen oder inter-*

agieren, ganz so, wie Sie möchten. Das nehmen wir auf Video auf. Damit wir uns dann hinterher genauer anschauen können, was zwischen Ihnen und dem Baby geschehen ist, stellen wir hinter dem Baby einen Spiegel auf. So kann die Kamera gleichzeitig Ihr Gesicht und das des Babys erfassen.«

Fokus: Wenn das Video beim Abspielen immer wieder angehalten wird, entsteht eine Reihe von Ansatzpunkten für die Reflexion. Wir können dann zum Beispiel fragen: »Was glauben Sie, fühlt oder denkt Ihr Sohn jetzt gerade? Was könnten die Gründe dafür sein, dass er so unruhig ist?« Wir können mit anspruchsvolleren Fragen fortfahren wie etwa: »Denken Sie, er hat Angst, oder könnte es auch daran liegen, dass Sie besorgt sind? Denken Sie, er ist böse auf Sie – oder bekommt er irgendwie mit, dass Sie sich über ihn zu ärgern beginnen?« Mit weiteren Fragen können wir die Eltern dazu anregen, sich selbst, unterstützt durch das Video, aus der Perspektive des Babys zu betrachten: »Was für eine Mama sieht er da vor sich – eine frohe, eine ärgerliche oder vielleicht eine traurige? Und wenn er Sie so erlebt, was löst das dann bei ihm aus? Was denkt und fühlt er da gerade? Was denkt er, dass Sie fühlen oder denken? Wie reagieren Sie hier auf das Baby? Was für eine Mutter sieht das Baby vor sich? Wie reagiert es auf diese Mutter? Was würde das Baby sagen, wenn es sprechen könnte? Was würde es sagen, wenn es denken könnte wie ein Erwachsener?«

6.3.13 Konflikt-Lagepläne

Szenario: Familien- und Gruppenmitglieder zeichnen Lagepläne von Orten, an denen sich Konflikte abspielen – Grundrisse ihrer Wohnung oder ihres Hauses, ihres Wohnviertels, ihrer Schule. Orte, an denen Konflikte stattfinden, heben sie rot hervor.

Instruktion: *»Bitte zeichnen Sie alle den Grundriss Ihrer Wohnung / Ihres Hauses. Kennzeichnen Sie mit Rot, wo die typischen Kämpfe/Streitereien/Diskussionen stattfinden. Zeichnen Sie auch eine Karte Ihrer Gegend, mit Ihrem Haus und den Häusern der Nachbarn, mit Läden, Schule und so weiter. Machen Sie auch kenntlich, wo sich die problematischsten Verhaltensweisen ereignen.«*

Fokus: Wie ist es zu erklären, dass sich bestimmte Auseinandersetzungen oft an einem bestimmten Ort abspielen? Was würde geschehen, wenn wir jedes Mal, wenn eine neue Auseinandersetzung bevorsteht, den »Tatort« wechseln, indem wir eine Pause einlegen und uns in einen anderen Raum verlagern, ehe wir weiterstreiten? Würde ein Ortswechsel tatsächlich helfen, oder können wir etwas anderes tun, um Konflikte einzudämmen?

6.3.14 Eskalations-Uhr

Szenario: Alle sollen sich eine Situation in ihrem Leben in Erinnerung rufen, in der die Dinge so weit eskalierten, dass sie außer Kontrolle gerieten. Auf der Zeichnung einer Eskalations-Uhr halten sie den Prozess eskalierender Interaktionen fest und überlegen, wie sie die Uhr hätten anhalten können, ehe es zu spät war.

Instruktion: *»Wir alle geraten hin und wieder in emotionale Zustände, in denen alles zunehmend außer Kontrolle zu geraten scheint und wir den Überblick verloren haben. In einer solchen Situation kann es sein, dass wir immer wütender werden. Es ist ein Teufelskreis, und wir schaffen es nicht, aus ihm auszusteigen. Können Sie sich an eine Situation in der jüngeren Vergangenheit erinnern, in der Ihnen das passiert ist? Bitte zeichnen Sie für diese Übung zunächst das große Zifferblatt einer Uhr, mit Zahlen von 1 bis 12. Ziehen Sie von jeder Zahl eine Linie zur Mitte des Zifferblatts, sodass zwölf Kreissektoren entstehen. Stellen wir uns vor, 12 Uhr bedeutet, es ist alles zu spät. Das ist der Punkt, an dem Sie explodieren oder aufeinander losgehen. Schreiben Sie in diesen letzten Sektor, was geschehen ist, und fangen Sie dann an, die Uhr sozusagen Stunde um Stunde zurückzudrehen. Beschreiben Sie, was direkt davor, also auf der Uhr um 11, passiert ist – in der realen Zeit mag das nur wenige Sekunden vor der Explosion gewesen sein. Überlegen Sie dann, was ›um 10 Uhr‹ geschehen ist, und so weiter. Auf diese Weise können Sie zurückverfolgen, wie die Dinge eskaliert sind – was Sie getan und gesagt haben, was daraufhin jemand anders getan oder gesagt hat, und so weiter. Schreiben Sie all das in die Sektoren der Uhr. Sobald Sie den Ausgangspunkt des ganzen Prozesses erreicht haben, überlegen Sie, was Sie zu jeder ›Uhrzeit‹ hätten anders machen können, um die Eskalation zu verhindern. Später können Sie dann Ihre Uhr mit denen der anderen hier im Raum vergleichen.«*

Fokus: War die Eskalation absehbar? Was haben alle Beteiligten währenddessen gedacht und gefühlt? Wäre die Eskalation, falls sie vorhersehbar war, aufzuhalten gewesen? Wie können wir in Zukunft rechtzeitig nachvollziehen, was im Kopf der anderen vor sich geht, um so die Explosion abzuwenden? Was könnte die eine Sache sein, die wir an diesem Punkt besser nicht sagen oder tun sollten?

6.3.15 In die Schuhe der anderen schlüpfen

Szenario: Die Gruppenmitglieder werden dazu angehalten, sich in eine andere Person hineinzuversetzen und die Welt aus deren Blickwinkel zu betrachten.

Instruktion: *»Wir setzen uns alle im Kreis hin. Legen Sie ein Blatt Papier unter Ihre Füße und zeichnen Sie die Umrisse Ihrer Schuhe darauf. Stehen Sie nun auf, rücken Sie um einen Platz nach links und stellen Sie sich sozusagen in die Schuhe Ihres Nachbarn oder Ihrer Nachbarin. Stellen Sie sich vor, Sie sind jetzt diese Person und führen das Gespräch, das gerade lief, aus ihrer Sicht weiter.«*

Fokus: Wie sieht ein Problem aus, wenn wir es aus einer anderen Perspektive sehen? Können wir dann besser nachvollziehen, was andere sagen und meinen?

6.3.16 Fantasiekönigreich

Szenario: Es wird ein imaginäres Königreich entworfen, in dem sich alle eine Rolle aussuchen.

Instruktion: *»Stellen Sie sich vor, Sie leben weit, weit weg von hier in einem Königreich. Bitte entscheiden Sie gemeinsam, wer in diesem Reich lebt. Mögliche Figuren sind beispielsweise König, Königin, Prinz, Prinzessin, Zofe, Diener, Hofnarr, Ritter, Bauer, Handwerker, Kaufmann, Gefängniswärter. Sobald Sie sich geeinigt haben, wer welche Rolle übernimmt, begeben Sie sich alle in Ihre Rolle hinein. Überlegen Sie, welche Verkleidungen und Gegenstände dazu passen – Sie können Hüte, Kronen, Schmuck oder Werkzeuge basteln, was immer Sie möchten. Gestalten Sie dann zusammen ein Königreich, in dem alles wohlgeordnet ist.«*

Fokus: Sind alle mit ihrer Rolle zufrieden? Wer würde gern in eine andere Rolle wechseln? Wie können wir das aushandeln – und mit wem? Was ist in dem Fantasiereich im Vergleich zum Alltag anders? Was können wir daraus vielleicht lernen?

6.3.17 Mit verbundenen Augen

Szenario: Eltern werden mit verbundenen Augen von ihren Kindern durch einen Hindernisparcours geführt. Anschließend werden den Kindern die Augen verbunden, und sie lassen sich von den Eltern führen.

Instruktion: *»Wir wollen ein Spiel spielen, das mit Vertrauen zu tun hat. Wem können wir wann und wo vertrauen? Wir haben hier ein paar Augenbinden und hätten gern, dass die Eltern sie anlegen, damit sie wirk-*

lich nichts mehr sehen können. Dann bauen die Kinder eine Hindernisstrecke auf und führen die Eltern sicher durch den Raum und auch nach draußen. Zum Führen können sie nur Worte benutzen. Später drehen wir den Spieß dann um. Den Kindern werden die Augen verbunden, und die Eltern bauen einen Hindernisparcours auf und geleiten sie hindurch. Danach werden die Kinder von einer anderen Person geführt, die nicht zur Familie gehört.«

Fokus: Wie fühlt sich »blindes Vertrauen« an? Wem können wir vertrauen – und in welchen Situationen? Wann ist es Familienmitgliedern schwergefallen, einander zu vertrauen?

6.3.18 Familienrucksack

Szenario: Familienmitglieder einigen sich im Gespräch auf fünf Dinge, die sie nicht zurücklassen wollen.

Instruktion: *»Stellen Sie sich vor, Sie müssen sofort, mit dem nächsten Flugzeug, das Land verlassen. Sie haben nur einen Rucksack für die wichtigsten Besitztümer Ihrer Familie – für nur fünf Dinge für die ganze Familie. Bitte sprechen Sie darüber, welche das sein werden, und kommen Sie zu einer Einigung. Schreiben Sie dann auf fünf Zettel die Dinge, die Sie gemeinsam mitnehmen wollen – ein Zettel für jeden Gegenstand, der mitkommen soll. Legen Sie die Zettel dann in den Rucksack.«*

Fokus: Warum sind diese fünf Gegenstände so wichtig? Sind sie für alle von Bedeutung? Wie ist die Einigung zustande gekommen? Wer hat das letzte Wort? Was für Dinge können wir nicht in den Rucksack packen? Wie gehen wir mit Verlust um?

6.3.19 Reise in die Erinnerung

Szenario: Jedes Familienmitglied soll für die nächste Sitzung ein emotionsbesetztes Objekt auswählen und mitbringen, das für Aspekte in der Vergangenheit der Familie steht. Alle werden dann eingeladen, über die Erinnerungen zu sprechen, die für sie mit dem Objekt verbunden sind.

Instruktion: *»Je älter wir werden, desto mehr vergessen wir. Oft sind Gegenstände mit ganz bestimmten Erinnerungen verknüpft – ob es nun eine Schmusedecke ist, ein Foto, die ersten Schuhe des Kindes oder Geschenke von den Großeltern. Wir möchten, dass Sie nächstes Mal alle ein persönliches Erinnerungsstück aus Ihrer Vergangenheit mitbringen, etwas, das einen ganz persönlichen Wert für Sie hat. Dann würden wir von Ihnen gern die Geschichten hören, die in diesen Gegenständen stecken.«*

Fokus: Was für Erinnerungen werden wach? Welche schönen Geschichten treten zutage? Gibt es schmerzliche Erinnerungen? Welche Gegenstände sind Ihnen eingefallen, die Sie dann doch nicht mitgebracht haben? Warum haben Sie sich dagegen entschieden?

6.3.20 Fotogeschichten

Szenario: Jede Familie soll sieben Fotos auswählen, die ihre Geschichte erzählen.

Instruktion: *»Bitte wählen Sie bis zu unserem nächsten Treffen sieben Fotos aus, mit denen sich die Geschichte Ihrer Familie erklären lässt – nur sieben der wichtigsten Fotos. Das heißt, Sie werden einige weglassen müssen. Und nächstes Mal würden wir gern die Geschichte Ihrer Familie sehen und hören.«*

Fokus: Wie sind Sie bei der Auswahl der Fotos vorgegangen? Welche mussten Sie aussortieren? Welche Erinnerungen wecken die Fotos, und welche schönen Geschichten kommen Ihnen in den Sinn? Fehlt ein Foto, das Sie gern mitgebracht hätten, das Sie aber nicht finden konnten oder das gar nicht existiert?

6.3.21 Identitätspuzzle

Szenario: Eine Person ist das »Puzzle«, das die anderen lösen sollen. Als Sinnbild dafür, wie persönliche Eigenschaften zusammenpassen können oder nicht, dient ein Puzzle aus Holz.

Instruktion: *»Manchmal fällt es uns schwer, zu sagen, wie andere Menschen wirklich sind, und auch, wie wir selbst sind. Es ist dann so, als würden wir versuchen, ein Puzzle zusammenzusetzen. Wir haben viele Puzzleteile vor uns, aber passen sie zusammen oder nicht? Fehlt vielleicht ein Teil? Hier ist ein Puzzle aus Holz mit etwa zwanzig Teilen. Bitte drehen Sie alle Teile auf die Bildseite, sodass die leere Rückseite zu sehen ist. Nehmen wir nun an, das ist das Familienmitglied oder Gruppenmitglied, das Sie verstehen wollen. Fragen Sie die Person nicht selbst. Sie muss schweigen und darf nur zuhören. Schreiben Sie etwas, das die Person charakterisiert, auf einen Klebezettel, und heften Sie ihn auf ein Puzzleteil. Setzen Sie das so lange fort, bis auf jedem Teil ein Zettel klebt. Prüfen Sie dann, das alles zusammenpasst und ob sich ein vollständiges Bild ergibt. Später können wir mit allen, die hier sind, darüber sprechen.«*

Fokus: Wie leicht oder schwierig ist es, Eigenschaften der Person zu benennen? Wie lassen sich Aspekte einbauen, die einander widersprechen? Was kann die beschriebene Person mit all dem anfangen?

Wie lässt sich herausbekommen, was das Wesen eines Menschen ist? Wer ist dazu in der Lage? Wie lassen sich Leerstellen oder Lücken auffüllen?

6.3.22 Fluss des Lebens

Szenario: Jedes Familienmitglied zeichnet den Fluss des Lebens der Familie und blickt zurück auf die Ursprünge und nach vorn auf den Weg, den der Fluss des Familienlebens möglicherweise nehmen wird.

Instruktion: *»Wir können uns unser Leben als einen Fluss vorstellen. Am Beginn fließt Wasser aus verschiedenen Quellen zusammen – das könnten zum Beispiel unsere Großeltern sein – und bildet einen kleinen Bach, der immer größer wird, bis ein Fluss daraus geworden ist. In unserem Leben müssen wir, wie bei der Fahrt auf einem Fluss, mit unerwarteten Biegungen und Hindernissen wie Felsen und Stromschnellen zurechtkommen. Manchmal strömt der Fluss, unser Leben, ruhig dahin, und plötzlich fließt er schneller und reißt uns mit. Stellen Sie sich nun vor, dass dieser Fluss Ihr Leben als Familie ist. Blicken Sie aus der Vogelperspektive darauf, oder stellen Sie sich vor, Sie sitzen am Ufer und sehen das Wasser vorbeiströmen. Was sehen Sie? Stellen Sie sich vor, der Fluss hat verschiedene Abschnitte, angefangen bei der Quelle. Später lernen Sie, die Eltern, einander kennen, und Ihre Kinder werden geboren. Am Ende erreicht der Fluss das Meer. Markieren Sie, wo neue Zuflüsse zu dem Strom hinzukommen und die Familie sich durch Neuzugänge erweitert. Und achten Sie darauf, wie der Fluss, die Familie, sich dahinbewegt und sich verändert.«*

Fokus: Wie hat sich der Verlauf des Lebensflusses aufgrund äußerer Faktoren verändert? Wie können wir sicherstellen, dass der Strom der Familie auch bei starker Strömung im Flussbett verbleibt? Wie werden wir mit gefährlichen Stromschnellen und Felsen fertig? Welche Hindernisse haben wir in der Vergangenheit bewältigt, und wie? Welche Herausforderungen könnten noch vor uns liegen und wie können wir sie meistern?

6.3.23 Familienskulpturen aus lufttrocknendem Ton

Szenario: Jede Person bekommt lufttrocknenden Ton und Instruktionen zum Erstellen einer Familienskulptur. Falls die Kinder alt genug sind, kann sich jede Person allein an diese Aufgabe machen, oder die Familie arbeitet gemeinsam an einer Skulptur. Jede Person oder Familie präsentiert am Schluss das Ergebnis der gesamten Runde.

Instruktion: *»Wir möchten, dass jede Person / jede Familie aus dem Ton eine Skulptur formt, die Ihre Familie so zeigt, wie Sie sie jetzt sehen. Machen Sie von jedem Familienmitglied eine Figur und platzieren Sie sie auf dem Holzbrett. Gestalten Sie die Figuren so groß oder so klein, wie Sie möchten, oder orientieren Sie sich daran, wie wichtig die Person aus Ihrer Sicht ist. Achten Sie darauf, wie Sie die Figuren im Verhältnis zueinander im Raum positionieren. Das kann etwas mit den Problemen oder der Krankheit einer Person zu tun haben oder einfach damit, wie Sie sie wahrnehmen. Geben Sie Ihrer Skulptur einen Namen. Für die Aufgabe haben Sie eine halbe Stunde Zeit – und danach stellen wir uns vor, wir sind in einer Galerie für moderne Kunst, und alle präsentieren den anderen das Werk, das sie geschaffen haben.«* Sobald alle fertig sind, stellt jede Familie / jede Person ihre Skulptur und deren Namen vor und erläutert, warum sie die Skulptur auf diese Weise gestaltet hat. Die anderen Gruppen- oder Familienmitglieder werden eingeladen, Kommentare abzugeben und Fragen zu stellen.

Fokus: Um welche Figur in dieser Skulptur machen Sie sich am meisten Sorgen? Wenn sich jemand in dieser Familie verändern müsste, bei wem sollte das dann anfangen? Welchen Ort in der Skulptur würden Sie der Krankheit / dem Problem zuweisen? Wie würde die Familie aussehen, wenn die Krankheit / das Problem nicht mehr da wäre? Wo sollte sich etwas ändern – wer ist am stärksten und am wenigsten daran interessiert, etwas dafür zu tun? An welcher der vielen Beziehungen würden Sie zuerst etwas ändern wollen? Wenn Sie diese Person näher zu der hier stellen, was passiert dann mit den anderen?

Anmerkung: Falls jedes Familienmitglied sein eigenes Stück Ton bekommt, um eine Familienskulptur zu gestalten, werden sich neugierige Nachfragen und Vermutungen dazu ergeben, warum die Skulpturen so verschieden sind und was die »Künstlerinnen« und »Künstler« sich dabei gedacht haben.

6.3.24 Familienskizze

Szenario: Alle Familienmitglieder sollen gemeinsam, mit nur einem Stift, ein Bild der Familie zeichnen, wie sie sie jetzt sehen. Danach werden sie gebeten, die Familie so zu zeichnen, wie sie nach ihren Wünschen in einem halben Jahr sein soll.

Instruktion: *»Hier ist ein Stift für Sie alle, den Sie miteinander teilen müssen. Bitte zeichnen Sie gemeinsam ein Bild Ihrer Familie, wie Sie sie jetzt sehen. Danach können wir darüber sprechen, wie das Bild zustande* *gekommen ist.«* Später: *»Zeichnen Sie jetzt ein Bild davon, wie Sie sich Ihre Familie in einem halben Jahr wünschen würden.«*

Fokus: Wie gut haben die Familienmitglieder zusammengearbeitet? Wer hat Eigeninitiative gezeigt und wer nicht? Wer hatte am ehesten das Sagen?

6.3.25 Das geheime Leben der Vulkane

Szenario: Die Familien- oder Gruppenmitglieder erkunden gemeinsam, was in und unter einem Vulkan vor sich geht, mit dem Ziel, bevorstehende Ausbrüche vorhersagen zu können.

Instruktion: *»Bitte zeichnen Sie in kräftigen Farben einen schlafenden Vulkan, der bald ausbrechen kann. Zeichnen Sie auch die unterirdischen Schichten, an denen zu sehen ist, was da unten vor sich geht. Lassen Sie den Vulkan dann ausbrechen. Sobald Sie mit der Zeichnung fertig sind, sprechen wir zusammen darüber und überlegen, woran wir merken können, dass ein Ausbruch beginnt, zum Beispiel an leisem Grollen und leichten Vibrationen, an aufsteigendem Dampf oder an ersten Steinen, die herausgeschleudert werden. Stellen Sie sich vor, Sie befinden sich auf dem Vulkan und wollen so gut wie möglich für Ihre Sicherheit sorgen. Was können Sie tun? Wann und wo sollten Sie Schutz suchen, wie könnten Sie – wenn das möglich wäre – den Lavastrom eindämmen oder umleiten? Danach möchte ich, dass Sie über den letzten Vulkanausbruch in Ihrer Familie sprechen. Welche Warnzeichen gab es vorher?«*

Fokus: Das Bild des Vulkans auf Vorfälle häuslicher Gewalt übertragen.

6.3.26 Beziehungsschaubilder

Szenario: Jede Familie erstellt eine Karte der Beziehungen zwischen den Familienmitgliedern und charakterisiert die Beziehungen mit Symbolen.

Instruktion: *»Wir möchten, dass alle hier die Beziehungen in ihrer Familie in einem Schaubild darstellen. Kreise und Rechtecke sollen für weibliche und männliche Familienmitglieder stehen, und die Verbindungen untereinander werden mit Linien dargestellt. Doppelte oder dreifache Linien zeigen an, dass Beziehungen wirklich stark und eng sind, und eine gestrichelte Linie bedeutet, dass eine gewisse Distanz besteht. Eine schwierige oder konfliktreiche Beziehung kann mit Zickzack- oder Blitzsymbolen markiert werden. Zeichnen Sie alle Personen ein, die für Sie wichtig sind, unabhängig davon, ob sie derzeit zusammenleben oder nicht – also* *auch Großeltern, Onkel und Tanten. Falls Sie über eine der Beziehungen nicht viel wissen, raten Sie, wie sie wohl ist. Falls es Bündnisse oder Koalitionen zwischen Personen gibt, denken Sie sich ein Symbol aus, um dies anzudeuten. Zeichnen Sie vielleicht auch Grenzlinien zwischen den verschiedenen Generationen und Zweigen der Familie ein und machen Sie deutlich, ob diese Grenzen starr, flexibel oder zu wackelig sind. Vergessen Sie auch nicht, sich selbst einzuzeichnen.« Später: »Wenn Sie nur eine der Beziehungen auf der Karte ändern könnten, bei welcher würden Sie dann anfangen? Wie könnten Sie eine Veränderung erreichen? Nehmen wir an, sie hat sich verändert – in welchen anderen Beziehungen würden sich dadurch automatisch etwas verschieben? In welche Richtung?«*

Fokus: Welche Beziehungen sind die harmonischsten, welche die spannungsreichsten? Wie würde das Schaubild aussehen, wenn die Person es ein Jahr zuvor gezeichnet hätte? Wie sind die Grenzen beschaffen? Woher kommt es, dass Mitglieder derselben Familie sehr verschiedene Karten zeichnen? Was steckt dahinter? Welche Veränderungen würden die Beteiligten gern angehen? Wenn eine der Beziehungen weniger eng wäre, was würde sich dadurch in anderen Beziehungen ändern?

6.3.27 Lebenskreise

Szenario: Jede Person stellt die wichtigen Aspekte ihres Lebens zeichnerisch dar.

Instruktion: *»Bitte zeichnen Sie einen Kreis, der den größten Teil des Blatts bedeckt. Stellen wir uns vor, der Kreis steht für Ihr Leben, wie es jetzt ist. Ich möchte, dass Sie nun kleinere Kreise einzeichnen, die für all die Menschen stehen, die Ihnen wichtig sind – Familienmitglieder, Freundinnen, Feinde, Nachbarinnen und wen Sie sonst noch mit hineinnehmen wollen. Die kleineren Kreise können innerhalb oder außerhalb des großen stehen. Sie können sich berühren, überlappen oder weit voneinander entfernt sein. Die Kreise können, je nachdem wie wichtig die betreffende Person für Sie ist, größer oder kleiner ausfallen. Beziehen Sie alle Menschen ein, von denen Sie denken, dass sie auf dieses Blatt gehören – ob sie noch am Leben sind oder nicht, ob sie zur Familie gehören oder nicht. Vergessen Sie nicht, sich selbst einzubeziehen. Zeichnen Sie auch andere wichtige Bereiche Ihres Lebens ein, beispielsweise die Arbeit, Ihre Hobbys, Ihren Gott, Ihren Hund. Nehmen Sie dann Ihre Hoffnungen und Ängste mit auf. Versehen Sie jeden Kreis mit einem Buchstaben, damit Sie ihn später wiedererkennen. Wichtig ist auch, dass Sie die Krankheit oder Ihre Symptome* *da platzieren, wo sie Ihrem Empfinden nach hingehören. Überlegen Sie nicht lang, wie das gehen soll. Es gibt keine richtigen oder falschen Kreise. Machen Sie es einfach so, wie Sie es für richtig halten.«*

Fokus: Wenn Sie sich Ihre Zeichnung anschauen, gibt es dann etwas, das Sie überrascht? Gefällt Ihnen das Bild? Sind Sie zufrieden damit? Gibt es etwas, das Sie gern ändern würden, nicht nur in dem Bild, sondern vielleicht auch im wirklichen Leben? Was hätten Sie gern anders? Wie könnte diese Veränderung zustande kommen? Was würde geschehen, wenn Sie die Hoffnung auf diese Veränderung aufgeben?

6.3.28 Stimmungsbarometer

Szenario: Jede Person beschreibt, wie ihre Stimmung und ihr emotionaler Gesamtzustand ist und wie sie sich diese wünscht.

Instruktion: »Wir haben für jede Familie einen großen Papierbogen vorbereitet mit einer senkrechten und einer waagrechten Linie darauf. Damit können Sie Ihre Stimmung und Ihren emotionalen Gesamtzustand jetzt und in der Zukunft einstufen. Links an der senkrechten Linie sehen Sie eine Skala, die von - 10 bis + 10 reicht. In der Mitte wird sie gekreuzt von der Nulllinie. Hier können Sie eintragen, wie Sie sich fühlen: - 10 bedeutet sehr, sehr schlecht und + 10 bedeutet umwerfend gut. Wahrscheinlich werden Sie Ihre Stimmung irgendwo zwischen den zwei Extremen einordnen. Auf der waagerechten Nulllinie liegt links von der senkrechten Linie die Vergangenheit und rechts davon die Zukunft. Die 0 markiert den gegenwärtigen Moment. Bitte tragen Sie alle ein, wie Sie sich jetzt gerade fühlen. Jede Person sollte eine eigene Farbe verwenden, damit Sie Ihre Einträge auseinanderhalten können. Markieren Sie dann auf der linken Seite den Punkt, an dem es Ihnen in der Vergangenheit am schlechtesten ging, und schreiben Sie ein Datum daneben. Dann tragen Sie rechts von der senkrechten Linie ein, in welcher Stimmung Sie gern sein möchten, wenn die Arbeit hier mit uns beendet ist, oder zu irgendeinem anderen Zeitpunkt. Sobald Sie alle mit der Aufgabe fertig sind, würden wir gern hören, was Ihre Ideen und Erfahrungen sind. Denken Sie auch über eine Sache nach: Welcher kleine Schritt würde die Stimmung heute heben – wer müsste was tun, damit das geschieht?«

Fokus: Wem sind oder waren wessen Stimmungen und Gefühle bewusst? Wer bekommt Stimmungswechsel anderer nicht mit? Woran könnte das liegen? Wodurch war es in der Vergangenheit möglich, die Stimmung zu heben? Wie lässt sich an Lösungen der Vergangenheit anknüpfen?

6.3.29 Maskenball

Szenario: Die älteren Kinder und Jugendlichen unter den Familienmitgliedern suchen sich Papiermasken aus. Sie werden aufgefordert, sich selbst zu spielen, wie sie in sechzig Jahren zusammenkommen und sich über die Erfahrungen austauschen, die sie im Leben gemacht haben. Die Therapeutin, die keine Maske trägt, interviewt zunächst jede der Personen, bis sich ein spontanes Gespräch entspinnt. Die Eltern beobachten das Geschehen von außen und werden anschließend gebeten, ein reflektierendes Team zu bilden.

Instruktion: Die Therapeutin leitet das Rollenspiel ein, indem sie alle jungen Gruppenmitglieder auffordert, sich eine Maske zu nehmen und zu einem improvisierten Kaffeetrinken an einem Tisch Platz zu nehmen. Dann werden die Eltern in den Raum gebeten. Sie sollen, ohne dass das weiter erklärt wird, still in einem äußeren Kreis Platz nehmen und nur zuschauen. Die Therapeutin begrüßt all die alten Damen und Herren im inneren Kreis: »*Ich bin hocherfreut, dass Sie hier nach sechzig Jahren alle wieder zusammengefunden haben. Das letzte Mal haben wir uns hier im Jahr 2022 gesehen – und nun weiß ich Ihre Namen nicht mehr. Wie lauten heute Ihre vollständigen Namen? … Ich glaube mich zu erinnern, dass ich irgendwann Ihren ersten Mann kennengelernt habe … Wie viele Kinder und Enkel haben Sie mittlerweile? Und Sie – wie oft waren Sie verheiratet, wie oft wurden Sie geschieden? Leiden Sie noch immer an einer Essstörung (an ADHS, an einer Depression)? Haben Sie dann studiert, oder sind Sie gleich in Hollywood gelandet?*« Von solchen Vorgaben lassen sich die Jugendlichen in der Regel dazu animieren, verschiedenste dramatische Lebensläufe zu erfinden. Die Therapeutin hält die Teenager dann dazu an, in ihren Rollen miteinander zu interagieren. In einer späteren Phase kann sie weitere Fragen stellen: »*Wer von Ihnen lebt noch in diesem Land? Sind Ihre Eltern noch am Leben? Wie ist (oder war) Ihr Verhältnis zu ihnen? Was würden Sie im Rückblick sagen: Was oder wer hat Ihnen in den Tagen, nachdem Sie damals vor vielen Jahren hier waren, am meisten geholfen?*« Später: »*Stellen wir uns vor, wir sind jetzt im Jahr 2050, und Sie sind alle mittleren Alters. Schauen wir, was für ein Gespräch sich jetzt zwischen Ihnen entwickeln könnte.*«

Fokus: Wenn ihr auf euer Leben zurückblickt, welchen Wendepunkt oder welche Wendepunkte gab es darin? Was denken eure Eltern wohl über das, was sie da gehört haben? Was denkt ihr jungen Leute über das, was die Eltern über euer Rollenspiel gesagt haben?

6.3.30 Brief an das Problem

Szenario: Jede Person schreibt einen positiven und einen negativen Brief an »das Problem« (die Schwierigkeit, die Krankheit, die Störung). Die Briefe werden eingesammelt und so verteilt, dass jedes Familien- oder Gruppenmitglied einen positiven und einen negativen Brief bekommt, die nicht von ihm selbst sind. Die Briefe werden dann einer nach dem anderen vorgelesen, zunächst die negativen.

Instruktion: *»Wir möchten Sie alle bitten, dass Sie zwei Briefe schreiben. Der erste könnte beispielsweise beginnen mit: ›Anorexie (ADHS), ich hasse dich, weil …‹ Zählen Sie etwa zehn Punkte auf, warum Sie die Krankheit / das Problem hassen. Die Eltern schreiben das aus ihrer Perspektive, und die Jugendlichen stellen die negativen Aspekte aus ihrer Sicht dar. Der zweite Brief sollte etwa so beginnen: ›Anorexie, ich bin dir dankbar, weil …‹ Der Brief darf nicht sarkastisch klingen und muss zehn positive Veränderungen im Leben benennen, die das Problem bewirkt hat.«* Später: *»Wir haben alle Briefe durcheinandergemischt. Jetzt verteilen wir sie, damit sie vorgelesen werden können. Beginnen wir mit den negativen.«*

Fokus: Welche Sorgen und Belastungen ergeben sich aus dem Problem? Welche positiven Veränderungen hat das Problem unbeabsichtigterweise bewirkt?

6.3.31 Postkarten beschreiben

Szenario: Alle Teilnehmenden wählen eine Postkarte aus (darauf ist zum Beispiel ein Urlaubsort zu sehen, ein Paar beim Spaziergang oder ein abstraktes Bild mit Kreisen oder Linien), beschreiben sie und betrachten sie dann zusammen mit einem Partner.

Instruktion: *»Wir möchten, dass Sie sich zu Zweierteams zusammentun und sich Rücken an Rücken hinsetzen. A beschreibt, was er auf seiner Postkarte sieht. B hört zu und macht auf einem Blatt Papier eine Skizze von dem, was A beschreibt. Danach zeigt A B die Postkarte. Sie vergleichen dann ihre Wahrnehmungen, und anschließend wird das Ganze wiederholt. Nun beschreibt B ihre Postkarte.«*

Fokus: Wie einfach oder schwierig ist das Beschreiben und Verstehen? Wie gehen wir mit Missverständnissen um?

6.3.32 Schachteln für verantwortungsvolles und unverantwortliches Handeln

Szenario: Jede Person schreibt auf zwei getrennte Blätter Beispiele dafür, wie sie verantwortungsvoll und nicht verantwortungsvoll gehandelt hat. Die Blätter kommen in eine von zwei Schachteln und werden später vorgelesen, ohne dass gesagt wird, von wem sie stammen.

Instruktion: *»Die meisten Menschen haben das Gefühl, dass sie in bestimmten Situationen und für bestimmte Menschen Verantwortung tragen. Manchmal handeln wir aber auch verantwortungslos. Wir möchten, dass sich alle hier drei Beispiele für Situationen überlegen, in denen sie verantwortungsvoll gehandelt haben, und drei Beispiele für Situationen, in denen sie sich verantwortungslos verhalten haben. Legen Sie die Blätter dann in eine dieser zwei Schachteln. Wenn alle so weit sind, werden wir einige der Beispiele aus beiden Schachteln herausgreifen und sie vorlesen. Niemand wird wissen, von wem sie stammen, außer die Person selbst, die sie aufgeschrieben hat. Wir können dann darüber sprechen, was Sie über die Beispiele denken.«*

Fokus: In welchen Situationen müssen wir verantwortungsbewusst handeln? Wann ist es – wenn überhaupt – in Ordnung, dass wir unbesonnen handeln, und für wie lange? Rufen Sie sich ein oder zwei Beispiele für eigenes verantwortungsvolles Handeln in Erinnerung: Was haben Sie daraus gelernt? Und wie sieht es mit Situationen aus, in denen Sie sich nicht verantwortungsvoll verhalten haben? Haben sie sich auf Ihr späteres Handeln ausgewirkt?

6.4 Abschließende Überlegungen

In diesem Kapitel haben wir eine ganze Reihe von Interventionen skizziert, die eine MIST-Therapeutin einsetzen kann, um Mentalisierungsprozesse in Gang zu bringen. Wir haben auf eine beträchtliche Anzahl von allgemeinen Regeln verwiesen, an denen die MIST-Therapeutin sich hoffentlich orientieren kann, wenn sie auf eine Situation trifft, in der das Mentalisieren in einer Familie, bei einem Paar oder in einer Gruppe unterentwickelt ist oder ganz zu fehlen scheint. Von entscheidender Bedeutung ist, dass sie sich beim Einsatz spezifischer Techniken an einige zentrale mentalisierungsinspirierte Prinzipien zum Initiieren von Mentalisierungsprozessen hält. Andernfalls können die Techniken in etwas umschlagen, das dem in diesem Buch vertretenen Ansatz zuwiderläuft. Die unüberlegte, schematische Umsetzung von Strategien verträgt sich nicht mit dem Mentalisierungsansatz, der vor allem eine offene, flexible, gleichsam naive Haltung des Nichtwissens erfordert. Wir hoffen also, dass die vorgeschlagenen Übungen und Aktivitäten in dem Geist eingesetzt werden, in dem sie entwickelt wurden – einem Geist der Offenheit und der Unterstützung des Bestrebens aller, sich von dem überraschen zu lassen, was zutage treten wird.

Wir haben zum einen einige allgemeine Prinzipien umrissen, von denen wir hoffen, dass sie einen Rahmen schaffen helfen, in dem das Mentalisieren in Gang kommen kann, und zum anderen Merkmale des effektiven Mentalisierens von Familien, Paaren und Einzelpersonen skizziert. Dabei war es unser Ziel, Ansatzpunkte für Interventionen aufzuzeigen. Die Therapeutin sollte Individuen und die gesamte Familie in Aktion beobachten, um Probleme mit dem Mentalisieren zu ermitteln. Ihre Aufgabe ist, sich ein Bild davon zu machen, ob effektives Mentalisieren unterentwickelt oder gar nicht feststellbar ist. Verzerrungen und ineffektives Mentalisieren lassen sich meist leicht auf den Modus der psychischen Äquivalenz, den Als-ob-Modus oder den teleologischen Denkmodus zurückführen. Wir haben einige Beispiele dafür beschrieben, wie sich Nichtmentalisieren oder vielmehr ineffektives Mentalisieren im familiären Diskurs manifestiert.

Aus der Unterteilung in Mentalisieren des Selbst, Mentalisieren der anderen und relationales Mentalisieren leiten sich leicht thematisierbare und spezifische Ansatzpunkte ab. Die Reihenfolge, in der wir diese Bereiche vorgestellt haben, kann als grobe Orientierung für das therapeutische Vorgehen dienen. Am einfachsten ist es manchmal, zunächst Probleme mit dem Mentalisieren des Selbst herauszuarbeiten. Dies ist Klienten nicht sonderlich schwer zu vermitteln, wenn die Probleme auf mitfühlende und empathische Weise angesprochen werden, um ihnen nahezubringen, dass es der Art und Weise, wie sie über sich selbst und die eigenen Gedanken und Gefühle denken, an Detailliertheit, Komplexität und einer vielschichtigen, facettenreichen Perspektive mangelt. Die meisten Menschen reflektieren gern über die eigenen Gedanken und Gefühle, insbesondere wenn mit Respekt und feinem Gespür auf sie verwiesen wird. Mit Respekt meinen wir in diesem Kontext natürlich die Haltung des Nichtwissens. Der Begriff des feinen Gespürs bezieht sich hier darauf, dass wir kontextualisieren und differenzieren müssen, um Verständnis und Empathie zu ermöglichen. Unsere emotionale Haltung muss die des Mitgefühls sein. Dabei geht Mitgefühl in diesem Kontext nicht nur von der MIST-Therapeutin aus. Auch der Klient muss dazu ermuntert werden. Das primäre Ziel der Förderung des Selbstmentalisierens ist nicht Selbstkorrektur, sondern Selbstakzeptanz. Durch Selbstmentalisieren sind Therapeuten auch besser in der Lage, ein vollständiges und klares Bild von den möglichen Gründen für das Selbsterleben des Klienten zu gewinnen.

Zwar ist eine Trennung nicht leicht vorzunehmen, doch die Beschäftigung mit dem Mentalisieren anderer sollte idealerweise erst erfolgen, wenn es beim Mentalisieren des Selbst Fortschritte gibt. Das hat einen einfachen Grund: Wenn ein Individuum sich unter Druck gesetzt fühlt, andere »besser« mentalisieren zu müssen, kommt es sich möglicherweise unzulänglich vor, schreibt sich die Verantwortung für die Situation zu oder fühlt sich gar schuldig. Wenn sich Scham und Schuldgefühle dadurch verstärken, dass es andere offenbar missverstanden hat, wird dies die Mentalisierungsfähigkeit nicht stärken, sondern untergraben. Durch die Erfahrung, in uns selbst etwas gefunden zu haben, das facettenreicher, nuancierter, verständlicher, des Mitgefühls würdiger ist, als es uns ursprünglich erschien, entsteht ein Freiraum dafür und manchmal auch eine Bereitschaft, die Komplexität der Innenwelt anderer zu erkunden. Für die meisten von uns ist es ein langer und schwieriger Prozess, über unsere Erwartungen, falschen Überzeugungen, Ängste, über unsere Arroganz und unseren Mangel an Respekt vor den Gedanken und Gefühlen anderer zu reflektieren. Dass wir von bestimmten Annahmen darüber ausgehen, wo die anderen stehen, hat seine Gründe. Eine Vorstellung von dem zu haben, was andere denken und fühlen, sorgt in der Regel dafür, dass das Potenzial für negative Affekte abnimmt. Doch *wirklich zu wissen*, was sie denken und fühlen, kann auch recht unangenehm sein. Es verlangt Tapferkeit, sie zu fragen: »Was denkst du wirklich von mir?« Es ist natürlich einfach, diese Frage zu stellen, solange die Umstände eine aufrichtige Antwort verhindern können. Deshalb empfehlen wir, dass ein ernsthaftes Bemühen darum, zu verstehen, wie andere wirklich denken und fühlen, von der Annahme ausgeht, dass das Familienmitglied weiß, dass ein Gedanke nur ein Gedanke und ein Gefühl nur ein Gefühl ist. Den mentalen Zustand anderer zu erfassen, wenn man sich im Modus der psychischen Äquivalenz befindet, kann großes Unbehagen auslösen. Dasselbe im Als-ob-Modus zu erleben löst vielleicht zunächst weniger Unbehagen aus, verhindert aber auf lange Sicht, dass eine wechselseitig befriedigende echte Beziehung entstehen kann.

Kommen wir schließlich zum relationalen Mentalisieren, das natürlich ein ganz normaler und einfacher Prozess ist – der für uns alle wahrscheinlich selbstverständlichste zwischenmenschliche Prozess. Das Mentalisieren des Selbst ist vermutlich zuletzt entstanden und das Mentalisieren anderer an zweiter Stelle, doch im Verlauf der Evolution hat sich zuallererst das relationale Mentalisieren herausgebildet (mit dem wir das Mentalisieren in der Gruppe meinen, die in unserem Kontext meist aus der Familie besteht). Das Empfinden der *Wirheit*, der Teilhabe an einer Gesamtheit von Gedanken und Gefühlen, die über die eigenen hinausreichen, ist wahrscheinlich die wesentliche Komponente der sozialen Kooperation. Familien leben von der Erfahrung geteilter mentaler Zustände, die oft nur unterstellt und selten reflektiert werden. Das relationale Mentalisieren geht über die Dimensionen von Selbst und anderen, internal und external hinaus und hat etwas damit zu tun, auf eine Weise zusammen zu sein, die uns nicht zu einer zufälligen Ansammlung von Individuen macht, sondern zu einer Gruppe, die von einem gemeinsamen Zielbewusstsein zusammengehalten wird, von Gedanken und Gefühlen, die wir miteinander teilen, selbst wenn uns das nicht bewusst ist. Dies ist natürlich das Herzstück der systemischen Familientherapie. Wenn das System daran scheitert, gemeinsam zu agieren, erzeugt das im System exzessives Mentalisieren des Selbst oder des anderen. Letztlich ist es ein Ungleichgewicht zwischen dem geteilten Mentalisieren der gesamten Familie oder zumindest von Subsystemen innerhalb der Familie auf der einen Seite und dem Vorrang, den Individuen sich selbst oder anderen zuweisen, auf der anderen Seite, das in der MIST als ein Aspekt der Mentalisierungsprobleme der Familie zutage treten wird. Wir glauben, dass ein therapeutischer Prozess, in dem zunächst das Selbstmentalisieren und dann das Mentalisieren anderer innerhalb der Familie gestärkt wird, in den meisten Fällen das relationale Mentalisieren fördert, ohne dass dieses selbst ein Interventionsfokus wäre. Dennoch haben wir Strategien zur Stärkung des relationalen Mentalisierens vorgeschlagen, die Therapeutinnen produktiv nutzen können, um zur Bewältigung der Schwierigkeiten einer Familie beizutragen. Nach unserer Erfahrung lassen sich in einer Therapie große Fortschritte erzielen, ohne auf die Ebene des relationalen Mentalisierens einzugehen. Andererseits ist relationales Mentalisieren, das im System der Familie in Erscheinung tritt, der vielleicht beglückendste Einzelaspekt der systemischen Arbeit.

7 Mentalisieren als diagnoseübergreifender Aspekt

Als wir uns Gedanken über den Aufbau und die einzelnen Kapitel dieses Buchs machten, hatten wir zunächst vor, MIST-Interventionen für die am häufigsten auftretenden psychischen Störungen und andere Probleme zu beschreiben, insbesondere spezifische Interventionen für Angststörungen und Depressionen, für Störungen des Sozialverhaltens, Essstörungen, neurologische Entwicklungsstörungen oder Kommunikationsstörungen sowie Interventionen bei häuslicher Gewalt, Persönlichkeitsstörungen und anderen wichtigen Problembereichen. Uns war aber auch bewusst, dass viele Interventionen, die dem Anschein nach spezifisch für eine bestimmte Störung sind, auch bei anderen Störungen eingesetzt werden können. Außerdem war uns klar, dass bei den meisten Kindern ein Gemisch von Problemen vorliegt, sodass eine allzu eng gefasste Herangehensweise für sie kaum von Nutzen ist. Am Ende kamen wir zu dem Schluss, dass die MIST am besten wirkt, wenn sie nicht durch diagnostische Vorgaben eingeschränkt wird. Dies warf aber die Frage auf, wie wir an die Probleme von Kindern herangehen sollen, wenn wir nicht dem kategorisierenden Ansatz folgen, an den wir alle gewöhnt sind. In diesem Kapitel werden wir unsere Auffassung von psychischen Störungen bei Kindern darlegen und die Interventionen der MIST vor diesem Hintergrund betrachten.

Der achtjährige Craig wurde von seiner Schule wegen einer »vermuteten Aufmerksamkeitsdefizit-/Hyperaktivitätsstörung [ADHS]« überwiesen. Er hatte erhebliche Schwierigkeiten, im Unterricht mitzukommen. Im Überweisungsschreiben hieß es: »Craig ist ständig in Bewegung ... Er kann nicht still sitzen, ist ablenkbar und kann sich schlecht konzentrieren. Er ist anderen Schülern gegenüber manchmal sehr aggressiv; seine Impulskontrolle ist sehr schwach ausgeprägt, und er reagiert schnell frustriert.« Auf ihre Bitte hin kam Craigs Mutter zunächst allein in die Klinik. Sie sagte, Craig sei, anders als sein älterer Bruder und seine Schwester, immer »überaktiv und sehr anstrengend« gewesen. Sie habe seine Schwierigkeiten gegoogelt und sei zu dem Schluss gekommen, dass bei ihm »sämtliche ADHS-Kriterien erfüllt sind«. Sie habe auch herausgefunden, dass auf seine Symptome die Diagnose »Störung mit oppositionellem Trotzverhalten« passen würde. Sie sprach dann darüber, dass Craig mittlerweile »sehr unflätig redet, er flucht oft und verwendet die ganze Zeit Vulgärausdrücke ... Ständig sagt er ›Scheiß drauf‹, ›Fuck‹ oder Schlimmeres ... und er gibt seltsame Geräusche von sich, Grunzlaute und so was ... Ich hab das nachgeschaut, vielleicht ist es ja ein Tourette-Syndrom?« Schließlich berichtete die Mutter, ihre beste Freundin, die Craig von klein auf kenne, sei sich sicher, dass er »autistisch« sei, und dies habe ihr auch eine Kinderärztin gesagt, zu der sie vor einem Jahr mit Craig wegen körperlicher Beschwerden gegangen sei. Sie hatte Craig allein großgezogen, weil sein Vater, der nach Großbritannien eingewandert war, unter einer schweren Depression gelitten hatte und an einer Drogenüberdosis gestorben war, als Craig zwei Jahre alt war. Der Gerichtsmediziner hatte eine unbekannte Todesursache attestiert, doch sie war sich sicher, dass Craigs Vater absichtlich eine Überdosis genommen und sich umgebracht hatte.

Nach ihrem Empfinden hatten sie und Craig damals vom Sozialamt nur unzureichende Unterstützung erfahren. Sie selbst litt an etwas, das sie als Wochenbettdepression bezeichnete. Diese sei aber im Vergleich zur Depression von Craigs Vater viel milder ausgeprägt. Die finanzielle Lage der Familie war sehr angespannt. Craigs Mutter arbeitete als Putzfrau und hatte mehrere Jobs, um den Unterhalt der Familie sichern zu können. Ihre eigene Mutter lebte mittlerweile in einem anderen Land, doch ihre Schwester konnte ihr bei der Kinderbetreuung ein wenig helfen, wobei sie selbst eine große Familie mit drei Kindern unter zehn Jahren zu versorgen hatte. Craig wurde in der Risikokinder-Kartei geführt, doch gab es keine Pläne, ihn in Pflege zu geben. Aus Sicht des Sozialamts war seine Mutter im Wesentlichen fürsorglich und pflichtbewusst und kam unter sehr schwierigen Umständen relativ gut zurecht. Es gab keine Hinweise darauf, dass Craig misshandelt wurde, doch wurde hervorgehoben, dass er sehr viel allein war und, abgesehen von Kindersendungen im Fernsehen, keine wirkliche Anregung und Förderung bekam. Der Fernseher lief ständig, sowohl bei ihm zu Hause als auch bei seiner Tante. Im Gespräch wirkte Craig ängstlich und in sich gekehrt. Während seine Mutter über ihn sprach, spielte er mit einem kleinen Spielzeugauto und hörte anscheinend kaum zu. Er gab allerdings an, er habe manchmal komische Empfindungen im Bauch, und manchmal habe er das Gefühl, ihm schlage das Herz bis zum Hals. Als seine Mutter nach seinen Schlaf- und Essgewohnheiten gefragt wurde, antwortete sie: »An seinem Essen hat er kein Interesse, nur am Fernsehen. Wenn ich ihn lassen würde, würde er die ganze Nacht lang vorm Fernseher zubringen. Er hat nie viel geschlafen, aber jetzt schläft er noch weniger als früher.« Der Therapeut fügte im Stillen Depression und Angststörung zur wachsenden Liste von Diagnosen hinzu.

Leider kommt es heutzutage nicht selten vor, dass Kinder aufgrund von Verhaltensweisen, die in der Vergangenheit einfach als *schwierig* oder *sonderbar* bezeichnet worden wären, mit Diagnosen belegt werden. Und nicht selten bekommen sie nicht nur eine, sondern mehrere Diagnosen. Die sogenannte Komorbidität ist ein häufiges Phänomen (Kessler et al. 2005), wie groß angelegte Studien in den USA (Kessler et al. 2011) und in Großbritannien (Bebbington et al. 2009) gezeigt haben, und zwar sowohl für klinische Populationen als auch für Stichproben aus der Allgemeinbevölkerung (z. B. Barlow et al. 2014; Cummings, Caporino a. Kendall 2014; Ormel et al. 2015). Komorbidität ist nicht an bestimmte Diagnosen gebunden, sondern ist bei allen psychischen Störungen zu finden (z. B. Budde et al. 2019). Eltern sind oft nicht beunruhigt, sondern erleichtert, wenn bei ihrem Kind mehrere Störungen diagnostiziert werden, denn dies scheint zu erklären, vor welche Herausforderungen es sie stellt. Vielleicht fühlen sie sich dadurch auch etwas weniger verantwortlich für das problematische Verhalten des Kindes.

Bei den meisten Kindern liegt ein Gemisch von Problemen vor, sodass eine allzu eng gefasste Herangehensweise für sie kaum von Nutzen wäre. Wir sind zu dem Schluss gekommen, dass die MIST am besten funktioniert, wenn sie nicht durch diagnostische Vorgaben eingeschränkt wird. Wie sollten wir also an die Probleme von Kindern herangehen, wenn wir nicht dem kategorisierenden Ansatz folgen, an den wir alle gewöhnt sind? In diesem Kapitel werden wir unsere Auffassung von psychischen Störungen bei Kindern darlegen und erläutern, warum die MIST eine Interventionsform ist, die sich besonders gut dafür eignet, Kindern mit multiplen Problemen zu helfen. Wir sind der Auffassung, dass anstelle der etwa 500 im DSM-5 (American Psychiatric Association 2013 [2015]) definierten Diagnosen nur eine einzige allgemeine Kategorie für Psychopathologie zur Verfügung stehen sollte, zumindest wo es um komplexe Fälle wie den von Craig geht. Wir sind überzeugt, dass wir uns als Kliniker bei Kindern mit psychischen Problemen auf nur einige wenige Aspekte konzentrieren sollten, nämlich auf solche, die in der Psychotherapie auf einfache, systematische und disziplinierte Weise angegangen werden können. Wir hoffen, unsere Darstellung der MIST hat Sie bereits davon überzeugen können, dass es sich bei ihr um einen sowohl gut strukturierten als auch fokussierten Ansatz handelt.

Wir sind nicht die Ersten, die eine allgemeine Theorie psychischer Störungen vorschlagen. Jeffrey Gray (1982), einer der einflussreichsten Neurowissenschaftler seiner Zeit, hat im Rahmen einer vorausahnenden Theorie zur Wechselbeziehung von drei Neurotransmittern ein solches Modell angeregt (Depue a. Spoont 1986). Seitdem haben viele andere Forscherinnen und Forscher ähnliche Ideen vorgetragen. Wenn unser Denken über Störungen nicht länger von einem Raster aus vielen Unterkategorien bestimmt ist und wir stattdessen die verschiedenen Symptombilder als Manifestation einer einzigen Entität auffassen, die wir dann psychische Störung nennen, dann verschwindet das sogenannte Komorbiditätsproblem. Die psychische Störung manifestiert sich einfach bei verschiedenen Kindern auf unterschiedliche Weise, und manche Symptome treten häufig zusammen auf (Goldberg 2015). Auf welche Weise Kinder bestimmte Symptome entwickeln, mag für Wissenschaftler von Interesse sein, ist für uns Kliniker aber nicht besonders relevant. Wir Kliniker, so möchten wir behaupten, brauchen und verdienen ein wissenschaftliches Denkmodell, mit dem sich die allgemeine Herangehensweise begründen lässt, auf die wir in jedem Einzelfall mit großer Wahrscheinlichkeit zurückgreifen werden. Nach unserer Auffassung leidet Craig in Wirklichkeit nicht an fünf oder sechs Störungen, auch wenn es, wenn wir strenge diagnostische Kriterien anlegen, so aussehen mag.

7.1 Forschung zu psychischen Störungen

In Studien zu psychischen Störungen bei Kindern hat sich etwas sehr Interessantes gezeigt. Die *Bifaktor-Analyse* ist eine neue Methode, mit der sich untersuchen lässt, wie Symptome und Diagnosen bei Kindern, Jugendlichen und Erwachsenen zusammen auftreten. Die Bezeichnung des Verfahrens leitet sich aus der recht einfachen statistischen Idee ab, dass wir, ehe wir nach unterschiedlichen Diagnosen suchen, zunächst einmal prüfen sollten, was all die Diagnosen möglicherweise gemeinsam haben. Sobald wir sahen, was die mit Craigs Diagnosen (Depression, ADHS, Autismus, Störung mit oppositionellem Trotzverhalten, Tourette-Syndrom etc.) verknüpften Symptome gemeinsam hatten, war für uns ein wenig klarer, was es mit dieser Vielzahl an Problemen auf sich hatte. Beispielsweise können Reizbarkeit und impulsives Verhalten bei vielen Störungsbildern auftreten. Sollten wir diese Symptome dann, wenn bei einer Person mehrere Diagnosen gestellt werden, für jede von ihnen verbuchen? Sinnvoller scheint es zu sein, sie nur einmal zu zählen. Dies geschieht in der Bifaktor-Analyse: Wenn man sehr große Gruppen von Kindern und Jugendlichen über ihre gesamte Entwicklung hinweg beobachtet und die Symptome erfasst, die ihren verschiedenen Diagnosen gemeinsam sind, dann lassen sich, in mehr oder weniger starkem Maße, psychische Probleme erkennen, die wir uns am besten auf einem Kontinuum angeordnet vorstellen (Lahey et al. 2018). Die allgemeine Tendenz, eine psychische Störung zu entwickeln, wird als p-Faktor bezeichnet. Das p steht für Psychopathologie. Demnach lassen sich die psychischen Probleme von Kindern in klinischen Populationen und in der Allgemeinbevölkerung am besten beschreiben, wenn wir davon ausgehen, dass es eine zugrunde liegende allgemeine Prädisposition und außerdem spezifische Probleme wie Verhaltensschwierigkeiten, Angststörungen (z. B. Phobien), Depressionen oder Denkstörungen gibt. Aus diesem Modell ergibt sich die ökonomischste Beschreibung des klinischen Bildes von Kindern mit psychischen Problemen – zumindest aus psychometrischer Sicht. Mit dem Konzept des p-Faktors lässt sich erklären, warum es bei den meisten psychiatrischen Störungen und den entsprechenden Behandlungsverfahren so schwierig ist, spezifische Ursachen und Biomarker zu bestimmen. Therapieverlauf und erfolg und unter anderem auch die Wahrscheinlichkeit von Suizidversuchen lassen sich nicht anhand der Diagnose, aber ausgehend vom allgemeinen Schweregrad der Pathologie vorhersagen. Je breiter gefächert die Probleme einer Person sind – ob es sich nun um Verhaltensstörungen, Ängste oder Substanzmissbrauch handelt –, desto wahrscheinlicher sind Suizidversuche. Der Fairness halber möchten wir anmerken, dass Avshalom Caspi und Terrie Moffitt, auf die die ganze Forschung zu diesem Thema zurückgeht (Caspi a. Moffitt 2018), uns davor gewarnt haben, dass Studien, in denen solche numerischen Zusammenhänge berichtet werden (mittlerweile liegen fast hundert davon vor), vielleicht nicht mehr sind als »elegante statistische Albernheiten« (Caspi a. Moffitt, persönliche Mitteilung, Juli 2018).

Aber die Geschichte ist damit nicht zu Ende. Befunde aus Verhaltensgenetik und Molekularbiologie stützen die Vorstellung, dass es eine einzige übergreifende psychische Störung gibt. Vergleiche von eineiigen Zwillingen (deren Genom identisch ist) mit zweieiigen Zwillingen (deren Genom nur zu 50 Prozent übereinstimmt) deuten darauf hin, dass etwa die Hälfte der Variabilität des p-Faktors erblich zu sein scheint. Das heißt, etwa 50 Prozent des Risikos, eine psychische Störung (oder einen bestimmten Schweregrad derselben) zu entwickeln, ist durch unsere Gene bestimmt (Harden et al. 2020). In der bislang größten zum p-Faktor durchgeführten Studie, in der bei über einer Million Personen 25 neurologische Erkrankungen und 17 psychische Störungen erfasst wurden, ließen sich bei keinem der Fälle von psychischen Störungen Gene oder Genkombinationen feststellen, die für die jeweilige Diagnose spezifisch gewesen wären, sondern es wurden überall dieselben abnormen Gene gefunden (Brainstorm Consortium et al. 2018). Im Gegensatz dazu waren mit den verschiedenen neurologischen Erkrankungen jeweils auch andere Genvarianten verknüpft. Die Gene, die etwas mit psychischen Störungen zu tun haben, scheinen also unabhängig von der Diagnose stets weitgehend dieselben zu sein.

In den letzten 25 Jahren haben wir viel über das Gehirn gelernt. Vieles von dem, was wir heute wissen, stützt die Vorstellung, dass es einen einzigen Faktor der Anfälligkeit für psychische Störungen gibt. Tatsächlich legt der Großteil der betreffenden Studien nahe, dass bei allen psychischen Störungen eine Dysfunktion von nur einem oder zwei Teilen des Gehirns vorliegt – des präfrontalen Kortex und möglicherweise der limbischen Regionen (Macdonald et al. 2016; Wise et al. 2017). Es könnte, und dies ist auch sehr wahrscheinlich, weitere Gehirnareale geben, die bei einem Kind das Risiko einer psychischen Störung erhöhen. Tatsächlich weist immer mehr darauf hin, dass Probleme nicht so sehr auf die Struktur bestimmter Teile des Gehirns, sondern eher auf die Verbindungen zwischen verschiedenen Arealen zurückzuführen sind. Der p-Faktor der allgemeinen Psychopathologie könnte also mit irregulärer Konnektivität (fehlerhafter Verdrahtung) im menschlichen Kortex zu tun haben.

Welche Folgen hat eine unordentliche Verdrahtung unseres Gehirns? In den Neurowissenschaften sind dazu derzeit zwei Ideen im Umlauf, die für unser Konzept der MIST beide von Relevanz sind. Die erste Idee ist die einer *emotionalen Dysregulation*. Eine unzulängliche Gefühlssteuerung verträgt sich schlecht mit zielgerichtetem Handeln (Beauchaine 2015). Wer seine Emotionen gut zu regulieren vermag, wird eine zutreffende Vorstellung von den Risiken der Situation haben, die die Emotionen getriggert hat, und kann sich darauf konzentrieren, was er tun muss, um mit der Situation zurechtzukommen. Er kann die Aufmerksamkeit auf die Situation fokussieren, aber auch von ihr abziehen, falls eine Fokussierung vermutlich nicht weiterhilft, und die Risiken neu einschätzen, wenn sein Handeln Wirkung zu entfalten beginnt (Gross 2014). All dies sind hilfreiche Strategien. Wir können stattdessen auch versuchen, unsere Gefühle zu unterdrücken, oder über das nachgrübeln, was uns zu schaffen macht. Doch diese Strategien funktionieren alles in allem weniger gut. Bei Kindern, die darum ringen, ihre Gefühle regulieren zu können, halten Emotionen manchmal weit länger an, als es ihnen guttut, und haben, mit größerer Wahrscheinlichkeit als bei Erwachsenen, eine disruptive Wirkung auf das Verhalten. Am Ende brechen dann Emotionen hervor, die dem aktuellen Kontext nicht angemessen sind. Außerdem könnten ihre Emotionen auch rascheren Schwankungen unterworfen sein, als zu erwarten wäre (Cole, Hall a. Hajal 2017). Bei Craig treten alle diese Probleme zutage, während er sich abmüht, sich in der Schule anzupassen und zu Hause in der Beziehung zu seiner Mutter zurechtzukommen.

Emotionale Dysregulation ist ein Merkmal, das für fast alle in der Psychiatrie bekannten Störungsbilder beschrieben worden ist (Beauchaine a. Cicchetti 2019). Forscherinnen gehen davon aus, dass eine geschwächte Emotionsregulation bei einem Kind das im Hintergrund ablaufende emotionale Erleben verstärken, die Wahrnehmung sozialer Situationen verzerren und, weil das Kind eine starke Gefühlsregung antizipiert und erlebt, intensive emotionale Reaktionen auslösen kann. Eine geschwächte Emotionsregulation kann zweifellos unangemessene Gefühle zur Folge haben und zu manchmal dramatischen Verhaltensweisen führen, mit denen unangenehme intensive Emotionen abgewendet werden sollen. Die emotionale Dysregulation ist selbst keine psychische Störung, doch der Mangel an Kontrolle über Affekte, die durch sie verstärkten Stimmungen, der durch ihre Intensität entstehende Druck, das Fortdauern der Emotionen und ihre Veränderbarkeit können bei einem Kind zu Problemen führen, die wir dann als »Symptome« betrachten: Reizbarkeit, Verstimmung, Ängste und Aggression (Macdonald et al. 2016).

Es gibt eine zweite Idee, die uns helfen kann, ein übergreifendes Konzept zu finden, das die Anfälligkeit für ein komplexes Störungsbild wie das bei Craig vorliegende zu erklären vermag. Die *Exekutivfunktionen* des Gehirns kontrollieren Denkprozesse wie Gedächtnis, Aufmerksamkeit und Handlungssteuerung und lenken Informationen in die für eine bestimmte Aufgabe adäquate Richtung. Die Qualität der Exekutivfunktionen – also der kognitiven Prozesse, die als wesentlich für die mentale Gesundheit gelten – scheint sich auf den p-Faktor auszuwirken. Sie umfassen Selbstregulation, Entscheidungsfindung, Sequenzierung von Handlungen, Planung, Priorisierung und Bewältigung neuer Aufgaben (Banich 2009). Individuen mit einem hohen p-Wert – der eine anhaltend hohe psychische Belastung anzeigt – reagieren übersensibel auf schwierige zwischenmenschliche Interaktionen. Sie haben Mühe, das Handeln anderer verlässlich zu deuten, und blenden potenziell belastende Erinnerungen aus. Dies macht sie anfällig für emotionale Turbulenzen. Nach Auffassung einiger Forscher könnten Fehlfunktionen der kognitiven Steuerung der gemeinsame Nenner vieler psychischer Störungen sein (McTeague et al. 2017). Defizite in Exekutivfunktionen sind bei fast allen psychischen Störungen nachgewiesen worden, bei den gravierendsten wie etwa Psychosen ebenso wie bei Depressionen, Angststörungen und Störungen des Sozialverhaltens. Defizite der Exekutivfunktionen und in der Emotionsregulation sind zentrale Elemente eines allgemeinen Modells psychischer Störungen, in dem Verbindungen zwischen verschiedenen Gehirnregionen eine wesentliche Rolle spielen.

Niemand würde behaupten, dass für ein zweifelsfrei biologisch fundiertes Modell aller psychischen Störungen hinreichende Belege verfügbar seien. Klar ist allerdings, dass Daten aus klinischen, psychometrischen, entwicklungspsychologischen, genetischen und neurowissenschaftlichen Studien darauf hindeuten, dass unsere Vorstellung davon, was eine psychische Störung ist, beträchtliche Überschneidungen zwischen diagnostischen Kategorien einschließen sollte.

7.1.1 Craig verstehen

Craigs Mutter bestand darauf, dass er auf ADHS und andere Störungen »getestet« wurde und dass herausragende Spezialisten eine beträchtliche Anzahl von psychologischen »Goldstandard«-Tests mit ihm durchführen sollten. Einige Wochen später kam der Therapeut mit der Mutter zusammen und legte ihr dar, dass die standardisierten Tests keine sonderlich hilfreichen Ergebnisse erbracht hatten. Zwar hatte sich bestätigt, dass einige von Craigs Symptomen zu einer ADHS-Diagnose passten, doch die Spezialisten empfahlen keine Gabe von Stimulanzien. Laut den Tests lag bei Craig auch keine Autismus-Spektrum-Störung vor, auch wenn sich sein Verhalten als sozial atypisch auffassen ließ. Was den Verdacht auf Tourette-Syndrom anging, war das Urteil noch eindeutiger ausgefallen: Craigs Impulsivität hatte nichts mit einem Tourette-Syndrom zu tun. Bei ihm waren keine Tics zu erkennen. Allerdings verwendete er Kraftausdrücke in Kontexten, in denen von einem Jungen in seinem Alter eine bessere Verhaltenskontrolle zu erwarten war. Alle waren sich einig darüber, dass Craig ein recht ängstlicher Junge war, bei dem frühe Anzeichen einer Depression vorlagen, die sich vor allem in Reizbarkeit mit Tendenz zur Aggressivität äußerte.

Craigs Mutter war von diesen Befunden zunächst einmal sehr enttäuscht. Sie fragte: »Also welche Krankheit hat Craig denn dann? Sie können mir doch nicht erzählen, dass bei ihm alles in Ordnung ist. Er war schon immer ein sehr schwieriges Kind, schon als Baby.« Der Therapeut bat die Mutter, das näher auszuführen, und sie erzählte, dass kurz nach Craigs Geburt dessen Vater ihr gegenüber gewalttätig geworden war. »Craig war zu klein, um zu verstehen, was da passierte, aber er war ein Schreikind. Er schrie und schrie, und das machte seinen Vater noch wütender.« Sie berichtete, dass sie und der Vater sich getrennt hatten, als Craig etwa ein Jahr alt war. Als Craigs Vater ein Jahr später starb, verstärkte sich ihre Depression. Einige Monate lang kümmerte sich dann ihre Mutter um Craig und die älteren Kinder, »und meine Mutter sagte, dass Craig die ganze Zeit nur schrie. Sie wusste nicht, was sie tun sollte. Meine Mutter ist nämlich keine sehr gute Mutter, das kann ich Ihnen aus meiner eigenen Erfahrung sagen ... Das war alles nicht gut für Craig ... und ich hatte ein sehr schlechtes Gewissen. Als es mir dann besser ging und ich mich um ihn kümmern konnte, habe ich ihn verwöhnt – er konnte sich praktisch alles erlauben«.

An diesem Punkt kann der Therapeut der Mutter erklären, dass Craigs Symptome wahrscheinlich auf eine allgemeine Anfälligkeit für psychische Störungen hinweisen. Diese Haltung folgt dem Grundprinzip, bei Craig nicht an den einzelnen Diagnosen anzusetzen, sondern einen allgemeinen Behandlungsansatz anzubieten. Falls es eine einzelne Schwachstelle gäbe, auf die sich jede Form von Störung zurückführen ließe, würde dies erklären, warum sich keine Zusammenhänge zwischen biologischen Indikatoren und spezifischen psychischen Störungen finden lassen. Die meisten körperlichen Erkrankungen lassen sich mithilfe von Blutuntersuchungen oder anhand von physiologischen Messwerten diagnostizieren. Bei psychischen Störungen ist das anders. Trotz der zwanzig Milliarden Dollar, die in den letzten 15 Jahren in die Erforschung der biologischen Grundlagen psychischer Störungen geflossen sind, verfügen wir bislang über kein maßgebliches und zuverlässiges Repertoire an biologischen Tests, mit denen sich präzise ermitteln ließe, unter welchen Störungen ein Junge wie Craig leidet. Um ihm helfen zu können, müssen wir uns auf seine Fähigkeit fokussieren, seine Emotionen regulieren und sein Denken zu steuern, und nicht auf die sechs Diagnosen, auf die Craigs Mutter den Therapeuten hinwies. Aus unserer Sicht spricht vieles dafür, dass die vielfältigen Symptome Craigs deshalb zusammen auftreten, weil seine Anfälligkeit für psychische Störungen verschiedene Ursachen hat.

Was läuft bei Craig also falsch? Falls nur eine einzige Theorie verfügbar wäre, um alle psychischen Störungen zu erklären, dann müssten Emotionen in ihrem Zentrum stehen. Im Gegensatz zu vielen anderen Autorinnen und Autoren betrachten wir das Thema Emotionen freilich nicht unter rein biologischen Aspekten. Emotionen zeigen sich im menschlichen Gehirn in einer anderen Form als im Gehirn von Tieren (Carver, Johnson a. Timpano 2017). Als MIST-Therapeuten ist uns nicht wohl dabei, Tiermodelle auf menschliche Emotionen zu übertragen. Die neuronalen Korrelate emotionaler Prozesse sind vermutlich bei allen Menschen dieselben und haben durchaus viel mit dem gemeinsam, wie Emotionen in den Gehirnsystemen von Tieren organisiert sind, doch das emotionale Erleben eines Menschen ist Ergebnis einer jeweils hochindividuellen Lebensgeschichte. Es hängt von Reaktionsmustern des Gehirns ab, in die Erwartungen, Vorlieben, Lernerfahrungen und akkumulierte individuelle Erfahrungen einfließen, mit allen ihren kulturellen, politischen, sozialen und persönlichen Aspekten. Alle diese Gegebenheiten sind relevant für jeden spezifischen emotionalen Zustand (Barrett a. Satpute 2013). So sieht das *konstruktivistische* Erklärungsmodell der Emotionen aus. Die Neurowissenschaft ist dabei durchaus relevant, doch die Emotionen eines Menschen sind nicht einfach nur in einem einzelnen Gehirn zu verorten. Denn in ihnen spiegelt sich die Geschichte dieses Individuums von seinen ersten Tagen bis zu dem Moment wider, in dem es die Emotion erlebt.

Craig wird von seinen Emotionen überrollt. Er kann sie nicht steuern, sondern nur ausagieren. Er hat Konzentrationsprobleme. Ihm machen Herzklopfen und starke Ängste zu schaffen, er kann seine Aufmerksamkeit nicht gut steuern und sich Dinge nicht richtig merken. Das dürften die Gründe dafür sein, dass er sich anderen gegenüber manchmal merkwürdig verhält. In seinem Gehirn liegen in den neuronalen Netzwerken wahrscheinlich Abweichungen der Konnektivität vor, die wir bislang noch nicht umfassend verstehen. Von besonderer Bedeutung sind dabei möglicherweise das für Exekutivfunktionen zuständige Areal und andere frontoparietale Bereiche des Gehirns (Barrett a. Satpute 2013). Wie wir im Folgenden näher erläutern werden, wurzeln diese dysfunktionalen Verbindungen und die Probleme, die sich daraus für die Steuerung von Craigs Verhalten ergeben, in den unflexiblen Vorstellungen, die er von sich selbst, seiner Lebenssituation und seinem sozialen Umfeld hat. Auf alle diese Aspekte sind seine emotionalen Reaktionen letztlich zurückzuführen. Die Herausforderung besteht für Craig nicht einfach nur in seiner aktuellen Situation, sondern auch in seinem Unvermögen, Schritte zu tun, die aus ihr herausführen. Der Unterschied zwischen Craig und vielen anderen Kindern und Jugendlichen hat vielleicht weniger mit den jeweils anderen Kombinationen von emotionalen Erfahrungen und den Symptomen psychischer Störungen zu tun als vielmehr mit einer allgemeinen Unfähigkeit, diese Erfahrungen hinter sich zu lassen und sich selbst zu korrigieren, um von da an einem vorteilhafteren Entwicklungspfad folgen zu können. Diese Fähigkeit zur Selbstkorrektur wird in der Psychologie meist als Resilienz bezeichnet.

7.2 Soziales Lernen

Wenn Craigs Problem das unflexible Bild ist, das er von sich selbst hat, wie ist für ihn dann Veränderung möglich? Wie kann es in der Psychotherapie überhaupt zu Veränderungsprozessen kommen?

Wir können nicht alles allein durch Beobachtung lernen – dafür ist das Leben einfach zu kompliziert. Wir brauchen Anleitung und Unterweisung. Die Evolution hat uns zu Lern- und Lehrmaschinen geformt. Die Welt ist komplex, doch die Methode, wie wir sie uns von klein auf erschließen, ist relativ einfach. Die Entwicklungspsychologie hat gezeigt, dass Säuglinge und Kleinkinder besonders lernbereit sind, wenn die »Lehrenden« (meistens die Eltern), die ihnen Informationen nahebringen wollen, auf konkrete Weise ihre Aufmerksamkeit auf sich gezogen haben (Csibra a. Gergely 2009). Wenn wir ein Kind direkt ansprechen, Blickkontakt zu ihm aufnehmen, es mit seinem Vornamen ansprechen, es anlächeln oder einfach mit hochgezogenen Augenbrauen anblicken, freundlich »Hallo« zu ihm sagen, dann sind das alles kleine Signale an das Kind, dass es sich das, was nun als Nächstes kommt, merken soll. Diese *ostentativen Kommunikationssignale* geben dem Kind das Gefühl, dass es vom Gegenüber als wichtig anerkannt und als sozialer Akteur respektiert wird. Viele experimentelle Studien zeigen, dass kleine Kinder und schon Säuglinge sehr empfänglich auf Signale dafür reagieren, dass sie gesehen und anerkannt werden (Botto a. Rochat 2019).

Entwicklungspsychologinnen nehmen an, dass diese ostentativen Signale der natürlichen *epistemischen Wachsamkeit* entgegenwirken, die in uns allen wirksam ist. Epistemische Wachsamkeit dient dem Selbstschutz – durch Misstrauen gegenüber potenziell schädlichen, trügerischen oder ungenauen Informationen (Sperber et al. 2010). Das Kind will ja schließlich nicht jedem Gegenüber Aufmerksamkeit schenken. Die kleinen Signale der Anerkennung werden vom Lehrenden gesendet, damit das Kind ihm in diesem spezifischen Kontext seine Aufmerksamkeit zuwendet, weil dies im Interesse des Kindes ist. Ostentative Signale bewirken offenbar, dass das Kind offener wird und das, was es hört, aufnehmen und verarbeiten kann. Wenn es in dieser Weise anerkannt wird, kann es dem, was es hört, eher vertrauen – das heißt, es entwickelt epistemisches Vertrauen. Dieses Vertrauen in dargebotenes Wissen ist dadurch gekennzeichnet, dass das Kind sich nicht nur merkt, was es gehört hat, sondern sich auch dazu ermutigt fühlt, sich das Wissen zu eigen zu machen und es in anderen Kontexten erneut anzuwenden. Ein einfaches Experiment macht dies anschaulich: Eine Akteurin, dem das anderthalbjährige Kind zuvor noch nicht begegnet ist, begrüßt das Kind sehr pointiert und geht in intensiven Kontakt zu ihm, um danach eine Vorliebe für einen blauen gegenüber einem orangefarbenen Gegenstand zu erkennen zu geben. Dann kommt eine weitere Person in den Raum und bittet das Kind, ihr einen der Gegenstände zu geben. Ohne Zögern wird ihm das Kind den Gegenstand überreichen, für den die Person, die das Kind ausdrücklich als Akteur anerkannt hat, eine Vorliebe zeigte – den blauen (Egyed, Király a. Gergely 2013). Wenn die erste Akteurin hingegen kein besonderes Interesse an dem Kind bekundet, bevor sie ihre Präferenz äußert, wird das Kind der zweiten Person, die hereinkommt, mit ebensolcher Wahrscheinlichkeit den blauen oder den orangefarbenen Gegenstand geben. Es hat sich die Vorstellung, dass Blau die präferierte Farbe ist, nicht zu eigen gemacht. Das liegt *nicht* daran, dass es die Präferenz der ersten Akteurin nicht registriert hätte. Denn wenn diese das Kind um einen der Gegenstände bittet, wird es ihr stets den blauen geben, selbst wenn sie sich nicht bemüht hatte, Kontakt zu dem Kind aufzunehmen. Für ein anderthalbjähriges Kind ist es also offenbar von wesentlicher Bedeutung, ob es angelächelt und freundlich begrüßt wird. Nur dann kommt bei ihm an, dass die Präferenz der Erwachsenen etwas Relevantes ist, das es sich merken sollte und das es danach in anderen Kontexten einsetzen kann.

Bei Erwachsenen ist es nicht viel anders. Wenn sie sich anerkannt fühlen, reagieren sie darauf ebenso wie kleine Kinder. Der einzige Unterschied ist, dass Erwachsenen eine hochgezogene Augenbraue oder ein Lächeln möglicherweise nicht ausreicht. Ostentative Signale lösen komplexe Empfindungen des Anerkanntseins aus. Bei Erwachsenen, so nehmen wir an, hängt dieser Prozess eng mit dem Mentalisieren zusammen. In der mentalisierungsinspirierten systemischen Therapie helfen ostentative Signale der angeleiteten Person, eine *Wirheit* zu spüren, eine besondere Verbindung mit der Person, die sie anleitet. Wir nehmen an, dass jede Handlung eines Sprechers, die mit einer Anerkennung des Zuhörers als Akteur einhergeht, ein ostentatives Signal für Lernprozesse darstellt. Sich anerkannt zu fühlen scheint einen besonderen Aufmerksamkeitszustand auszulösen, in dem die natürliche Wachsamkeit vorübergehend ausgesetzt ist. Die lernende Person spürt, dass die Kommunikationsinhalte, die sie aufnehmen wird, von Relevanz für sie sind. Sie lässt sich von epistemischem Vertrauen leiten, einem Vertrauen auf Wissen, das im sozialen Kontakt übermittelt wird. Wir gehen davon aus, dass dieses epistemische Vertrauen in allen zwischenmenschlichen Beziehungen in mehr oder weniger starkem Maße aktiviert wird. Unsere Offenheit dafür, uns langfristig beeinflussen zu lassen, hängt davon ab, wie weit unsere Standardstrategie der epistemischen Wachsamkeit außer Kraft gesetzt wurde.

An welcher Stelle kommt nun das Mentalisieren ins Spiel? Durch Mentalisieren kann epistemisches Vertrauen entstehen. Wenn wir eine Person mentalisieren, erkennen wir sie als Akteurin an. Damit sich aber epistemisches Vertrauen entfalten kann, müssen wir in der

Lage sein, die Person so gut zu mentalisieren, dass sie sich als zutreffend mentalisiert empfindet. Was bedeutet es also, mentalisiert zu werden? In jedem Augenblick gibt es ein Narrativ, das für die meisten von uns im Vordergrund steht. Dieses Narrativ gibt dann die direkteste und offenkundigste Form vor, in der wir einer anderen Person unseren aktuellen Zustand beschreiben würden. Wir haben dabei vielleicht auch Narrative im Blick, die momentan nicht dominant sind. Diese Beschreibungen unserer selbst, die meist nuancierter oder komplexer sind, liegen abseits und sind oft verdeckt von den üblichen Kurzformeln, mit denen wir uns normalerweise charakterisieren würden. Ein besonders wirkmächtiges ostentatives Signal besteht in der Anerkennung des Reichtums an Narrativen, die wir alle in uns tragen.

7.2.1 Craigs Lernschwierigkeiten

Für mentalisierungsinspirierte systemische Therapeutinnen hat sich das Konzept ostentativer Signale in der Arbeit mit Kindern wie Craig, die mit einer Vielzahl von Problemen zu kämpfen haben, als äußerst hilfreich erwiesen. Nach unserer Auffassung liegt bei solchen Kindern etwas mit der Lernfähigkeit im Argen. Etwas hält sie davon ab, das aufzunehmen, was sie sich in neuen Erkenntnisprozessen aneignen sollten. Dies trifft auch auf die Bildungsinhalte zu, die ihre Lehrerinnen ihnen zu vermitteln versuchen, geht aber weit darüber hinaus. Wir lernen uns selbst auf dem Weg über andere kennen. Kinder rufen nicht mit einem Mal aus: »Ich denke, also bin ich!« Sie entdecken sich selbst als denkende Wesen, weil andere sie als solche behandeln: als denkende Wesen. Um aber von anderen lernen zu können, brauchen wir epistemisches Vertrauen. Wenn Kinder dieses Vertrauen verlieren, wird es ihnen in sozialen Situationen schwerfallen, die Informationen aufzunehmen, die Lehrende ihnen anbieten, und folglich können sie ihr Wissen über sich selbst nicht auf den neuesten Stand bringen. Ihr Weltverständnis ist somit fehlerhaft, weil sie mit einer veralteten Variante der Vorstellung arbeiten, die sie von sich selbst im Verhältnis zu anderen haben sollten. Warum ist dieser Lernprozess gescheitert? Es könnte daran liegen, dass niemand da ist, der sie anleiten könnte, aber das ist wenig wahrscheinlich. Die plausiblere Erklärung ist, dass sie in sozialen Situationen, *denen sie nicht vertrauen,* nicht lernbereit sind.

Emotionsregulation muss gelernt werden. Wie wir dargelegt haben, kommt den Bezugspersonen des Kindes eine entscheidende Rolle dabei zu, ihm dabei zu helfen, sein emotionales Arousal zu begreifen und zu steuern. Es gibt solide Belege dafür, dass sich bei Kindern von Eltern, die dieser Rolle gerecht werden, die Fähigkeit der Emotionssteuerung früher entwickelt (Cleveland a. Morris 2014). Belastende Kindheitserfahrungen können sich störend auf die frontolimbischen Schaltkreise auswirken, die für die Stressregulation zuständig sind, und auf diesem Weg die Entwicklung der Emotionsregulation behindern. Dies könnte durchaus ein Wirkmechanismus sein, durch den belastende Erfahrungen in den ersten Lebensjahren dadurch, dass sie die Entwicklung der Emotionsregulation stören, in vielen Fällen die Anfälligkeit für psychische Störungen erhöhen.

7.3 Das mentale Immunsystem

Das biologische Immunsystem ist ein Netzwerk aus Zellen, Geweben und Organen, das den Körper gegen potenziell schädliche Pathogene wie Viren und Bakterien verteidigt. Wenn es funktioniert, erkennt das Immunsystem Bedrohungen und unterscheidet sie vom gesunden eigenen Gewebe des Körpers. Jedes Individuum verfügt über drei Formen der Immunität: die angeborene, die adaptive und die passiv erworbene Immunabwehr. Die *angeborene Immunabwehr* ist ein natürlicher Schutz, der von Geburt an vorhanden ist und im Kampf gegen Infektionen unsere erste Verteidigungslinie bildet. Der zweite Schutzwall ist die *adaptive Immunabwehr,* die sich während des ganzen Lebens immer weiterentwickelt, wenn wir Erkrankungen durchmachen oder gegen Krankheiten geimpft werden. Das adaptive Immunsystem kann fünf bis zehn Tage brauchen, um zu ermitteln, welche Antikörper benötigt werden, und sie in der für einen erfolgreichen Angriff auf einen »Feind« erforderlichen Menge herzustellen. In dieser Phase hält das angeborene Immunsystem das Pathogen in Schach und hindert es daran, sich zu vermehren. Die häufigsten Maßnahmen zur Stärkung des biologischen Immunsystems sind Ernährungsumstellung, Bewegung, Sport, Hygiene und Stressabbau. Die akuten (beispielsweise von einem Virus ausgelösten) Symptome bedürfen der Behandlung, doch vor allem muss das Immunsystem gestärkt werden, um künftige Infektionen abzuwenden. Eine *passive Immunität* erwerben wir, wenn dem Organismus Antikörper zugeführt und nicht vom eigenen Immunsystem produziert werden.

Die Metapher eines mentalen Immunsystems kann helfen, das Thema der psychischen Resilienz und ihrer individuell unterschiedlichen Ausprägung anschaulich zu machen. Menschen werden mit unterschiedlichen Graden der *angeborenen Resilienz* geboren, die auf genetischen Faktoren, dem familiären Hintergrund sowie prä-, peri- und postnatalen Faktoren beruht. Die Umstände, unter denen ein Kind aufwächst, nehmen Einfluss auf die Entwicklung der *adaptiven Resilienz.* Zu ihnen gehört die Fähigkeit der Bezugspersonen, Stress und Belastung abzumildern, etwa indem sie dem Kind eine haltende Umwelt bieten. Wenn die Eltern überbehütend sind und verzweifelt versuchen, das Kind gegen alle äußeren Quellen von Stress abzuschirmen, ist es später möglicherweise schlecht dafür gerüstet, mit den Anforderungen des Alltags außerhalb der Familie zurechtzukommen. Wenn Kinder hingegen von klein auf stark belastenden Situationen ausgesetzt sind und beispielsweise häusliche Gewalt zwischen ihren Bezugspersonen miterleben, kann es sein, dass sie überwachsam werden, fortwährend Ausschau nach Anzeichen drohender Gefahr halten, eine Hyperreaktivität entwickeln, die zu dramatischen Anstiegen ihres Arousal-Niveaus führt, und mit dem übermächtigen Gefühl leben müssen, nicht gehört und verstanden zu werden. Es können massive Probleme mit der Affektkontrolle auftreten, ähnlich wie wenn in einem schlecht regulierten biologischen Immunsystem normalerweise kaum potente Allergene massive allergische Reaktionen auslösen. Wenn ein Individuum in extremem Maße belastenden Situationen ausgesetzt ist, kann sich eine »unechte Resilienz« entwickeln: Das Individuum erweckt den Anschein, es könne mit jeder Katastrophe fertigwerden, doch der Preis dafür sind dann oft emotionale Abstumpfung und damit verknüpfte dissoziative Prozesse.

Das familiäre Immunsystem lässt sich auch anhand dessen beschreiben, wie stark die »angeborene« und die »adaptive« Resilienz ausgeprägt sind. Manche Familien können auch angesichts extremster Herausforderungen ihre Homöostase aufrechterhalten, während andere schon angesichts der kleinsten inneren oder äußeren Bedrohungen aus dem Gleichgewicht geraten. Wenn das familiäre Immunsystem »am Boden« ist, sind die Familienmitglieder anfälliger dafür, sich eine Krankheit »zuzuziehen« und chronische Probleme zu entwickeln. Doch eine ausgewogene »Diät« mit effektivem Mentalisieren, Stressabbau und Arousal-Steuerung, wie sie die MIST bieten kann (wir können MIST in diesem Zusammenhang auch scherzhaft als *Mental Immune System Therapy* ausbuchstabieren – Therapie des mentalen Immunsystems), ermöglicht eine Art »Impfung« gegen emotionale Turbulenzen in der Familie.

Zum nächsten Termin kam Craig zusammen mit seiner Mutter. Als sie ihn fragte, ob er sich an die Zeit erinnere, als er bei seiner Großmutter gelebt habe, hielt er sich mit einer dramatischen Geste die Hände über die Ohren und dann vor den Mund und sagte kein Wort. Die Mutter fragte ihn, ob es denn wirklich so schlimm gewesen sei. Craigs einzige Antwort war ein Nicken. Mit weiteren Fragen und Impulsen waren ihm keine anderen Reaktionen zu entlocken.

Massive Vernachlässigung oder Misshandlung dürfte die diagnoseübergreifende Ursache von psychischen Störungen sein, über die am meisten Einigkeit besteht, und kann ein Kind dazu bringen, seinen Instinkt für soziales Lernen »abzuschalten«. Dies ist dann eine völlig nachvollziehbare Reaktion. Eine vernachlässigende, feindselige, misshandelnde oder missbrauchende Bezugsperson kann für ein Kind keine vertrauenswürdige Informationsquelle sein. Dies belegen zahlreiche Studien, laut denen schwere Vernachlässigung, Misshandlung oder Missbrauch Anpassungsprobleme vor allem im Kontext des Lernens hervorrufen (Romano et al. 2015). Warum ist das so? Die Hinweise verdichten sich, dass nach belastenden Erfahrungen die Fähigkeit, die Aufmerksamkeit auf mentale Zustände anderer auszurichten, dramatisch gemindert ist. Dass ein Kind infolge von belastenden Erfahrungen einen Teil seiner kognitiven Steuerungsfähigkeit einbüßt, rührt also zum Teil daher, dass es nur in begrenztem Maße in der Lage ist, sich auf die Emotionen und Kognitionen anderer einzulassen. Das Mentalisieren bleibt bei ihm mangelhaft. Ein neuerer systematischer Überblick über die Forschung zu den Auswirkungen von Traumata auf die Entwicklung sozial-kognitiver Fähigkeiten hat ergeben, dass ein solcher Zusammenhang in über 250 Studien aufgezeigt wird (Luyten et al. 2020).

7.4 »Ent-MIST-ifizierung« des Traumakonzepts

Der Begriff *Trauma* wird heutzutage von vielen Therapeutinnen und auch Laien derart unbedacht eingesetzt, dass er seine eigentliche Bedeutung schon beinahe verloren hat. Aus unserer Sicht ist nicht das betreffende Ereignis traumatisierend, sondern die Erfahrung, die an das Ereignis anschließt. Diese Erfahrung kann nur in einem sozialen Kontext metabolisiert werden. Wenn dieser Kontext nicht verfügbar ist, entfaltet das Ereignis eine traumatisierende Wirkung, die durch das Empfinden des mentalen Auf-sich-gestellt-Seins noch verschärft wird. Dagegen kann die Anwesenheit und Zugänglichkeit einer Bezugsperson den notwendigen sozialen Bezugsrahmen bieten, der die Einordnung einer beängstigenden und übermächtigen Erfahrung ermöglicht (Luyten et al. 2020).

Dass Craig häusliche Gewalt und ihre Folgewirkungen wie etwa die Depression seiner Mutter miterlebte, ist Teil eines spezifischen Traumageschehens. Wenn seine Mutter seinerzeit eine adäquate Vorstellung von Craigs innerem Aufruhr gehabt hätte und in der Lage gewesen wäre, ihm seine innere Not *markiert*[4] zurückzuspiegeln und sie zu »halten«, dann hätten die langfristigen Folgeschäden seiner frühen belastenden Erfahrungen abgewendet werden können. Wenn seine Großmutter in der Lage gewesen wäre, Craigs Gefühl des Verlassenseins aufzufangen, als sich die Depression der Mutter nach dem vermutlichen Suizid seines Vaters verschlimmerte, dann hätte Craigs Traumatisierung vielleicht minimiert werden können. Aus Sicht der MIST ist es im Wesentlichen die nicht abgemilderte emotionale Reaktion auf eine belastende Erfahrung, die traumatisierend wirkt. Wenn das Kind die Option hat, sich auf andere zu stützen (die in Resonanz mit seiner inneren Not gehen, über sie reflektieren und ihm eine Repräsentation für sie anbieten), dann wird das Ereignis für das Kind möglicherweise nicht zu einer katastrophischen Erfahrung.

Traumatische frühkindliche Erfahrungen können von einer Generation auf die nächste übertragen werden: Über fünfzig Studien belegen die transgenerationale Weitergabe von Kindesmisshandlung (Paul et al. 2019): Wer als Kind selbst misshandelt, missbraucht oder vernachlässigt wurde, neigt offenbar eher dazu, die Emotionen der eigenen Kinder falsch zu verstehen und folglich nicht ernst zu nehmen – was dann die Chancen der nächsten Generation auf eine normale Entwicklung untergräbt.

4 In den frühen Interaktionen mit einer primären Bezugsperson bringt das Kind seine inneren Affektzustände zum Ausdruck, während die Bezugsperson intuitiv die expressiven Verhaltensweisen des Kindes ›markiert‹ widerspiegelt. Hierbei handelt es sich um die Nachahmung, Wiederholung und Übertreibung der Mimik des Kindes, um ihm zu zeigen, dass es wahrgenommen und verstanden worden ist.

Das »Abschalten« des Mentalisierens kann kurzfristig gesehen eine hilfreiche Strategie sein, um in einem grundsätzlich nicht vertrauenswürdigen sozialen Umfeld zurechtzukommen. Sich von dem sozialen Netz abzukoppeln oder ihm zumindest mit großem Misstrauen zu begegnen, dürfte sich aber auf lange Sicht als weniger vorteilhaft erweisen. Diese Entwicklung ist, so nehmen wir an, bei Craig zu beobachten. Er wurde von seiner Schule an uns überwiesen. Denn das Klassenzimmer war der Ort, an dem Craigs Probleme am offensten zutage traten. Eine in Dänemark mit 3 000 Kindern durchgeführte Studie ergab, dass bei denjenigen Kindern, die in der Vergangenheit misshandelt worden waren, Lernprobleme neunmal häufiger und Schulwechsel siebenmal häufiger waren als bei den anderen Kindern (Elklit, Michelsen a. Murphy 2018). Belastende Erfahrungen haben auf Kinder eine derart tiefgreifende Wirkung, weil sie ihr Vertrauen in Lern- und Erziehungsprozesse untergraben. Natürlich können auch andere Aspekte des sozialen Umfelds fehlen, die normalerweise die Resilienz fördern, etwa wenn das Kind keine Möglichkeit hat, Hilfe zu suchen und zu bekommen, oder kein stützendes soziales Netz und keine Offenheit für Veränderung vorfindet.

7.5 Resilienz

Wir wissen, dass viele Kinder, die belastenden Erfahrungen ausgesetzt sind, nicht zu psychischen Opfern dieser Umstände werden. In einer Studie mit mehr als 1 000 Kindern, in denen schriftliche Belege sowie subjektive Berichte zu Misshandlungen in der Kindheit ausgewertet wurden, bestand nur dann ein Zusammenhang des Psychopathologierisikos mit objektiven Daten, wenn die subjektiven Berichte in dieselbe Richtung wiesen (Danese a. Widom 2020). Dagegen korrelierte die Psychopathologie mit den subjektiven Berichten über Misshandlung in der Kindheit auch dann, wenn diese nicht im Einklang mit den objektiven Daten standen. Die Verarbeitung von Erfahrungen entscheidet darüber, wie sie sich auswirken.

Die Fähigkeit, das Leben und insbesondere die großen Herausforderungen, vor die es uns stellen kann, zu meistern, bezeichnen wir üblicherweise als *Resilienz*. Sie ist eine gängige und anpassungsdienliche Reaktion auf belastende Erfahrungen. Ein hoher p-Faktor weist darauf hin, dass die Resilienz unterentwickelt ist oder fehlt, während bei Menschen mit einem niedrigen p-Faktor die Wahrscheinlichkeit hoch ist, dass sie über eine hohe Resilienz verfügen. Eine hohe Resilienz bzw. ein niedriger p-Faktor beruht allerdings nicht einfach darauf, dass pathologische Prozesse ausgeblieben sind, sondern auf dem aktiven Wirken biologisch fundierter Anpassungsmechanismen (Kalisch, Muller a. Tuscher 2015). Resilienz lässt sich auch als die Fähigkeit beschreiben, angesichts von Herausforderungen, ausgehend von einer adäquaten Überprüfung externer Informationen, Funktionsabläufe im Gehirn zu reorganisieren. Im Hinblick auf die Familie und andere Systeme lässt sich Resilienz als die Fähigkeit eines Systems definieren, sich in einem dynamischen Prozess gegen eine Störung zur Wehr zu setzen, die die Integrität seiner normalen Handlungsabläufe bedroht, und seine Funktionsfähigkeit zu wahren. Zu betonen ist, dass eine Konfrontation mit belastenden Erfahrungen *nicht zwangsläufig* dazu führt, dass sich eine psychische Störung entwickelt.

Resilienz kann sich aufbauen, wenn die Person offen für zwischenmenschliche Prozesse und in der Lage ist, von anderen angebotene Informationen aufzunehmen und zu verarbeiten. Sie ist wie eine halbdurchlässige Membran, die zulässt, dass relevante Informationen nach innen gelangen können. Dies setzt voraus, dass die Person gegenüber zwischenmenschlichen Prozessen eine Balance zwischen Offenheit und Vorsicht halten kann. Der Aufbau von Resilienz wird ermöglicht durch:

1) einen positiven Stil der Reizbewertung
2) eine positive Neubewertung: Vergangenes kann nicht verändert, aber neu bewertet (mentalisiert) und anders betrachtet werden
3) Interferenzinhibition (Kalisch et al. 2015).

Zum Beispiel lenkt die in Kapitel 6 beschriebene Übung »Identitätspuzzle« durch ihren spielerischen Charakter – Klebezettel beschreiben und Puzzleteile zusammenfügen – Personen ab, sodass sie nicht von starken Emotionen überwältigt werden.

Studien zur Wirksamkeit von psychologischer Behandlung zeigen insgesamt mit großer Deutlichkeit, dass von den meisten Behandlungsverfahren etwa zwei Drittel der Klientinnen und Klienten profitieren. Die MIST legt den Fokus auf das eine Drittel, das nicht profitiert, und zielt vor allem darauf, die Resilienz zu erhöhen und den p-Faktor zu verringern. Die Betonung liegt nicht auf der Pathogenese, sondern auf der Salutogenese.

7.6 Die Einzelaspekte zu einem vollständigen Bild zusammenfügen

In diesem Kapitel geht es um Kinder mit recht gravierenden psychischen Problemen. Mit *gravierend* meinen wir hier, dass nicht nur *ein* ernstes, sondern viele schwerwiegende Probleme vorliegen. Nach unserer Erfahrung ist Komorbidität bei Kindern die Regel, nicht die Ausnahme. Wir möchten zusammenfassend auf einige Schlüsselfaktoren hinweisen, die uns helfen können, die Schwierigkeiten einzuordnen, vor die ein Kind mit multiplen psychischen Störungen gestellt ist:

1) Begonnen haben wir mit der These, dass eine allgemeine möglicherweise genetisch bedingte Vulnerabilität für psychische Störungen besteht, die sich auf der Ebene unzureichend organisierter neuronaler Verbindungen manifestiert. Bei Craig lagen sowohl bei der Mutter als auch beim Vater psychische Störungen vor.
2) Die Forschungsliteratur macht deutlich, welch zentrale Rolle die Emotionsregulation und die Exekutivfunktionen des Gehirns für den Schutz des Kindes vor psychischen Störungen spielen und dass umgekehrt Defizite in der emotionalen Regulation und in den Exekutivfunktionen wesentliche potenzielle Quellen von Vulnerabilität sind.
3) Sowohl die Emotionsregulation als auch die Exekutivfunktionen entwickeln sich im Kontext der Beziehungen von Kind und Bezugspersonen. Störungen dieser Beziehungen, insbesondere in frühen Entwicklungsphasen, können die emotionalen wie auch die kognitiven Fähigkeiten in diesen Bereichen schwächen.
4) Die im Verlauf der Evolution entstandene Lernsituation, auf die unsere Kinder angewiesen sind, setzt eine Vertrauensbeziehung voraus zwischen der Person, die Informationen vermittelt, und der Person, die sie aufnimmt. Diese Beziehung epistemischen Vertrauens entsteht aus einem komplexen Kommunikationssystem heraus, in dem die Wahrnehmung der Handlungsmacht des Kindes durch die instruierende Person eine Vorbedingung dafür ist, dass sich ein Vertrauen entwickeln kann, das für den effizienten Informationstransfer zwischen den beiden ausreicht.

5) Dieser Prozess, der einen effizienten Wissenstransfer sicherstellt, setzt voraus, dass Eltern und Kind, Lehrende und Lernende, Mentor und Auszubildende in der Lage sind, einander zu mentalisieren. Wichtig ist, dass das Kind oder der Lernende über eine Vorstellung von sich selbst verfügt, ein kohärentes Selbstnarrativ, das durch die Lehrende in effizienter Weise erfasst werden kann. Außerdem muss sie in der Lage sein, den Lernenden hinreichend zu mentalisieren, um sein persönliches Narrativ würdigen zu können, die dominante individuelle Erzählung, mit der er in die Lernsituation eintritt. Wesentlich ist schließlich, dass die Lehrende dem Lernenden dieses Verständnis mit hinlänglicher Klarheit bekundet, sodass bei ihm ankommt: »Ja, ich werde (als Akteur) anerkannt.«
6) Emotionale Dysregulation und eine Fehlsteuerung der Aufmerksamkeit, die mit Problemen in den Exekutivfunktionen einhergeht, können diesen Kommunikationsprozess beeinträchtigen. Emotionale Dysregulation untergräbt die Mentalisierungsfähigkeit. Die adäquate Ausrichtung und Steuerung der Aufmerksamkeit sind offenkundig entscheidend dafür, dass sich ein kohärentes Selbstbild herauszubilden vermag, welches das Kind in effizienter Weise wahrnehmen und über das es reflektieren kann. Wenn Defizite in der emotionalen Regulation und in den Exekutivfunktionen den unter Punkt 5 beschriebenen Kommunikationsprozess untergraben, wird die Kommunikation von epistemischer Wachsamkeit dominiert, und das Lernen ist bis zu einem gewissen Grad blockiert.
7) Wir sind darauf eingegangen, dass belastende Erfahrungen in der Kindheit eine häufige Ursache psychischer Störungen und mit Erziehungs- und zwischenmenschlichen Problemen verknüpft sind. Wir haben herauszuarbeiten versucht, dass der Rückzug eines Kindes aus einem *persönlichen Lernnetzwerk* ein verständlicher und absehbarer Versuch der Anpassung an ein soziales Umfeld ist, das vom Kind so erlebt wird, dass es ihm nur begrenzte Unterstützung bietet. Auf lange Sicht ist diese Art der Anpassung meist nicht im Interesse des Kindes.
8) Zum Schluss sind wir auf die traurige Tatsache der transgenerationalen Weitergabe belastender Erfahrungen eingegangen. Wenn bei Eltern Defizite in Emotionsregulation und Exekutivfunktionen gegeben sind, beeinträchtigt dies ihre Fähigkeit,

für das Kind eine geeignete Lernumgebung herzustellen. Wir möchten betonen, dass unser Hauptaugenmerk durchweg auf dem subjektiven Erleben liegt. Eine komplexe Kette von kognitiven und emotionalen Filtern sorgt dafür, dass aus den zwischenmenschlichen Erfahrungen des Kindes fortdauernde Erwartungen an soziale Situationen hervorgehen, die sich wiederum in ihrem Verhalten als Erwachsene niederschlagen.

9) Es mag durchaus sein, dass Craig mit genetischen Schwachstellen ins Leben gestartet ist. Seine Schwierigkeiten sowohl mit der Emotionsregulation als auch mit Exekutivfunktionen traten in seiner Symptomatik zutage, und wir können davon ausgehen, dass seine disruptiven Kindheitserfahrungen das Potenzial zu einer stabilen Entwicklung in diesen beiden Bereichen schwächten. Er war nicht in der Lage, sich auf die Schule und auf viele Aspekte seiner sozialen Lernumgebung wirklich einzulassen. Er verlor im Unterricht den Anschluss. Er war nicht in der Lage, sein Verhalten so weit zu regulieren, dass er sich in einen Prozess hineinbegeben konnte, in dem er Vertrauen zu anderen hätte fassen können. Diese anderen wiederum konnten so kein hinreichend klares Bild von ihm gewinnen, um ihm Verständnis für seine Situation bekunden zu können. Die Kaskade von Schwierigkeiten, auf die er stieß, und die Vielzahl von weiteren Symptomen, die er mit der Zeit entwickelte, helfen uns nicht, das Grundproblem zu verstehen, an dem Craig sich abmühte. Sein Problem war, dass er jene Prozesse nicht effektiv für sich nutzen konnte, die die Gesellschaft ihren Kindern für den Erwerb von Wissen und von sowohl emotionalen als auch kognitiven Fertigkeiten bereitstellt.

Für den Fall, dass Craigs Geschichte Sie traurig gestimmt hat: Das Resultat seiner Behandlung dürfte die Geschichte vom p-Faktor in einem etwas hoffnungsfroheren Licht erscheinen lassen. Das Repertoire an Instrumenten, auf das der MIST-Therapeut zurückgreifen konnte, ermöglichte es ihm, eine vertrauensvolle Beziehung zu Craig aufzubauen, in der dieser sich anerkannt und akzeptiert fühlte. Die Bedeutung, die diese Entwicklung für Craig hatte, beruhte nicht darauf, dass der Therapeut in der Lage gewesen wäre, Craig all die Dinge beizubringen, die er bislang nicht gelernt hatte. Weit gefehlt.

In der vierten Sitzung sprach Craig über seine Begeisterung für das Gitarrenspiel. Er verkündete stolz, sein Lehrer habe gesagt, er habe großartige Fortschritte gemacht. Wenn er so weitermache, könne er eines Tages ein berühmter Rockstar werden. Die Mutter zuckte abschätzig mit den Schultern und sagte: »Na ja, das werden wir ja sehen ... Viel wichtiger ist, dass du mit dem Lernstoff in der Schule vorankommst.« Der Therapeut erwiderte: »Ja, die Schule ist sehr wichtig, aber ich würde dich sehr gern Gitarre spielen hören, Craig. Kannst du sie nächstes Mal mitbringen? Ich habe auch eine Gitarre, kann aber nicht gut spielen. Du kannst mir ein paar Kniffe zeigen.« An die Mutter gerichtet: »Wäre das okay?« Die Mutter nickte, und Craig lächelte. Zur nächsten Sitzung kam er mit seiner Gitarre. Während er sein Können vorführte, lehnte sich die Mutter zurück, und der Therapeut hörte aufmerksam zu. Dann bat er Craig, ihm ein paar Akkorde zu zeigen, und einige Minuten später spielten sie zusammen ein kurzes Stück. Danach fragte der Therapeut Craig nach seiner Lieblingsmusik, und als Craig einige Stücke nannte, hörten sie sich diese über das Smartphone der Mutter zusammen an. Der Therapeut bat Craig, ihm zu helfen, den Text der Lieder zu verstehen, und fragte ihn, was genau ihm daran gefalle. Craig erklärte ihm fröhlich alles, was er wissen wollte. Die Mutter sagte schließlich, ohne dass das im Geringsten vorwurfsvoll klang: »Das hast du mir nie erzählt. Ich mag es, wenn du so redest.«

Das Duett erwies sich als eine Art Wendepunkt. Eine Person, die auf die Reaktionen einer zweiten Person reagiert, die auf die Reaktionen der ersten zurückgehen: So ist unser Denken als soziale Wesen strukturiert, und auf diese Weise müssen unsere Kinder mit der sozialen Lernumgebung in Verbindung treten. Für ein Kind kann eine einzelne Erfahrung epistemischen Vertrauens durchaus ausreichen, selbst wenn es so tief in epistemischer Wachsamkeit verhaftet ist, wie das bei Craig der Fall zu sein schien. Es kann dann Ausschau nach anderen sozialen Beziehungen halten, in denen Lernen möglich ist, weil sie von epistemischem Vertrauen getragen sind. Die Anwesenheit von Craigs Mutter in der fünften Sitzung war von wesentlicher Bedeutung, ebenso wie ihre anfänglich rein beobachtende Haltung. Diese ermöglichte es ihr, etwas in Craig und seiner Fähigkeit zur Interaktion mit einem Erwachsenen wahrzunehmen, das ihr bis dahin nicht bewusst gewesen war. Sie reagierte dann auf Craigs Reaktionen auf die Reaktionen des Therapeuten. Dadurch wurde es möglich, dass die Mutter-Kind-Beziehung enger wurde und Craigs Emotionsregulation sich verbesserte. Damit hing es wahrscheinlich zusammen, dass auch seine Beziehungen zu anderen enger wurden, unter anderem zu seinen Lehrerinnen und Lehrern. So vermochte er seine Fähigkeit zu steigern, sich selbst und andere zu mentalisieren.

Die MIST zielt darauf, das soziale System zu verändern, in dem sich das Kind bewegt. Dies ist besonders wichtig, wenn es mit vielfältigen Problemen zu kämpfen hat, von denen jedes den sozialen Kontext untergraben kann, den es für seine Entwicklung braucht.

7.6.1 Entwicklungswissenschaft und MIST

Wir haben in diesem Kapitel immer wieder darauf hingewiesen, wie die Entwicklungspsychologie unser Verständnis des therapeutischen Prozesses erweitern kann. Csibra und Gergely (2009) betonen die evolutionsgeschichtliche Bedeutung der *natürlichen Pädagogik*. Dieser bemerkenswerte Aspekt unserer biologischen Ausstattung befähigt uns, kulturelle Informationen in effizienter Weise zu übermitteln und aufzunehmen. Dieser Mechanismus wird im Kontext der frühesten zwischenmenschlichen Beziehungen etabliert und regelt das individuelle Lernen sowie das Sammeln kollektiven Wissens. Er mobilisiert auch das epistemische Vertrauen, das der Evolution der menschlichen Kultur zugrunde liegt. Menschen sind keineswegs die einzige Spezies, die erworbene Fertigkeiten an die nächste Generation weitergibt, doch bei keiner Spezies sind die Informationen, die gelernt und weitergegeben werden, annähernd so komplex. Sie unterstützen die Sozialisierung des Individuums in die Gruppe und befähigen diese, Vorstellungen zu entwickeln, durch die sie sich definiert. Die menschliche Spezies hat einen besonderen Modus des Wissenserwerbs mittels Aufnahmebereitschaft für gezielte Unterweisung entwickelt. Diese Fähigkeit eröffnet uns die Möglichkeit, den Gebrauch komplexer Werkzeuge zu erlernen, doch anhand desselben Prozesses können wir auch in kollektiver Erfahrung gründende Überzeugungen und Erwartungen weitergeben. Für diese komplexen Verstehensprozesse war ein spezieller Kommunikationsprozess erforderlich, der sich möglicherweise aus dem Bindungssystem heraus entwickelte, durch feinfühliges Reagieren auf einen Prozess, in dem anhand eines Empfindens wechselseitiger Anerkennung, aus dem sich das Erleben epistemischen Vertrauens speist, vertrauenswürdige Quellen identifiziert werden. Dieser Mechanismus befähigt uns letztlich, uns Wissen über uns selbst, über andere und über die Welt anzueignen. Vermutlich bedeutet es auch einen Selektionsvorteil, dass die Offenheit für das Lernen aus Erfahrung selektiv ist und ganz wesentlich durch die Beschaffenheit der Beziehung zwischen Mitteilendem/Lehrendem und Lernendem/Kind moderiert wird. Negative Erfahrungen dürften die natürliche Wachsamkeit verstärken und bewirken unter Umständen auch eine Hypervigilanz, die die Möglichkeiten sozialen Lernens einschränkt. Dies ist der Grund dafür, dass viele, wenn nicht die meisten Kinder und Familien, mit denen wir arbeiten, offenbar keinen Zugang zum Lernen aus zwischenmenschlichen Erfahrungen finden. Ohne epistemisches Vertrauen kann es kein (oder nur ein sehr begrenztes) soziales Lernen geben.

Warum ist die Entwicklungswissenschaft für die Arbeitsweise der MIST relevant? Der Aufbau epistemischen Vertrauens in der Psychotherapie ist wichtig, weil es dem Klienten dadurch möglich wird, sich in produktiver Weise auf den Prozess einzulassen und von ihm zu profitieren. Dies ist aber nicht der Hauptnutzen, den der Aufbau von Vertrauen mit sich bringt. Wenn wir Klienten befähigen, auch in Beziehungen außerhalb der Therapie vertrauensvoller zu agieren, stärkt das ganz allgemein ihre Fähigkeit zum sozialen Lernen.

7.7 Abschließende Überlegungen

In der Psychotherapie werden mindestens drei heuristisch unterscheidbare und miteinander interagierende Kommunikationssysteme angesprochen, die das Potenzial haben, auch über die Behandlung hinaus das Verständnis für und die Beteiligung an zwischenmenschlichen Prozessen zu stärken (Fonagy, Campbell a. Allison 2019). *Das erste Kommunikationssystem* betrifft den Diskurs über die derzeitigen Lebensumstände, Symptome, Probleme und psychiatrischen Störungen des Klienten. Es bildet die Grundlage, indem es die Kommunikation mit der Therapeutin überhaupt erst einmal herstellt, ist aber fortwährend präsent und muss immer wieder aufgefrischt werden, damit deutlich wird, dass ihr die aktuellen Anliegen des Klienten wichtig sind. Dadurch wird dem Klienten signalisiert, dass die Therapeutin über umfangreiches Wissen sowie über persönliche Eigenschaften verfügt, die er möglicherweise sehr zu schätzen weiß.

Das zweite System betrifft die Verbesserung der zwischenmenschlichen Kommunikation des Klienten, die wesentliche Voraussetzung dafür ist, dass er in Kommunikationsprozesse eintreten kann, die ihm, zunächst in der Therapie, Lerngelegenheiten eröffnen und durch epistemisches Vertrauen gekennzeichnet sind. Mentalisierungsprozesse in der Therapie beziehen den Klienten in ein im Behandlungszimmer ablaufendes soziales Kommunikationsgeschehen ein, das ihm helfen kann, seine misstrauische Isolation zu überwinden, und ihm somit ganz allgemein den Weg zur Kommunikation mit anderen ebnen kann. Von der Therapeutin zutreffend mentalisiert zu werden ist ein Schlüsselerlebnis, das eine epistemische Barriere beseitigt. Dies ist zum Teil ein kognitiver, in erster Linie aber ein emotionaler Prozess. Vor allem in Kapitel 5 und 6 haben wir viele Beispiele für Interventionen genannt, die das Mentalisieren fördern. Alle diese Interventionen erfordern Kooperation (Zusammenarbeit mit einem anderen mentalen System). Sie setzen implizit und explizit das Einnehmen der Perspektive des anderen voraus. Auf subtilere, aber konsequente Weise beharrt die Therapeutin darauf, dass alle Beteiligten, ob sie nun anwesend sind oder ob nur auf sie Bezug genommen wird, als vollgültige Personen betrachtet und als Akteure mit eigenständigen Wünschen, Erwartungen und emotionalen und kognitiven Reaktionen anerkannt werden. Durch die allgemeine Haltung von Demut und forschender Neugier wird betont, dass der Klient ebenso wie alle anderen Menschen uns Therapeuten Dinge lehren kann, eben weil mentale Zustände opak und so letztlich nie vollständig und korrekt erfassbar sind. So müssen wir uns durch Nachfragen und Mutmaßen »belehren« lassen. Wir haben bereits auf viele Aspekte der Begegnung des Klienten mit anderen in der MIST hingewiesen, die dem effektiven Mentalisieren förderlich sein dürften. Auf der einfachsten Ebene können wir uns das vielleicht so vorstellen: Wenn die Therapeutin und andere emotional und kognitiv kontingent – also umgehend – auf den Klienten reagieren, dürfte das die Möglichkeiten der zwischenmenschlichen Kommunikation erweitern.

Wie wird durch effektives Mentalisieren das epistemische Vertrauen gestärkt und damit soziales Lernen ermöglicht? An verschiedenen Aspekten lässt sich zeigen, wie Mentalisieren mit epistemischem Vertrauen verknüpft ist und warum die systematische Thematisierung des Mentalisierens für die Therapie von so zentraler Bedeutung ist:

1) Der Klient muss über ein Minimum an Mentalisierungsfähigkeit verfügen, damit er in der Lage ist, ein hinreichend kohärentes Narrativ zu entwickeln, das andere erfassen und auf das

sie in einer Weise reagieren können, die ein Empfinden der Verbundenheit erzeugt.

2) Wie oben erwähnt ist der Aufbau von epistemischem Vertrauen ein reziproker Prozess. Der Klient muss erreichen, dass auch bei der Therapeutin epistemisches Vertrauen entsteht, sodass sie dem Narrativ des Klienten vertrauen kann. Und damit das Narrativ des Klienten der Therapeutin in dieser Weise übermittelt werden kann, muss er über eine gewisse grundlegende Mentalisierungsfähigkeit verfügen.
3) Damit der Klient die Repräsentation seiner selbst, die ihm die Therapeutin anbietet, wahrzunehmen und zutreffend zu interpretieren vermag, muss seine Mentalisierungsfähigkeit eine weitere Stufe erreicht haben.
4) Schließlich ist Mentalisieren erforderlich, damit das Bild, das sich die Therapeutin macht, und das Selbstbild des Klienten, in Einklang gebracht werden können. Das Anregen des Mentalisierens zielt generell darauf, den gesamten Prozess des sozialen Lernens zu stärken.

Das dritte Kommunikationssystem ist in vielen Therapien das ausschlaggebende. Was befähigt den Klienten, in seinem Beziehungsumfeld zurechtzukommen? Das Grundprinzip unseres Therapiemodells besagt, dass unser Denken und Fühlen dem Wesen nach sozial und auf andere ausgerichtet ist. Sowohl die Therapie als auch die Förderung des Mentalisierens ergeben nur einen Sinn, wenn wir damit die Reintegration des Klienten in den großen, komplexen, sich stetig fortbewegenden Strom der zwischenmenschlichen Kommunikation unterstützen. In einer wirksamen Therapie »öffnet sich« der Klient, ob wir ihm nun dabei geholfen haben oder nicht, die epistemische Barriere abzubauen, die er errichtet hat; er gewinnt Zugang zur sozialen Welt und steigert seine Fähigkeit, aus zwischenmenschlichen Situationen zu lernen. Dies könnte aus unserer Sicht die wichtigste Veränderung sein, die die MIST bewirken kann – wir werden im letzten Kapitel darauf zurückkommen. Einige der Fallbeispiele, die wir in diesem Buch vorgestellt haben (mit Craig, Rose und anderen), machen deutlich, dass die Therapie die Möglichkeit eröffnet, zu bereits vorhandenen positiven Aspekten der sozialen Umwelt auf neue Weise Verbindung aufzunehmen.

Hier wird aber auch klar, dass die MIST ebenso wie die meisten Psychotherapien an eine Grenze stößt. Wir müssen zugestehen, dass therapeutische Interventionen manchmal bei Klienten erfolgen, deren weiteres soziales Umfeld nicht die für das Mentalisieren erforderlichen Bedingungen bietet. Epistemisches Vertrauen ist nur hilfreich, wenn wir uns darauf verlassen können, dass das soziale Umfeld in dem Maße verlässlich und vertrauenswürdig ist, dass Offenheit nicht missbraucht wird. Die Konsolidierung therapeutischer Fortschritte – und im Grunde aller bedeutsamen positiven Veränderungen im Leben des Klienten – ist nur möglich, wenn sein soziales Umfeld die Veränderungen zulässt und unterstützt. Es wäre naiv und nahezu pflichtvergessen, zu glauben, wir könnten die psychotherapeutische Arbeit und ihre potenzielle Wirksamkeit isoliert von dem sozialen Klima betrachten, in dem sie stattfindet.

8 Soziale Medien mentalisieren

Die Walters waren für viele ihrer Freunde eine ganz normale Familie. Kaum jemand wusste, dass der elfjährige Bill jeden Tag bis zu zwölf Stunden vor dem Computer in seinem Zimmer verbrachte. Er war in Onlineforen aktiv, spielte Online-Videospiele, war ständig auf diversen Unterhaltungswebsites unterwegs, lud sich Musik und Videos herunter – und schien ununterbrochen mit »realen« oder »virtuellen« Freunden zu chatten. Anfangs hatten die Eltern sich noch damit beruhigt, seine zunehmend obsessiven Online-Aktivitäten seien bestimmt nur eine vorübergehende Phase, doch mit der Zeit gerieten sie in einen sich wiederholenden Zyklus, in dem sie Bill nur noch begrenzten und dann gar keinen Onlinezugang gewährten, um ihn schließlich doch wieder zu erlauben. Schließlich gaben sie es auf, irgendeine Form von Kontrolle über das Onlineverhalten ihres Sohns auszuüben, weil die tagtäglichen Auseinandersetzungen alle zermürbten.

Wenn er nicht zu Hause am Computer saß, war Bill mit seinem Smartphone beschäftigt und wurde äußerst unruhig, wenn er keinen Internetzugang hatte. Er blieb jeden Abend bis lange nach Mitternacht auf und sagte, oft sei er mit mehreren Aktivitäten zugleich beschäftigt und verliere dann das Zeitgefühl. Es fiel ihm zunehmend schwer, morgens aus dem Bett zu kommen und zur Schule zu gehen, sodass er hin und wieder Unterrichtsstunden verpasste. Auch bei Familienaktivitäten, etwa bei den Mahlzeiten, war er manchmal nicht dabei, und er erledigte die Aufgaben, die ihm im Haushalt zugeteilt waren, nur lückenhaft. Er ging nicht mehr zum Training seines Fußballvereins. Seine Freunde von früher meldeten sich nicht mehr bei ihm, bis auf einen, doch das machte ihm nichts aus. Im Netz hatte er ja mehr als genug Freunde. Seine Eltern machten sich mittlerweile große Sorgen, wie Bills »Online-Lebensstil« sich auf seine zwei jüngeren Geschwister auswirken würde und wie sie deren Umgang mit sozialen Medien sinnvoll steuern könnten, ehe er aus dem Ruder lief. Sie appellierten an den Arzt, den sie um eine Überweisung an eine spezialisierte Beratungsstelle baten: »Bitte helfen Sie uns, damit wir wieder eine Familie sein können.«

Die heutige Gesellschaft ist durch die fortwährende Ausweitung von Kommunikationsnetzen gekennzeichnet. Diese Netze erlauben über Computer und das Internet raschen Zugriff auf Informationen und ermöglichen Begegnungen in virtuellen Welten. Wir verbringen mehr und mehr Zeit online, ob mit E-Mails und Chatnachrichten oder auf Websites und Social-Media-Plattformen. Im Vereinigten Königreich besitzen 95 Prozent der 16- bis 24-Jährigen und 83 Prozent der 12- bis 15-Jährigen ein Smartphone. Über zwei Fünftel der Mädchen und ein Fünftel der Jungen im Alter von 14 Jahren nutzen drei oder mehr Stunden am Tag soziale Medien (Kelly et al. 2018). Im Durchschnitt schauen Smartphone-Nutzer alle 12 Minuten auf ihr Gerät, und ein Fünftel der Erwachsenen ist mehr als 40 Stunden in der Woche online. Diese Entwicklung hat sich größtenteils in den letzten zehn Jahren vollzogen und ist einer der schnellsten Wandlungsprozesse, den die Gesellschaft je durchlaufen hat (Makin 2018).

Die sozialen Medien haben die Art und Weise verändert, wie Menschen zueinander in Beziehung treten. Sie dominieren zunehmend unser Leben, und zwar nicht nur im Privaten. Manche Plattformen wie Twitter und Facebook nehmen Einfluss auf das öffentliche Bewusstsein und können lokale und globale Bewegungen in Gang bringen, so etwa die Protestbewegungen des sogenannten Arabischen Frühlings, die im Jahr 2010 begannen. Die digitale Welt hat enormes positives Potenzial. Sie könnte beispielsweise eine Transformation der psychiatrischen und psychotherapeutischen Versorgung bewirken, wenn der Zugang zu geprüften Informationsquellen und Interventionen erleichtert und bestimmte Aspekte von Diagnose-, Kontroll- und Behandlungsverfahren automatisiert würden (Hollis et al. 2015). Für viele junge Menschen, die isoliert leben und unter psychischen Problemen leiden, können soziale Medien eine wichtige Quelle von Gesundheits- und anderen Informationen und von sozialer Unterstützung sein (Royal Society for Public Health 2017). Digitale Technologien können junge Menschen in Kontakt mit Gleichaltrigen, Mentorinnen und Therapeuten bringen und durch neuartige, individuell zugeschnittene, flexible und weniger stigmatisierende Behandlungsformen den Mangel an therapeutischen Angeboten verringern helfen. Über das Internet geknüpfte Beziehungen können uns ein Gefühl der Verbundenheit geben, wenn wir uns allein oder isoliert fühlen. An die Stelle von herkömmlichen sozialen Interaktionen in Echtzeit und von Angesicht zu Angesicht treten dann imaginierte Welten, in denen wir Bilder und Geschichten über uns selbst kreieren können. Dies kann uns helfen, uns sowohl mit Unbekannten als auch mit Freunden über Emotionen, Gedanken und sehr persönliche Erfahrungen auszutauschen.

Neben ihrem positiven Potenzial birgt die digitale Revolution eine ganze Reihe neuer Gefahren für die psychische Gesundheit junger Menschen (Odgers a. Jensen 2020). Bei besonders vulnerablen Personen können diese Risiken stärker ausgeprägt sein. Es sind Zusammenhänge zwischen der Nutzung sozialer Medien und Depression (Kelly et al. 2018), Suizid (Niederkrotenthaler et al. 2019) und Selbstverletzung aufgezeigt worden, insbesondere bei Mädchen und marginalisierten Gruppen. Zu den potenziellen Wirkmechanismen zählen soziale Isolation, Schlafstörungen, Cybermobbing und Konformitätsdruck, der von idealisierten Lebensstilen und Körperbildern ausgeht. In Bezug auf diese Mechanismen ist allerdings noch vieles ungeklärt, etwa was die Richtung der Kausalbeziehungen zwischen der Nutzung digitaler Technologien und den Risiken für psychische Störungen bei jungen Menschen angeht. Zu stark vereinfachende Darstellungen des Problems verhindern ein tieferes Verständnis der vielleicht bedeutsamsten Veränderung in der Sozialisation von Kindern seit der industriellen Revolution. In einer groß angelegten Studie (Przybylski a. Weinstein 2017), in der bei etwa 120 000 Adoleszenten Daten sowohl zu der Zeit, die sie mit digitalen Geräten verbrachten, als auch zu ihrem psychischen Wohlbefinden erfasst wurden, stellte sich heraus, dass das Niveau des Wohlbefindens in der Gruppe, die digitale Geräte nur einige Stunden am Tag nutzte, etwas höher lag als in der Gruppe, die gar keine digitalen Geräte nutzte. Das Wohlbefinden war nur bei denen verringert, die deutlich mehr Zeit als andere in der digitalen Welt zubrachten. Doch selbst dieser Unterschied war klein, was sich so deuten lässt, dass die »genau richtige« Menge an Bildschirmzeit – nach dem Motto »Alles in Maßen« – in der vernetzten Welt von heute tatsächlich von Vorteil sein könnte.

Soziale Medien haben auch erheblichen Einfluss auf Beziehungen innerhalb der Familie, wie am Beispiel der Familie Walter zu sehen ist. Viele Kinder und Teenager verbringen heutzutage mehr Zeit damit, sich in virtuellen Räumen mit anderen auszutauschen, als damit, direkt mit ihren Eltern zu kommunizieren. Wenn eine Familie beieinandersitzt, kann es durchaus sein, dass alle über ihre Smartphones gebeugt sind und kein Wort miteinander wechseln. Kontakt zueinander wird unter Umständen vor allem dadurch aufgenommen, dass die Familienmitglieder auf Monitore blicken und Fotos oder andere Bilder betrachten und vergleichen, ohne sich gegenseitig anzuschauen. Wir sehen manchmal Liebespaare, die Hand in Hand gehen und mit der anderen Hand auf dem Smartphone prüfen, ob neue Nachrichten eingegangen sind.

Die Technologie der sozialen Medien hat dennoch das Potenzial, familiäre und zwischenmenschliche Bindungen zu stärken. In einer vor zehn Jahren durchgeführten Studie wurde bei 453 Jugendlichen und ihren Eltern untersucht, wie der Gebrauch von Medien in der Familie und die Verbundenheit zwischen den Familienmitgliedern zusammenhingen (Padilla-Walker, Coyne a. Fraser 2012). Die in den Familien am häufigsten genutzten Medien waren Handys, Fernsehsendungen und Filme. Es zeigte sich, dass die Verbundenheit in der Familie umso stärker war, je mehr die Handys der Familie für den Austausch untereinander genutzt wurden, je mehr Fernsehsendungen und Filme die Familie zusammen anschaute und je mehr Videospiele sie zusammen spielte. Andererseits war die stärkere Nutzung sozialer Netzwerke mit einem geringeren Grad an Verbundenheit in der Familie verknüpft, zumindest aus Sicht der Jugendlichen.

8.1 Wandel von Sozialisationsprozessen

Ein Netz von sozialen Kontakten zu knüpfen und an ihm beteiligt zu sein ist ein elementares menschliches Bedürfnis. Als im Zeitalter der Industrialisierung viele Menschen in die Städte zogen und der allmähliche Niedergang traditioneller kleiner ländlicher Gemeinschaften einsetzte, änderte das nichts an dem Bedürfnis, sich einem klar abgegrenzten Kollektiv zugehörig zu fühlen. In den letzten Jahren scheinen sich die sozialen Netzwerke zu einer Alternative entwickelt zu haben, über die dieses Bedürfnis zu stillen ist: Sie bieten einen Raum für den Austausch über Gedanken, Ansichten, Gefühle und Bedürfnisse.

In sozialen Medien und Online-Netzwerken können die Nutzerinnen und Nutzer öffentliche persönliche Profile erstellen, andere Menschen mit gleichen Interessen kontaktieren und sowohl mit Personen, die sie im Netz kennenlernen, als auch mit Personen aus ihrem Alltag interagieren. Anders als bei Begegnungen von Angesicht zu Angesicht sind Kontakte über soziale Medien zeit- und ortsunabhängig: Es kommt nicht darauf an, *wann* und *wo* die Informationen gepostet und gelesen werden. Sie erreichen uns ohne zeitliche Verzögerung und geben »private« Einblicke in das Leben anderer – die gewöhnliche Leute oder auch Prominente sein können –, ohne dass diese uns direkt beobachten können.

Soziale Netzwerke nehmen mittlerweile wesentlichen Einfluss auf die Sozialisation von Individuen. Diese können sich einer Gruppe präsentieren und dabei ein neues oder andersartiges Bild von sich selbst entwerfen. Nutzerinnen von sozialen Medien können auch Inhalte in verschiedenen Medienformaten erstellen, beitragen, benennen, bewerten und über sie abstimmen. Sie können, indem sie sich beteiligen und anderen Feedback geben, zu Communitys mit gemeinsamen Interessen zusammenfinden. Im folgenden Kasten haben wir verschiedene Arten von sozialen Medien aufgelistet.

Arten von sozialen Medien

Blogs:	Online-Tagebücher
Mikroblogs:	Form des Bloggens mit sehr kurzen Textnachrichten (z. B. auf Twitter)
Wikis:	Websites, die das Hinzufügen und Bearbeiten von Informationsinhalten erlauben
Podcasts:	herunterladbare audiovisuelle Informationsinhalte
Foren:	Plattformen für die Diskussion über bestimmte Themen
Inhaltsplattformen:	Websites für das Erstellen und Teilen von Medieninhalten (z. B. YouTube)
Soziale Netzwerke:	Onlinedienste, über die die Nutzerinnen und Nutzer miteinander kommunizieren und Informationen austauschen können (z. B. Facebook, Instagram, LinkedIn)

Nachdem die Einrichtung weiterführender Schulen in westlichen Gesellschaften vor etwa einem Jahrhundert bereits dazu geführt hatte, dass sich Sozialisationsprozesse in der Adoleszenz aus der Familie heraus in Gruppen von Gleichaltrigen verlagerten, birgt die Erschließung virtueller Welten, die über die Familie hinausweisen, nun das Risiko, dass der Einfluss der Eltern noch weiter beschnitten wird. Wenn Eltern nicht bereit sind, am digitalen Leben ihrer Kinder Anteil zu nehmen, können soziale Medien zum stärksten nicht kontrollierten Einflussfaktor werden, der in Sozialisationsprozessen wirksam ist. Und wenn das Wissen über soziale Medien und das Lernen mit ihnen nicht in die allgemeine Schulbildung integriert wird, kann es durchaus sein, dass sie mehr und mehr die (unkontrollierte) »Erziehung« von Kindern übernehmen.

8.1.1 Familienleben mit Aufmerksamkeitsdefiziten

Wenn Familienmitglieder online gehen, sind sie für die direkte Kommunikation innerhalb der Familie zeitweise nicht verfügbar. Sie klicken, wischen und springen von einer Sache zur nächsten. Multitasking beeinträchtigt die Aufmerksamkeitssteuerung. Wir können dann ablenkende Reize schlechter ausblenden, und es fällt uns schwer, von einer Aufgabe zur anderen zu wechseln. Oft sind Familienmitglieder aber auch in der Lage, im raschen Wechsel in ihre virtuellen Welten ein- und wieder aus ihnen aufzutauchen, um sich zwischendurch auf den aktuellen Kontext der Familie zu konzentrieren. Im Gespräch mit den anderen verwenden sie dann möglicherweise für den raschen Austausch von Informationen Begriffe aus der digitalen Sphäre, ehe sie wieder in die virtuelle Welt zurückkehren. Die Interaktionen und Kommunikationsprozesse in der Familie sind dann durch schnelle Abfolgen von Kontaktaufnahmen und -abbrüchen gekennzeichnet. Beispielsweise steht die Empfängerin einer WhatsApp-Nachricht unter einem gewissen Druck, weil der Sender die Reaktionszeit daran ablesen kann, wann das blaue doppelte »Gelesen«-Häkchen erscheint. Dies kann einen Teil ihrer Aufmerksamkeit von den Menschen abziehen, die mit ihr im selben Raum sind. Wenn die Aufmerksamkeitsspanne in dieser Weise reduziert wird, wird ein Kind wortreiche Fragen oder Erklärungen der Eltern nicht aufnehmen können. Im Zeitalter von Twitter sinkt die Wahrscheinlichkeit, dass lange Botschaften oder Schilderungen verfasst und gelesen werden. All dies trägt dazu bei, dass Kinder, Teenager und Erwachsene in rascher Abfolge ihre Aufmerksamkeit gewissermaßen an- und abschalten. Außerdem ist es, wenn es im Gespräch um bestimmte Themen geht, für die Kinder oft einfacher, zu googeln und auf diese Weise schnell eine Antwort zu bekommen, als sich langatmige Erklärungen der Eltern anzuhören. In einem Buch, einem Wörterbuch oder, gottbewahre, einem Lexikon wird heute kaum noch jemand nach relevanten Informationen suchen. Dies hat auch zur Folge, dass Reflexionsprozesse abgekürzt, wenn nicht komplett übersprungen werden.

8.1.2 Die Anziehungskraft sozialer Medien

Es lassen sich verschiedene Gründe dafür anführen, dass soziale Medien derart fesselnd sind, ja süchtig machen können. Eine wesentliche Triebkraft ist für uns Menschen das Bedürfnis, uns mit irgendeiner Art von Gemeinschaft verbunden zu fühlen. Nutzerinnen von sozialen Medien sagen oft, diese böten ihnen die Möglichkeit, existierende Beziehungen zu Familienmitgliedern, Freunden, Arbeitskollegen und anderen lebendig zu halten und zu pflegen. Über soziale Medien können Familienmitglieder auch aus der Ferne in Kontakt miteinander bleiben. Eine damit verknüpfte Dynamik rührt von dem Bedürfnis her, das Empfinden zu haben, dass andere an uns denken. Jeder Benachrichtigungston auf dem Handy kann uns dieses Gefühl geben oder zumindest die Illusion erzeugen. Das Bedürfnis, zu einer Gemeinschaft »dazuzugehören«, kann auch mit der Angst verknüpft sein, etwas zu verpassen, sei es eine Aktivität, ein Ereignis, ein Kontakt, eine Begegnung oder eine einzigartige Gelegenheit. Teil einer Community im Netz zu sein kann dazu führen, dass bei einer Person die Illusion entsteht, als Individuum gewürdigt und anerkannt zu werden: Wenn sie viele »Follower« hat und viele »Likes« bekommt, wird das ihr Selbstwertgefühl und ihr Vertrauen in die eigene Handlungsfähigkeit stärken. Obendrein ist es so, dass viele Kinder und Jugendliche es als Erleichterung empfinden, wenn sie Emoticons als Kürzel verwenden können, um ihre Gefühle zum Ausdruck zu bringen. Außerdem sorgt insbesondere bei älteren Kindern und bei Teenagern auch der Gruppendruck dafür, dass sie soziale Medien intensiv nutzen, um dazuzugehören. Zu wissen, dass der Sender auf das Bestätigungssymbol dafür wartet, dass seine Nachricht gelesen wurde, erhöht den Druck noch weiter.

Das Smartphone ist immer da, vom Aufwachen bis zum Einschlafen. Wir können es in der Hosentasche oder Handtasche als ständigen Begleiter bei uns tragen und empfinden ihn vielleicht als verlässlicher als selbst den besten Freund. Für viele ist das Smartphone zu einem Teil ihres Körpers und Denkens geworden, zu einer Art Prothese, ohne die sie sich unvollständig fühlen. Es ist auch eine Art Ausweis, der mehr persönliche Informationen enthält, als wir im Lebenslauf für eine Stellenbewerbung je preisgeben würden. Es erlaubt das sofortige Festhalten von Momenten und Erfahrungen auf Fotos. Die fortlaufenden Benachrichtigungstöne weisen uns darauf hin, dass es jenseits der Welt, in der wir uns konkret aufhalten, eine andere Welt da draußen gibt, die parallel zu der unseren existiert, unvorhersehbar und aufregend ist und ständig unsere Neugier auf neue Erfahrungen anspricht.

Langeweile, ein bei Kindern wie Erwachsenen nicht unüblicher mentaler Zustand, weckt den Wunsch, ihr zu entkommen. Dafür bietet sich das Smartphone an, denn wenn wir darauf herumtippen und seine Funktionen nutzen, verschafft uns das taktile und mentale Stimulierung. Langeweile kann einem Defizit in der Selbstregulation entspringen und zu Suchtverhalten wie Trinken, Rauchen, Drogenmissbrauch, Glücksspiel und Essanfällen oder eben auch zu Internetsucht führen. Das Smartphone kann zu einer Droge werden, mit der wir gegen die Langeweile ankämpfen.

Abgesehen von exzessiver Nutzung und Abhängigkeitsrisiken lauern in sozialen Medien noch andere Gefahren, etwa dass Akteure, die ihre wahre Identität verschleiern, seien es Geschäftemacher, Kriminelle oder Pädophile, sich an Kinder und Jugendliche heranmachen, um sie finanziell, emotional oder sexuell zu manipulieren. Diese »Influencer« nutzen die Verletzlichkeit von Kindern oft skrupellos aus und bleiben unermüdlich an ihnen dran, bis sie ihre Opfer mürbegemacht haben. Bei jungen Menschen besteht auch die Gefahr, dass sie persönliche Dinge preisgeben, ohne die möglichen langfristigen Folgen zu bedenken, die drohen können, wenn sie sich auf »Dirty Talk« einlassen oder eigene Nacktfotos schicken. Ein weiteres Problemfeld sozialer Medien sind mögliche Verletzungen des Datenschutzes und der Privatsphäre. Was eigentlich nur für einen »Freund« gedacht war, kann ohne Weiteres in einem größeren Personenkreis verbreitet werden. Negative Kommentare und »Daumen nach unten« können das Selbstwertgefühl schwächen. Cybermobbing und Cyberstalking sind extreme Formen des Missbrauchs sozialer Medien, bei denen Nutzerinnen herabgewürdigt oder bedrängt werden.

8.2 Soziale Medien und epistemisches Vertrauen

Bei der Entwicklung digitaler Geräte und sozialer Medien, die heute von jungen Menschen genutzt werden, standen weder deren schutzwürdige Interessen noch ethische Überlegungen im Mittelpunkt. Dennoch haben digitale Medien auch ihre positiven Aspekte. Diese lassen sich unter drei Überschriften zusammenfassen: Effizienz, Engagement, Qualität. Digitale Medien können unsere Effizienz steigern und ermöglichen neuartige Formen des sozialen Engagements und eine hohe Qualität der meisten Dienstleistungen, und zwar, was vielleicht überraschen mag, auch im Bereich der psychischen Gesundheit. Andererseits drohen drei Problemthemen unser Vertrauen in die digitalen Medien zu untergraben: Transparenz, Verantwortlichkeit, Selbstwirksamkeit. Dass es an Transparenz mangelt, liegt auf der Hand, denn was mit unseren Daten geschieht, bleibt uns weitgehend verborgen. Wird die international vereinbarte Datenschutz-Grundverordnung (DSGVO) der Europäischen Union hier zu wesentlichen Fortschritten führen? Vielleicht ja, aber bislang ist dabei nicht mehr herausgekommen, als dass wir unentwegt unsere Einwilligung zum Einsatz von Cookies und zur Massenspeicherung von Daten geben müssen. Vielleicht ist es nur eine erfundene Geschichte, dass ein Aktivist für den Schutz der digitalen Privatsphäre in die umfangreichen Nutzungsbedingungen, die wir alle absegnen, ohne sie zu lesen (wer hat die Zeit dazu?), einmal einen Passus eingebaut hatte, mit dem die Unterzeichnenden alle ihre Kinder für lebenslange Knechtschaft freigeben. Ebenso heikel ist das Thema der Verantwortlichkeit. Wer ist verantwortlich für den Ausgang der Präsidentschaftswahlen in den USA 2016 oder des Brexit-Referendums, und wer könnte für die komplexeren Bemühungen, Einfluss auf unser Denken und unsere Entscheidungen zu nehmen, zur Rechenschaft gezogen werden? Das System ist zu komplex, als dass es einfache Schuldzuweisungen erlauben würde – was uns zu dem vielleicht ernstesten Thema bringt: dem Gefühl der Selbstwirksamkeit.

Im vorangehenden Kapitel haben wir den tief in der zwischenmenschlichen Interaktion verwurzelten Prozess beschrieben, aus dem heraus in der Kindheit und danach epistemisches Vertrauen entsteht. Wir haben betont, dass die Entwicklung epistemischen Vertrauens, wenn die Bezugspersonen nicht in verlässlicher Weise auf ein Kind reagieren, ihm nicht wohlwollend begegnen oder nicht zu erkennen vermögen, was für das Selbst des Kindes von Bedeutung und Relevanz ist, untergraben werden kann, sodass die gängigen Voraussetzungen der Weitergabe von kulturellem Wissen beeinträchtigt sind. Es gab eine Zeit – die in westlichen Gesellschaften vor etwa vierzig oder fünfzig Jahren endete –, in der die Hauptquellen für relevante und verlässliche Informationen meistens die Eltern und andere erwachsene Bezugspersonen wie Erzieherinnen, Lehrer und Gemeindeälteste waren. Durch die allgemeine Verfügbarkeit interaktiver digitaler Medien hat sich das gewandelt. Babys lernen heute in derselben Phase, ein Tablet mit Wischbewegungen zu bedienen und mit dem Finger auf etwas zu zeigen. Wir haben bereits erläutert, wie wichtig geteilte Aufmerksamkeit für die transgenerationale Weitergabe von Wissen ist. Es ist natürlich denkbar, dass die Erfindung der

Druckerpresse seinerzeit auf ähnliche moralische Bedenken stieß wie heute die Verbreitung der neuen Medien. Im 15. Jahrhundert machte Johannes Gutenberg Millionen von Geschichtenerzählern und Barden arbeitslos, weil er den Weg zur massenhaften Verbreitung von in Büchern verfügbaren Geschichten bahnte.

Sollten wir uns also Sorgen machen, wenn Kinder und Jugendliche so oft auf Google und Freunde im digitalen Raum zurückgreifen, anstatt ihre Eltern zu fragen? Darauf gibt es keine einfache Antwort: Junge Menschen können die Verlässlichkeit von Online-Informationen oft sehr gut einschätzen. Außerdem kommen sie auf diesem Weg an wertvolle Informationen und Unterstützungsangebote heran, die ihre Familie ihnen nicht bieten kann oder will. Wir möchten allerdings auf einen bedeutsamen Unterschied zwischen Printmedien und digitalen Medien hinweisen. Letztere haben eine Eigenschaft, die gedruckten Texten abgeht: Interaktivität. Durch Interaktivität werden digitale Medien zu einem evolutionsfähigen Chamäleon, zu einem Kuckuck im Nest der menschlichen Kultur. Digitale Medien können auf uns reagieren, als ob ihnen etwas an uns läge. Ein guter Roman kann Empathie in uns hervorrufen, doch dabei muss er langsam vorgehen, und es sind viele Seiten dazu nötig. Digitale Medien funktionieren anders. Beispielsweise kann uns ein Programm oder Algorithmus Videoclips in einer Anordnung anbieten, die unseren Vorlieben entspricht. Es gibt noch viele andere digitale Anwendungen, die auf noch weit raffiniertere Weise darauf angelegt sind, unsere im Laufe der Evolution entstandene Kontingenzsensibilität anzusprechen, indem sie sich auf uns einstellen und unser Bedürfnis registrieren, uns selbstwirksam zu fühlen. Umgekehrt hat der digitale »Akteur« kein entsprechendes Bedürfnis nach Anerkennung durch uns Menschen. Anders als ein menschlicher Lehrender verfügt er über eine unbegrenzte Fähigkeit, unsere Vorlieben und Schwächen zu erfassen. Er kann sich in einem fort selbst modifizieren, bis seine Fähigkeit, unser Vertrauen zu wecken und zu kapern, eine Asymptote erreicht. Es kann sich ein *deplatziertes epistemisches Vertrauen* entwickeln, wenn wir uns von Influencern, die auf unsere mentalen Zustände zugreifen, ausnutzen lassen, ob es sich nun um Unternehmen mit kommerziellen Interessen handelt oder um böswillige und skrupellose Individuen. Da ein solches Gegenüber für uns unsichtbar bleibt und sich oft absichtlich im Verborgenen hält, können wir seine Vertrauenswürdigkeit mithilfe der einfachen Werkzeuge, mit denen die Evolution uns ausgestattet hat, nur schwer einschätzen. Es gibt keine Mimik und keine Körpersprache, an der wir uns orientieren könnten.

Epistemisches Vertrauen entsteht, wenn eine Person offen dafür ist, in der Kommunikation mit anderen zu lernen, was auch immer für sie persönlich relevant und verallgemeinerbar ist. Das Potenzial für den Aufbau epistemischen Vertrauens wird verfügbar, wenn die Person wahrnimmt, dass ein Gegenüber ihr persönliches Narrativ anerkennt. Biologisch gesehen sind wir aber nicht dafür gerüstet, es zu registrieren, wenn unsere Wahrnehmung eines Gegenübers eine reine Illusion ist. Dieses Phänomen machen sich, ob nun intuitiv oder gezielt, viele Influencer in den sozialen Medien zunutze, die ihre Produkte (und ihre Botschaften) an uns loswerden wollen. Sie locken uns mit ostentativen Kommunikationssignalen. Die Signale – die einfach darin bestehen können, dass wir mit Vornamen und in unserer bevorzugten Sprache angeredet werden, dass unser Standort erfasst und berücksichtigt wird, dass auf unsere letzte Anfrage Bezug genommen wird, dass uns durch einen Algorithmus ermittelte Produkte angezeigt werden (»Aus Daten zu Millionen anderer Nutzer lässt sich ableiten, dass Sie Interesse haben könnten an …«), und so weiter – vermitteln uns das Gefühl, dass unsere Anliegen und Bedürfnisse Beachtung finden. Dann nimmt ein von biologischen Mechanismen geprägter Prozess seinen Lauf, in dem sich eine bestimmte Form der vertraulich wirkenden Kommunikation zwischen Kunde und Anbieter entwickeln kann. Nun werden Sie natürlich einwenden, dass Verkäufer seit Jahrtausenden nichts anderes tun. Das stimmt! Wer von uns hat sich noch nicht von einem charismatischen Kommunikator, der wie durch Magie weiß, welche Knöpfe er bei uns drücken muss, dazu verleiten lassen, Geld (das wir nicht haben) für nutzlose Dinge auszugeben? Populistische Politiker haben seit jeher ostentative Signale eingesetzt, um bei Kundgebungen Massen in ihren Bann zu schlagen. Sie wenden einen einfachen Trick an. Wer empfänglich für populistische Botschaften ist, hat ein negatives und fehlerhaftes Bild von sich selbst. Sein persönliches Narrativ ist defensiv ausgerichtet, um sein fragiles, unzureichend mentalisiertes Identitätsempfinden zu stützen: »Ich werde ungerecht behandelt. Mächtige, selbstsüchtige Leute versuchen, mich für ihre eigennützigen Zwecke auszunutzen, und sie haben Erfolg damit.« Ein solches Narrativ ist natürlich extrem stabil, weil es Erklärungen für alles Schlimme, was einem widerfahren ist, und für das Gefühl der Fremdbestimmtheit liefern kann. Der

Populist appelliert an dieses defensive Selbstbild und bietet dem Publikum eine Interpretation seiner persönlichen Narrative an, die so kalkuliert ist, dass ein *epistemisches Match* erlebt werden kann: die epistemische Passung von persönlichem Narrativ und angebotenem Narrativ. Diese Manipulation der Wahrnehmung eröffnet ihm Möglichkeiten der Einflussnahme.

Die bahnbrechende Neuerung in der digitalen Welt besteht in der Nachbildung eines für uns Menschen zentralen Systems, mit der dann eine Maschine sozialen Einfluss auf Menschen ausüben kann – eine Maschine, die intelligenter zu sein verspricht als ihr Schöpfer. Vor einigen Jahren gewann Googles Künstliche-Intelligenz-Software AlphaGo gegen Ke Jie, den weltweit besten Go-Spieler, nachdem sie zuvor schon die koreanische Legende Lee Sedol mit 4 zu 1 geschlagen hatte. Der Sieg über Ke Jie zeigt, dass dies für das KI-Programm nur der Anfang war. Sind wir als Menschen einem Automaten, den wir nicht kennen und sehen können, hoffnungslos unterlegen? Können wir wirklich von epistemischem Vertrauen sprechen, wenn die offenkundige Absicht eines Influencers (der wahrscheinlich ein Social Bot ist) darin besteht, die Illusion von wechselseitigem menschlichem Verstehen zu erzeugen, um eine Person dahingehend manipulieren zu können, dass sie Informationen als für sie relevant auffasst? Ein hohes Maß an epistemischer Wachsamkeit gegenüber den sozialen Medien und den dort aktiven »geheimen Verführern« (Packard 1957 [1958]) war schon immer angezeigt, doch der bedenkenlose Einsatz ostentativer Signale durch Akteure in den sozialen Medien hat zur Folge, dass viele Kinder und auch Erwachsene im Internet zu Opfern werden.

Fake News – ältere Begriffe dafür sind Falschmeldungen, Boulevardjournalismus oder Propaganda (von lateinisch *propagare*, dt.: »ausbreiten, verbreiten«) – werden gezielt über traditionelle und über soziale Medien verbreitet, um Menschen, meist aus politischen und kommerziellen Motiven, mit Falschinformationen zu täuschen. Einseitige Darstellungen, Vorstellungen und Gerüchte sollen dazu beitragen, Sichtweisen, Meinungen und Vorlieben zu ändern, um eigene Anliegen voranzutreiben oder einer Gegenseite zu schaden. Kompliziert wird das Ganze dadurch, dass der Ausdruck Fake News seit einiger Zeit auch verwendet wird, um unbequeme Wahrheiten zu diskreditieren oder in Zweifel zu ziehen. Die Folge ist, dass Nutzerinnen von sozialen Medien oft nicht mehr wissen, welchen Informationen sie vertrauen sollen.

Social Bots sind ein weiteres Problem, das den Aufbau epistemischen Vertrauens gefährdet. Diese auf Algorithmen basierenden Computerprogramme sind dafür gedacht, den Nutzern sozialer Netzwerke Dienstfunktionen anzubieten, Kontakt zu ihnen aufzunehmen oder Verbindungen zwischen ihnen herzustellen. Ein Social Bot kann so programmiert sein, dass er sich als ein Mensch ausgibt, um die Wahrscheinlichkeit zu erhöhen, dass die Nutzer sozialer Medien eine Beziehung zu ihm entwickeln. Durch das Anbieten sehr allgemeiner persönlicher Narrative, die bei den anvisierten Nutzern die Illusion von Gemeinsamkeit und Affinität erzeugen, wird deren Gutgläubigkeit ausgenutzt. Dies kann bei Menschen, die vom Bedürfnis durchdrungen sind, sich von einem Gegenüber anerkannt zu fühlen, problematische Formen annehmen, denn dieses Gegenüber ist dann eben ein Social Bot. Mit raffinierten Algorithmen lässt sich auch ein Social Bot erstellen, der eine Sichtweise vertritt, die zu der des Nutzers im Widerspruch steht, nur um sich dann aber selbst zutiefst unglaubwürdig zu machen. Das Ziel des Social Bots ist dabei, dass der Nutzer dann von dieser diskreditierten Sichtweise anderen Mitgliedern der Gruppe berichtet, die ebenfalls ablehnend gegen sie eingestellt ist. So werden im Internet durch den Missbrauch epistemischen Vertrauens Vorurteile fortgeschrieben.

Was folgt daraus? Wir sind nicht dafür, das Internet stillzulegen, auch wenn das zuweilen eine attraktive Option zu sein scheint. Vielmehr plädieren wir dafür, Feuer mit digitalem Feuer zu bekämpfen. Die natürliche Fähigkeit, mit der uns die Natur ausgestattet hat, um uns gegen schädliche Einflüsse zu schützen, ist die epistemische Wachsamkeit – und es muss alles unternommen werden, um Menschen auf die Notwendigkeit einer solchen Wachsamkeit aufmerksam zu machen. KI-Programmierer müssen auch Software entwickeln, mit der sich Programme, die eine Vertrauensbeziehung nachbilden, aufspüren lassen, sobald sie erfunden worden sind. Wenn der IBM-Schachcomputer Deep Blue Garri Kasparow schlagen konnte, können wir unsere unvergleichliche menschliche Intelligenz, die diesen Apparat möglich machte, sicherlich auch darauf anwenden, »digitale Akteure« zu enttarnen, die Schwachpunkte des Menschen ausnutzen sollen. Junge Menschen müssen dabei unterstützt werden, eine »wirkungsvolle« epistemische Wachsamkeit gegenüber der digitalen Sphäre zu entwickeln. Für uns muss Vorrang haben, dass wir für unsere Kinder eine sichere Sozialisierungsumgebung schaffen. Derselbe Grad an Dringlichkeit kommt nur noch dem Bemühen darum zu, das Ökosystem des Planeten zu bewahren, damit er für Menschen bewohnbar bleibt.

8.3 Digitale Herausforderungen für die psychische Gesundheit von Kindern

Aus der wachsenden Beliebtheit sozialer Netzwerke ergeben sich für Familien verschiedene Probleme. In der systemischen Therapie sind entsprechende Interventionen vorgeschlagen worden (Delmonico a. Griffin 2008; Murphy, Lancy a. Hertlein 2013), etwa für Problemthemen wie Cybersex (sexbezogene Online-Interaktionen und Chats), zwanghafte Internetnutzung und Online-Spielsucht. Es lassen sich verschiedene Grade der Abhängigkeit von sozialen Medien unterscheiden, von häufiger Nutzung über exzessive Nutzung hin zu Sucht. Die *American Psychiatric Association* (2013) hat die neue diagnostische Kategorie des Internet-Spielzwangs vorgeschlagen, die aber bislang noch nicht in die Klassifikationssysteme *International Classification of Diseases (ICD)* und *Diagnostic and Statistical Manual of Mental Disorders (DSM)* aufgenommen wurden. In der klinischen Praxis begegnen uns aber durchaus häufig Phänomene wie die folgenden: Junge Menschen scheinen deutliche Entzugssymptome zu entwickeln, wenn ihnen ein Videospiel weggenommen wird; durch die Beschäftigung mit Videospielen verlieren sie das Interesse an bisherigen Hobbys und anderen Unterhaltungsangeboten; sie beschwindeln Familienmitglieder, Therapeutinnen und andere, um zu verbergen, wie viel Zeit sie mit den Spielen verbringen; sie nutzen Videospiele, um unangenehme Stimmungen abzuwenden oder abzumildern; wichtige Freundschaftsbeziehungen gehen verloren, und sie verbauen sich Bildungs- und Berufschancen.

Systematische Literaturüberblicke zeigen, dass sich in der überwiegenden Mehrzahl der Studien ein umgekehrter Zusammenhang zwischen monitorbezogenem Medienkonsum und gesundem Schlaf ergeben hat, der vor allem auf nach hinten verschobenen Schlafenszeiten und verringerter Gesamtschlafdauer beruht (LeBourgeois et al. 2017). Die dahinterstehenden Wirkmechanismen sind wahrscheinlich:

1) vor Monitoren verbrachte Zeit, die mit anderen Aktivitäten oder Schlafen verbrachte Zeit verdrängt
2) psychische Stimulierung durch Medieninhalte
3) Auswirkungen des von elektronischen Geräten emittierten Lichts auf zirkadianen Rhythmus, Schlafphysiologie und Wachheitsgrad.

Es wurden negative Zusammenhänge zwischen der Nutzung digitaler Technologie und dem Wohlbefinden ermittelt, insbesondere bei Adoleszenten, die in der realen Welt ohnehin schon mit Problemen zu kämpfen hatten.

Solchen problematischen Zusammenhängen stehen starke Argumente dafür gegenüber, dass vom Internet, vor allem durch Anwendungen im Bereich der psychischen Gesundheit, auch positive gesundheitliche Effekte ausgehen können (Hollis et al. 2015). Einen solchen Vorteil, der nur selten Erwähnung findet, bietet die digital vermittelte Ausbildung in psychologischen Behandlungsverfahren. Diese Art der Ausbildung ist effektiv, weithin akzeptiert und sehr gut skalierbar, also an die jeweiligen Gegebenheiten anpassbar (Fairburn a. Patel 2017). Digitale Plattformen lassen sich auch dafür nutzen, aus der Ferne in Echtzeit die Effekte einer Behandlung nachzuverfolgen. Die Innovation einer digital vermittelten Ausbildung könnte, wenn sie mit anderen Elementen kombiniert und für die jeweils vorherrschenden Bedingungen passend gemacht wird, zu einem Wandel in der Verfügbarkeit effektiver psychotherapeutischer Interventionen führen. All dies soll deutlich machen, dass wir uns nicht als Maschinenstürmer und Feinde des Digitalen verstehen. Der kritische Punkt ist wie immer nicht die Technologie selbst, sondern unser Umgang mit ihr.

8.3.1 Die therapeutische Haltung

Für eine mentalisierungsinspirierte systemische Therapeutin, die mit Kindern, Jugendlichen und Erwachsenen arbeitet, bei denen eine problematische Nutzung sozialer Medien zu beobachten ist, muss der Aufbau einer vertrauensvollen persönlichen Beziehung zu der Familie oberste Priorität haben. Die therapeutische Herausforderung besteht, wie bei den meisten Suchtstörungen, im Thematisieren der durch das problematische Nutzungsverhalten befriedigten Bedürfnisse sowie im Anbieten einer sachdienlicheren Alternative. Besonders schwierig wird dies, wenn die Personen Informationen, die in den sozialen Medien kursieren, sehr unkritisch gegenüberstehen. Sie werden dann

Äußerungen der Therapeutin mit Argwohn betrachten und gegen gängige Argumente, die sie vorbringen könnte, mehr oder weniger immun sein. Nach ihrem Empfinden entspricht das, was sie in ihrem digitalen Umfeld angeboten bekommen, ihren Bedürfnissen. Was die Therapeutin als »unangebrachtes epistemisches Vertrauen« betrachtet, ist aus Sicht der Klienten ein völlig adäquates epistemisches Verhältnis. Deshalb ist es wichtig, dass alle ostentativen Kommunikationssignale, die von der Therapeutin ausgehen, authentisch sind und nicht leicht als unecht fehlgedeutet werden können. Aus Signalen, die die Klienten als unecht erleben, werden sie ableiten, dass sie den Anspruch der Therapeutin, im Kontrast zu den digitalen Inhalten als glaubwürdig zu gelten, ignorieren können.

Wenn wir die Prämisse akzeptieren, dass es Klienten guttut, wenn sie erleben, dass ihr persönliches Narrativ – ihr Bild von sich selbst – von einem vertrauenswürdigen Gegenüber wahrgenommen wird und dass sein Verständnis ihres Narrativs sich in wohltuender Weise mit ihrem eigenen deckt (»Sie kann nachvollziehen, was ich denke und fühle ... Ich fühle mich ernstgenommen ... Wir haben eine gemeinsame Ebene«), dann folgt daraus, dass das Identitätsempfinden, das Ich-Erleben und das Sicherheitsgefühl der Klienten bedroht sein können, wenn sie sich von einer als vertrauenswürdig erlebten Informationsquelle abnabeln sollen. Beispielsweise besuchen essgestörte Teenager oft Chatrooms und Websites der Bewegungen Pro-Ana und Pro-Mia, die Anorexie und Bulimie idealisieren, und finden sich dort von vielen Gleichgesinnten in ihren persönlichen Narrativen bestätigt. Die Verbreitung von »Thinspiration«-Bildern (Fotos, oft nachbearbeitet, von untergewichtigen Menschen) und der sogenannten »Thin Commandments« (Glaubenssätze zum Dünnsein) ermutigt junge Frauen, ihren Körper durch Hungern zu »perfektionieren«. Die Therapeutin kann versucht sein, sich kritisch zu solchen Online-Informationsquellen zu äußern, denen Klientinnen vertraut haben oder nach wie vor vertrauen. Sie steht dann vor einem Dilemma: Zum einen hält sie es für wichtig, die Perspektive der Klientinnen zu validieren. Doch zum anderen sieht sie auch die Notwendigkeit, authentisch zu sein und zu ihrer Überzeugung zu stehen, dass die betreffenden Websites irreführend sind und dass das Vertrauen, das die Klientinnen ihnen entgegenbringen, unangebracht ist. Letzteres könnte freilich dazu führen, dass sich die Klientinnen von ihr nicht mehr anerkannt fühlen, was den Aufbau einer therapeutischen Beziehung erschwert. Die Therapeutin kann dann den Fokus verlagern, indem sie versucht, die Leichtgläubigkeit der Klientinnen abzuschwächen und so deren epistemische Wachsamkeit zu erhöhen.

8.3.2 Digitale Entgiftung zu Hause

Zum ersten Termin erschienen nur Bills Eltern. Wie sie berichteten, war es ihnen nicht gelungen, Bill zum Mitkommen zu überreden. Er habe zu ihnen gesagt: »Ich habe kein Problem damit, was ich im Internet mache – *ihr* habt ein Problem damit, was ich im Internet mache.« Die Mutter sprach darüber, dass auch die jüngeren Geschwister nun immer mehr Zeit mit »diesem elektronischen Opium« zubrächten. Als die Eltern nach ihrer eigenen Mediennutzung gefragt wurden, gestand der Vater: »Ich bin selbst so ein bisschen süchtig.« Er könne erst schlafen gehen, wenn er sämtliche E-Mails beantwortet habe – berufliche wie private –, die sich den Tag über angesammelt hätten. Manchmal seien das zwei- bis dreihundert. Die Mutter räumte ein, sie verbringe viel Zeit mit Facebook, da dies ihr Hauptfenster zur Außenwelt sei. Der Therapeut fragte, wie denn ihre Gespräche mit Bill darüber, wie er seine Nutzung sozialer Medien einschränken könne, verlaufen seien. Beide berichteten, dass sie darüber oft mit ihm gestritten hätten, und dann »haben wir ihm gesagt, dass das aufhören muss, sonst nehmen wir ihm seinen Computer und das Smartphone weg«. Sie hatten es auch mit anderen Maßnahmen versucht und ihm Konsequenzen für den Fall angedroht, dass er gegen die Regeln verstieß, doch das habe nur zu weiteren Auseinandersetzungen geführt.

Ein Hauptziel des Mentalisierungsansatzes ist, die epistemische Wachsamkeit von Kindern und Eltern gegenüber sozialen Medien zu steigern. Was Eltern mit ihren Kindern zu dem Stellenwert und dem Platz vereinbaren, den soziale Medien in der Familie haben sollen, wirkt sich darauf aus, inwieweit die Kinder potenziell schädlichen Einflüssen von außerhalb des Familiensystems ausgesetzt sind (Williams a. Merten 2011). Die meisten Eltern sind an irgendeinem Punkt beunruhigt, wenn ihr Kind immer mehr Zeit mit sozialen Medien zubringt, und überlegen dann, ob sie Regeln einführen oder Vorgaben machen sollen. Verständnis für die innere Verfassung des Kindes hilft beim Aufstellen von Regeln, an die es sich eher halten wird, wenn sie gemeinsam mit ihm und nicht während oder unmittelbar nach einer heftigen Auseinandersetzung, sondern in einem entspannten Moment aufgestellt werden. Wenn Regeln und Vorschriften Ängste wecken, etwa davor, dass das Kind aus Aktivitäten mit Gleichaltrigen ausgeschlossen wird, stehen die Chancen deutlich schlechter, dass das Ganze funktionieren wird. Die Suche nach Kompromissen ist von entscheidender Bedeutung. Wenn Eltern das Gefühl haben, dass es rote Linien braucht, die nicht überschritten werden dürfen, sollten sie dem Kind die Gründe dafür erklären. Am besten legen sie auch gemeinsam mit dem Kind klare und angemessene Konsequenzen fest, die bei Übertretungen drohen. Um Unklarheiten und Zweifel auszuräumen, ist eine schriftliche Vereinbarung hilfreich, die dann ausgedruckt und gut sichtbar aufgehängt wird.

Die digitale Entgiftung eines Kindes oder einer Jugendlichen gelingt nur selten, wenn sie isoliert durchgeführt wird – in der Regel sollte die ganze Familie einbezogen sein. Ziel ist nicht totale Abstinenz von sozialen Medien innerhalb der Wohnung, sondern die Integration einer akzeptablen Dosierung der Mediennutzung ins Familienleben. Der erste Schritt zur Entgiftung besteht deshalb darin, die aktuelle Mediennutzung aller Familienmitglieder zu erfassen: Welche sozialen Medien nutzt jedes Familienmitglied wann, wie lange, wo und in wessen Gegenwart? Damit wird der Fokus von dem mutmaßlich »süchtigen« Kind oder Jugendlichen auf alle Familienmitglieder verlagert, die unter einem Dach leben. Falls die Eltern getrennt leben und das Kind zwischen zwei Wohnungen pendelt, sind zwei verschiedene Bestandsaufnahmen erforderlich.

Die Eltern können zunächst gemeinsam überlegen, wie ihr eigener Mediengebrauch aussehen und wann, wo und in wessen Gegenwart oder Abwesenheit er stattfinden sollte. Sie sollten dabei im Blick behalten, dass sie einen verantwortlichen und familiengerechten Umgang mit sozialen Medien vorleben können. Wenn sie selbst kein gutes Beispiel abgeben, wird ihr Kind sie vermutlich wissen lassen, dass sie ständig in den sozialen Medien unterwegs sind. Nachdem die Eltern sich über ihr eigenes Nutzungsverhalten verständigt haben (was, wann, wie lange, wo und in wessen Gegenwart), können sie sich mit dem Kind zusammensetzen, ihm erläutern, wie sie selbst vorgehen werden, und es dazu anhalten, den eigenen Mediengebrauch zu reflektieren. Manche Eltern verfahren so, dass sie zunächst einen Zeitplan für sich selbst vorstellen. Aus diesem lassen sich dann oft Ideen dazu ableiten, wie ein altersgerechter Zeitplan für die Mediennutzung des Kindes gestaltet werden kann (ein Beispiel sehen Sie im folgenden Kasten).

Beispiel für einen mit einem achtjährigen Kind vereinbarten Plan der Mediennutzung

- Montag bis Freitag: 30 Minuten mit dem Smartphone oder Tablet der Eltern *(Wecker stellen)*; kein Fernsehen; keine Medien im Kinderzimmer nach 19 Uhr
- Samstag und Sonntag: 60 Minuten mit dem Smartphone oder Tablet der Eltern *(Wecker stellen)*; ein Film pro Tag; keine Medien im Kinderzimmer nach 19 Uhr
- Schule: Mobiltelefon ohne Internetzugang, ohne Vertrag und mit Prepaidkarte
- Konsequenzen eines Verstoßes gegen die Regeln: zwei Tage lang keine Mediennutzung erlaubt
- alle Computer, Tablets und Smartphones der Eltern sind mit Passwörtern geschützt, die das Kind nicht kennt

Es empfiehlt sich im Allgemeinen, dass die Eltern einige Tage später ein weiteres Gespräch mit dem Kind führen, in dem sie es nach seinen Erfahrungen und Vorstellungen fragen. Damit beginnt ein Aushandlungsprozess, der mit oder ohne therapeutische Unterstützung ablaufen kann. Der Schwerpunkt liegt darauf, wie sich zu Hause eine Nutzung sozialer Medien arrangieren lässt, die der Familie guttut. Alle tragen ihre Vorstellungen und Ideen bei, und am Ende kann ein schriftlicher Vertrag stehen, der für alle Familienmitglieder gilt. Die Rolle der Therapeutin besteht nicht darin, konkrete Vorgaben zu machen, sondern beiläufig ins Spiel zu bringen, wie andere Familien mit einer ähnlichen Situation umgegangen sind:

- »Manche Familien stellen an einer markanten Stelle in der Wohnung eine Schachtel für digitale Geräte auf. Die Idee ist, dass alle darin, nach einem gemeinsam erarbeiteten Zeitplan, ihre Geräte ablegen (Tablets, Smartphones, Spielkonsolen usw.). Beispielsweise legt das Kind, wenn es von der Schule nach Hause kommt, sein Smartphone in die Box und darf es erst wieder herausholen, wenn es mit den Hausaufgaben oder mit anderen vereinbarten Aufgaben fertig ist. Ich weiß nicht, ob das für Ihre Familie eine sinnvolle Idee wäre.«
- »Manche Familien vereinbaren, dass Smartphones nicht im Schlafzimmer genutzt werden dürfen ... oder beispielsweise nur bis 21 Uhr.«

- »Manche Familien führen die Regel ein, dass der Computer, aber nicht das Smartphone für Hausaufgaben oder für das Lernen auf eine Prüfung verwendet werden darf und dass zu bestimmten Zeiten alle Benachrichtigungen auf dem Smartphone abgestellt werden oder der Flugmodus eingeschaltet ist.«
- »Manche Familien lassen am Esstisch keine Smartphones zu.«
- »In manchen Familien gibt es internetfreie Zeiten.«
- »Manche Familien einigen sich darauf, dass das Smartphone eines Kindes auf keinen Fall heimlich kontrolliert werden darf, aber dass Eltern und Kind regelmäßig zusammen die Sicherheitseinstellungen überprüfen.«
- »Manche Familien setzen sich jede Woche einmal zusammen, um über soziale Medien und mögliche Sicherheitsprobleme zu reden. Sie schauen sich zum Beispiel zusammen Screenshots von merkwürdigen oder verdächtigen Nachrichten an, die Familienmitglieder in den Tagen zuvor bekommen haben.«
- »Manche Familien vereinbaren, dass Benachrichtigungen von Apps einfach abgeschaltet werden. Manche haben auch die Regel, dass die Familienmitglieder bis hundert zählen, bevor sie sich die Benachrichtigung auf dem Smartphone anschauen, oder dass sie zu bestimmten Zeiten den Flugmodus einschalten.«
- »Manche Familien vereinbaren, dass einmal pro Woche alle einen Film zusammen anschauen oder ein Brettspiel spielen oder dass alle mehr Zeit für ihre Offline-Hobbys und Offline-Interessen einplanen.«
- »Manche Familien einigen sich auf feste Offline-Zeiten oder auf ein Wochenende ohne soziale Medien.«

Das Aufzeigen verschiedener Alternativen zielt darauf, Mentalisierungsprozesse in Gang zu setzen. Eltern und anderen Familienmitglieder beginnen dann abzuwägen, was für und was gegen die oben genannten Vorschläge spricht; sie überlegen, welche möglichen Folgen sich daraus ergeben würden, und diskutieren über die konkrete Umsetzung. Auf diese Weise wurden auch Bills Eltern dazu angeregt, seine inneren Zustände zu mentalisieren und zu überlegen, welche Bedürfnisse hinter seiner Beschäftigung mit virtuellen Welten stehen könnten und wie dies wohl mit dem zusammenhing, was im Leben der Familie derzeit geschah.

8.3.3 Smartphones in der Schule?

Nicht wenige Eltern denken, es sei Aufgabe der Schule, ihren Kindern die adäquate Nutzung sozialer Medien beizubringen, und umgekehrt sind nicht weniger Lehrerinnen der Meinung, das sei allein Sache der Eltern. In vielen Schulen müssen die Schüler ihre Smartphones vor dem Unterricht abgeben und bekommen sie erst am Ende des Schultags wieder ausgehändigt, sodass eine smartphonefreie Zone gewährleistet ist. Viele Lehrer glauben, dass die Lese- und Schreibfähigkeit unter der von Informationsschnipseln und Kürzeln dominierten Sprache in den sozialen Medien leidet, und stehen jeder Form des sogenannten Edutainment skeptisch gegenüber. Sie vertreten die Auffassung, dass Schülerinnen, die gedruckte Texte lesen, sich dabei Einzelheiten besser merken und sich die Struktur von Geschichten besser erschließen können, als wenn sie Texte immer nur auf Monitoren lesen. Sie gehen auch davon aus, dass Googeln die Gedächtnisfähigkeit verringert, da viele Menschen meinen, sie könnten benötigte Informationen ja jederzeit wieder nachschauen. Googeln hat aber auch positive Folgen: Es hilft dem Gedächtnis temporär, weil das Arbeitsgedächtnis weniger beansprucht wird. Andererseits mindert schon die bloße physische Präsenz eines Smartphones die Leistungsfähigkeit bei kognitiven Aufgaben, weil durch den mentalen Aufwand, den das Ignorieren des Geräts erfordert, Aufmerksamkeit gebunden wird.

Ein Hauptargument für die Einbeziehung von sozialen Medien in den Unterricht ist, dass schon Grundschulkinder zum verantwortlichen Umgang mit sozialen Medien angeleitet werden sollten, weil dann auch problematische Aspekte wie Cybermobbing und Abhängigkeit zur Sprache kommen. Außerdem wird geltend gemacht, dass Smartphones im Unterricht von Nutzen sein können, wenn sie auf fokussierte Weise dafür eingesetzt werden, zum Beispiel per Suchmaschine Informationen zu recherchieren. Lehrer und Schülerinnen können dann darüber sprechen, wie verlässlich und vertrauenswürdig die Informationen sind. Smartphones können auch genutzt werden, um Notizen oder Abbildungen an der Tafel oder auf einem Flipchart abzufotografieren. Es kann sinnvoll sein, dass Smartphones, sofern sie im Unterricht genutzt werden, sichtbar auf dem Tisch liegen oder in den Flugmodus geschaltet sein sollen, wenn sie gerade nicht gebraucht werden. Falls sie dann allerdings in den Pausen ausgiebig genutzt werden, kann sich das hemmend auf die Konsolidierung des gerade Gelernten und die nichtdigitale soziale Interaktion auswirken.

8.4 Ferntherapie

Webbasierte psychotherapeutische Interventionen, ob über Skype, Zoom, Microsoft Teams oder andere digitale Plattformen, gibt es bereits seit einigen Jahren. Häufig dafür verwendete Begriffe sind Videokonferenz, Onlineberatung, internetbasierte Psychotherapie, Webtherapie oder einfach Ferntherapie. Ursprünglich war das Verfahren als eine technische Lösung für Klientinnen gedacht, die aus verschiedenen Gründen nicht in eine Therapiepraxis kommen können, etwa weil sie zu weit entfernt wohnen, weil der Zeitaufwand zu hoch wäre, weil sie körperbehindert sind oder an Agoraphobie oder anderen Angststörungen leiden. Die Ferntherapie bietet einige offenkundige Vorteile. Einer ist, dass sie zeitliche Flexibilität ermöglicht: Die Behandlung von Paaren und Familien kann auch außerhalb der in einer Klinik festgelegten Arbeitszeiten erfolgen. Sie ist leichter zugänglich, weil Wohnort und Anfahrtszeit keine Rolle spielen. Außerdem ist eine Fernbehandlung oft kostengünstiger. Weitere Vorteile sind die zeitliche Flexibilität der therapeutischen Arbeit (angepasst an den Tagesablauf der Klienten) und mehr Vertraulichkeit und Diskretion (Studien zeigen, dass junge Menschen vor einem Monitor Persönliches eher offenlegen als in der direkten Begegnung). Die Ferntherapie kann als eine *Ergänzung* zur Behandlung im direkten Gegenüber dienen, um die Generalisierung von Lernerfahrungen, die im Behandlungszimmer stattfinden, auf den Alltag zu fördern und eine bessere Anpassung an persönliche Präferenzen zu ermöglichen, vor allem bei Menschen, die Angst vor dem Straßenverkehr oder der Benutzung von Verkehrsmitteln haben oder sich bei einer Therapie im direkten Gegenüber ausgeliefert fühlen (wie etwa manche Essgestörte, die es vorziehen, nicht gesehen zu werden). Eine Therapie, bei der die Klienten zu Hause bleiben, bietet im Hinblick auf die Generalisierung von Behandlungsfortschritten einen gewissen Vorteil. In der therapeutischen Praxis stellen wir oft fest, dass Klienten, die im Behandlungszimmer imstande scheinen, eine Verhaltensstrategie zu erfassen und umzusetzen, zu Hause daran scheitern. Wenn sie etwas innerhalb der eigenen Alltagsumgebung, auf die die meisten familientherapeutischen Interventionen ja letztlich zielen, lernen und einüben, können sie es sich leichter merken, einfach weil Lernen ein kontextabhängiger Prozess ist. Der aus systemischer Sicht vielleicht wichtigste Vorzug der Ferntherapie ist, dass ihr sachkundiger und sensibler Einsatz geografisch getrennte Familienmitglieder zusammenführen und einen ergiebigeren systemischen Dialog ermöglichen kann (Dausch et al. 2009).

Für den Einsatz webbasierter Therapieverfahren spricht eine wachsende Zahl von Studien. Randomisierte kontrollierte Studien haben ergeben, dass Ferntherapie ebenso wirksam wie Therapie im direkten Gegenüber ist, was die Zufriedenheit der Patientinnen (z. B. Backhaus et al. 2012), die therapeutische Beziehung (z. B. Simpson a. Reid 2014) und den Behandlungserfolg angeht (Backhaus et al. 2012; Morland et al. 2011; Sucala et al. 2012). Zur Wirksamkeit der Ferntherapie mit Familien liegen weniger Befunde vor, doch gibt es bereits einige Studien mit kleinen Stichproben, die nahelegen, dass Ferntherapie sowohl bei Familien als auch bei Therapeutinnen auf Akzeptanz stößt und für Familien hilfreich ist (Comer et al. 2017; Dausch et al. 2009). Im Hinblick auf die Qualität der therapeutischen Beziehung liegen gemischte Ergebnisse vor; in einigen Studien fiel der Unterschied zwischen der Kooperation in Videositzungen und Sitzungen im direkten Gegenüber erstaunlich gering aus (Morland et al. 2011).

Die Ferntherapie hat auch ihre Nachteile. Sie erfolgt, wie der Name sagt, *auf Distanz* und ist insofern etwas ganz anderes als die direkte persönliche Begegnung von Angesicht zu Angesicht im Setting eines speziell dafür vorgesehenen Behandlungsraums. Manche Menschen, und zwar paradoxerweise vor allem junge, haben das Empfinden, dass Ferntherapie nicht ihren Bedürfnissen entspricht. Im Allgemeinen gilt Ferntherapie als weniger geeignet für Menschen, bei denen gravierende psychische Probleme vorliegen oder die sich gerade in einer Krise befinden. Wir dürfen auch nicht vergessen, dass die Familien, um die wir uns oft am meisten sorgen, nämlich die, die finanziell am schlechtesten dastehen, möglicherweise nur begrenzten Zugang zu digitalen Geräten, schlechtes WLAN und wenig leistungsfähige Smartphones haben und daher in der digitalen Sphäre ähnlich benachteiligt sind wie in anderen Bereichen.

Bei der Ferntherapie werden nur ganz bestimmte Informationen übermittelt, nämlich akustische und visuelle, und andere Sinne können zumindest nur in einem geringeren Umfang einbezogen werden oder bleiben ungenutzt. Die vielen Nuancen und ostentativen Kommunikationssignale, die zu direkten Begegnungen zwischen Menschen dazugehören, können in der Ferntherapie nicht ohne Weiteres erfasst werden. In diesem Setting kann die Therapeutin Körpersprache weniger gut einsetzen, um zu signalisieren, zu wem sie gerade spricht, oder um ohne Worte und nur mit Gesten Interaktionen zu unterbinden, die nicht hilfreich sind. Sie kann zwar die Intensität des nonverbalen Verhaltens beibehalten, das sie sonst in der Interaktion im direkten Gegenüber an den Tag legt, doch hat dieselbe Geste aller Wahrscheinlichkeit nach einen wesentlich geringeren Effekt, wenn sie nur per Kamera übertragen wird. Wenn wir uns im selben Raum befinden, können wir ohne Weiteres Blickkontakt zueinander aufnehmen. Hingegen ist dieser nicht leicht herzustellen, wenn der Blick der Person, die wir auf einem Monitor sehen, nicht auf uns gerichtet zu sein scheint, weil sie nicht direkt in die Kamera blickt, sondern auf ihren eigenen Monitor und auf die Köpfe der Gesprächspartner. Die Therapeutin wird die Familienmitglieder deshalb öfter mit Namen ansprechen müssen. Kommunikationssignale werden in beide Richtungen ausgefiltert, sodass die Beziehungsdynamik, wenn alle Personen das Gegenüber nur auf dem Monitor sehen, schwerer aufzubauen ist. Insbesondere emotionale Anfangssignale (ein Beben der Lippen oder ein heftiges Blinzeln, das andeutet, dass die Person mit den Tränen kämpft) sind auf einem Bildschirm mit relativ niedriger Auflösung schwerer auszumachen. Die vielfältigen klinischen Daten, die Therapeutinnen bei der Arbeit im direkten Gegenüber aus der Beobachtung von Interaktionen ableiten können, sind nicht ohne Weiteres zu ersetzen. Doch zu verstehen, wie epistemische Kommunikation funktioniert (wie wir das in diesem Buch zu erklären versucht haben), kann bei der Entwicklung von Strategien für die Fernbehandlung äußerst hilfreich sein.

8.4.1 Das ferntherapeutische Setting

Die Ferntherapie hat ihre Grenzen, doch sie eröffnet Anwendern der MIST auch einige spannende neue Möglichkeiten und regt sie dazu an, kreative Interventionen zu entdecken, die sie bislang nicht in Erwägung gezogen haben. Damit diese Interventionen eine Chance auf Erfolg haben, ist es notwendig, einiges zu beachten. Auf der Hand zu liegen scheint erstens, dass Klientinnen im Umgang mit audiovisuellen Medien und digitalen Plattformen hinreichend geübt sein müssen. Zweitens müssen die Arbeitskontexte gründlich durchdacht sein, von denen es mindestens zwei gibt: den der Therapeutin und den der Familie. Bei der Arbeit mit getrennten und neu konstituierten Familien kann es durchaus sein, dass wir es mit drei oder mehr Arbeitskontexten zu tun haben und zusätzlich mit der virtuellen »Zwischensphäre«, dem »Ort« im Internet, an dem alle Beteiligten zusammenkommen. Wesentlich ist, dass sowohl die Klienten als auch die Therapeutin Zugang zu einem virtuellen therapeutischen Raum mit adäquaten räumlichen und zeitlichen Grenzen haben, der Sicherheit, Privatheit und Vertraulichkeit bietet. Kindern und Jugendlichen fällt es unter Umständen schwerer, klare Grenzen zu ziehen und einzuhalten. Das heißt, sie werden in einer Sitzung vielleicht beginnen, zusätzliche Kommunikationskanäle zu nutzen, insbesondere Social Media. Außerdem muss bei der Online-Arbeit mit Kindern und Jugendlichen in Abhängigkeit von ihrem Alter klar definiert sein, wie die Mitwirkung der Eltern aussehen und wie weit diese gehen soll.

Bei der Ferntherapie muss die Therapeutin sich darauf verlassen können, dass die Klienten in der Lage sind, die eigene Privatsphäre zu schützen. Sie muss also nicht nur auf technische Aspekte der Vertraulichkeit (wie Ende-zu-Ende-Verschlüsselung) achten, sondern sich auch vergewissern, dass nicht jemand, der auf dem Bildschirm nicht zu sehen, aber dennoch anwesend ist, die Vertraulichkeit des Diskurses unterläuft. Auch wo die Ferntherapie konkret stattfindet, ist wichtig. Es kann bei allen Sitzungen derselbe Raum sein, doch ist es auch möglich, je nach Situation verschiedene Räumlichkeiten zu nutzen, um bei den Klienten neue Gedanken und Gefühle auszulösen. Für die Fernbehandlung nach dem MIST-Ansatz ist es auch notwendig, dass die Therapeutin mit technischen Aspekten wie Beleuchtungs- und Toneinstellungen und der Herstellung des Blickkontakts zu jedem Familienmitglied gut zurechtkommt. Es kann auch sinnvoll sein, eine zusätzliche Kamera einzusetzen, weil es bei vielen eingebauten Laptop-Kameras beispielsweise nicht einfach ist, zwei Erwachsene und zwei Jugendliche in den Bildausschnitt zu bekommen.

Bei der Vorbereitung von MIST-Onlinesitzungen ist zu berücksichtigen, was die Person, das Paar oder die Familienmitglieder *nach* der Sitzung tun werden. Sie sollten ermuntert werden, sich Zeit für Selbstreflexion zu nehmen, ehe sie zu den Aktivitäten des Alltags zurückkehren. Nach einer sozusagen analogen Sitzung im direkten Gegenüber empfehlen Therapeutinnen einer Familie oft, auf der Fahrt nach Hause nicht über die Sitzung zu sprechen. Dies ermöglicht einen »Abkühlungsprozess«. Vielleicht können sie auf dem Heimweg beruhigende Musik hören. Nach einer Onlinesitzung kann es sein, dass Auseinandersetzungen in der Familie weitergehen, ohne dass die Therapeutin davon etwas mitbekommt. Deshalb kann es sinnvoll sein, dass die Familie im Prozess der Vereinbarung einer Ferntherapie ein Brainstorming dazu macht, wie nach der Sitzung eine Entspannungsphase zwischengeschaltet werden kann.

Ein wesentlicher Nachteil der Ferntherapie ist die Ungewissheit, die mit der Wahrnehmung individueller Kommunikationssignale einhergeht. Eine Strategie, die einen gewissen Ausgleich dafür schaffen kann, dass hierbei zwischenmenschliche Signale verloren gehen und herausgefiltert werden, besteht darin, dass die Therapeutin ihre neugierig explorierende Haltung betont. Zu ihrem Grundrepertoire gehören bereits Fragen, die Klienten dazu anregen, ins Detail zu gehen: »Was geht Ihnen dazu durch den Kopf?« »Wie kommt das bei Ihnen an?« »Was hat das bei Ihnen ausgelöst, als Ihr Vater das sagte?« (Siehe dazu auch Kapitel 2.) In der Ferntherapie ist ein systematischeres Nachfragen und Abklären erforderlich als in der Therapie im direkten Gegenüber.

Effektives Mentalisieren kann auch durch die Eskalation eines Konflikts erschwert werden, die zum Beispiel dadurch entsteht, dass die Familie eng beieinander sitzt, weil sonst nicht alle im Bild zu sehen wären. In der Ferntherapie kann die Therapeutin solche Situationen weniger gut steuern und nur mit einem begrenzten Repertoire an Gesten, das ihr zur Verfügung steht, auf das emotionale Geschehen in der Familie einwirken. Es kann aber hilfreich sein, am Beginn der Therapie ein »Auszeit«-Signal zu vereinbaren (am gebräuchlichsten ist die Geste, mit den Handflächen ein T für »Time-out« zu bilden), auf das hin alle Kommunikationsprozesse pausieren sollen. Die Therapeutin muss sich darum kümmern, dass Sicherheitsvorkehrungen und ein Krisenbewältigungsplan besprochen werden, damit allen Familienmitgliedern klar ist, welche Schritte in einer Notfallsituation zu tun sind.

Falls in der Ferntherapie Gewalt in der Paarbeziehung ein Thema ist, ist das Planen von Sicherheitsmaßnahmen mit dem misshandelten Partner unerlässlich. Wenn in der Familie starke Konflikte bestehen, ist es in der Ferntherapie schwierig, für eine Einzelsitzung mit einem Mitglied eine sichere therapeutische Umgebung herzustellen. Denn dann kann die Therapeutin unter Umständen nicht ausschließen, dass andere Familienmitglieder mithören, die auf dem Bildschirm nicht zu sehen oder auch in einem Raum nebenan sind.

Bei solchen Einzelsitzungen kann es sinnvoll sein, Kopfhörer zu benutzen und sich auf Fragen zu beschränken, die mit einem einfachen Ja oder Nein zu beantworten sind.

Besonders herausfordernd ist bei der Ferntherapie der Umgang mit mehreren Familienmitgliedern zugleich, die sich in ihrem häuslichen Umfeld befinden. Sie sind nicht nur mit sämtlichen Aspekten dieses Umfelds vertrauter, als die Therapeutin es je sein könnte, sondern haben auch mehr Kontrolle über seine Grenzen. Zum einen ist es für die Familie komfortabler, dass die Behandlung in ihrer häuslichen Umgebung stattfindet, doch zum anderen sind Unterbrechungen einer Sitzung wahrscheinlicher, wenn etwa andere Familienmitglieder durch den Raum gehen, Kinder weinen oder von den Eltern Aufmerksamkeit wollen oder verschiedenste andere Störungen dazwischenkommen. Im häuslichen Setting dürfte es einem Familienmitglied, das sich im Zentrum eines Konflikts befindet, leichter fallen, sich unter dem einen oder anderen alltagsbezogenen Vorwand kurz aus der Sitzung zu entfernen. Im Prozess der Ferntherapie muss die Aufmerksamkeit ständig darauf gerichtet sein, dass Grenzen gewahrt bleiben, die gleich zu Beginn explizit vereinbart werden sollten. Die Therapeutin dürfte unter erheblichem Druck stehen, sowohl Flexibilität als auch Durchsetzungsvermögen zu zeigen.

Bei der Ferntherapie mit Paaren und Familien ist oft die Einbeziehung einer Co-Therapeutin zu empfehlen. Die über digitale Kanäle erfassbaren Informationen sind begrenzt, und deshalb ist es von Vorteil, wenn zwei Therapeutinnen – von denen die eine die »aktive« und die andere die »beobachtende« Rolle übernimmt – mehr Informationen aufnehmen und mehr Impulse setzen können. Diese Vorgehensweise ermöglicht auch einen reflektierenden Austausch der beiden Therapeutinnen, bei dem das Paar oder die Familie zeitweilig eine rein zuhörende Position einnimmt.

8.4.2 Virtuelle Möglichkeiten der Ferntherapie

Eine Ferntherapie stellt uns vor besondere Herausforderungen, doch kann die Technologie uns auch neue Möglichkeiten der therapeutischen Intervention eröffnen. Sie kann gehemmten Menschen eine Brücke bauen, denen es online leichter fällt, sich auszudrücken. Dabei entsteht manchmal eine eigentümliche Mischung aus Nähe und Distanz. Der optische Kommunikationskanal – die Übertragung des

Kamerabilds – lässt sich abschalten, sodass die Beteiligten zwar präsent, aber nicht zu sehen sind. Es kann die Mentalisierungsfähigkeit hemmen, wenn wir angeblickt werden und uns vorstellen, was das Gegenüber wohl sieht. Bei abgeschalteter Kamera wird eine Klientin sich möglicherweise eher trauen, bestimmte Gefühle wie Verlegenheit und Scham zum Ausdruck zu bringen. Es kann somit ein ähnlicher Effekt eintreten wie bei der in Kapitel 6 vorgestellten Übung »Maskenball«. Das Abschalten der Kamera kann dem Mentalisieren des Selbst neuen Schwung geben: Wenn die Klientin auf dem Monitor kein Bildfenster vor sich hat, in dem sie sich selbst sieht, und zudem weiß, dass auch der Therapeut sie nicht sieht, kann das Raum für Reflexion schaffen. Die Einladung des Therapeuten »Ich schlage vor, wir stellen beide die Kamera ab und reden nur und hören zu« gilt für eine begrenzte Zeit. Wenn danach die Kameras wieder angeschaltet werden, sodass der anfängliche Arbeitskontext wiederhergestellt ist, können beide im Rückblick Überlegungen dazu anstellen, was im Kopf des Gegenübers vor sich ging, als kein Bild zu sehen war: Konnten sie ungehinderter reflektieren? Stellten sich andere Gefühle ein als vorher?

Der Therapeut kann die Kamera an seinem Rechner oder seinem Smartphone auch zeitweise abstellen, um für die Klientin eine »leere Projektionsfläche« entstehen zu lassen. Diesem Konzept messen traditionelle Psychoanalytiker großen Wert bei (Eagle 2007). Es beschreibt, wie Gefühle, die einer früheren bedeutsamen Beziehung entstammen, auf die Person des Psychoanalytikers übertragen werden. In der MIST konzentrieren wir uns jedoch nicht auf die Projektionen der Klientin, in denen ihre innersten Gedanken, Hoffnungen und Ängste zum Ausdruck kommen mögen – oder auch nicht. Das Augenmerk liegt vielmehr darauf, wie bei der Klientin, wenn sie unser Gesicht nicht vor sich sieht, auf das Selbst fokussierte Mentalisierungsprozesse angeregt werden. Unterstützt wird dies dadurch, dass sie, wenn der Therapeut seine Kamera abstellt, auf dem Monitor nur das eigene Gesicht sieht – in einer Art Spiegel.

Die Ferntherapie mit Paaren und Familien bietet auch die Option, Familienmitglieder in einem virtuellen Raum zusammenzuführen, für die es schwierig oder sogar unmöglich wäre, sich in einem realen Raum zu versammeln. Ein Beispiel dafür ist die virtuell vermittelte Präsenz von Verwandten, die zu weit weg wohnen, um an Familiensitzungen teilzunehmen, und die mit digitalen Mitteln »hereingeholt« werden können. Interventionen der Netzwerktherapie (Speck a.

Rueveni 1969; siehe Kapitel 3) sind besser umsetzbar, wenn digitale Instrumente zum Einsatz kommen, die es ermöglichen, dass wichtige Personen des sozialen Netzwerks der Familie für eine gewisse Zeit ein kleines mentales Kollektiv bilden.

8.4.3 Digital unterstützte Arbeit mit Familien mit hohem Konfliktniveau

Ein spezielles Beispiel für den Einsatz digitaler Medien ist die Arbeit mit Familien nach einer Trennung, in denen ein hohes Konfliktpotenzial besteht (Asen a. Morris 2020 [2021]); die Kinder haben sich von dem Elternteil, der nicht mehr mit ihnen zusammenlebt, entfremdet und waren in vielen Fällen mit anhaltender häuslicher Gewalt konfrontiert. Wenn es mit dem abwesenden Elternteil seit langer Zeit keinen Kontakt mehr gab, besteht die erste Phase der Arbeit in einer indirekten Exposition, bei der das Kind kurze audiovisuelle Nachrichten von dem Elternteil erhält. Er bereitet die Nachrichten mit der Hilfe des Therapeuten vor, und der andere Elternteil, bei dem das Kind lebt, stellt im Gegenzug relevante Informationen zum derzeitigen Leben des Kindes und zu seinen Interessen zur Verfügung. Wenn beispielsweise ein Vater eine kurze Videobotschaft an ein Kind aufnimmt, zu dem er seit Jahren keinen Kontakt mehr hatte, muss er dafür das Kind mentalisieren und sich selbst mit den Augen des Kindes betrachten. Um die audiovisuelle Botschaft erstellen zu können, muss der Vater auch die Mutter mentalisieren. Sie bekommt die Botschaft dann gezeigt und soll einschätzen, ob sie aus ihrer Sicht hilfreich für das Kind ist. Änderungsvorschläge können dann an den Vater übermittelt werden. Wird die Botschaft als geeignet dafür erachtet, dass das Kind sie sieht und hört, liegt es in der Verantwortung der Mutter, das Kind entsprechend vorzubereiten. Der Therapeut bittet sie, sich vorzustellen, wie das Kind wohl reagieren wird und wie damit umzugehen ist, wenn es beispielsweise in Panik gerät oder sich weigert, das Video anzuschauen.

Diese vorbereitenden Schritte können mit den Eltern parallel und online durchgeführt werden – so lange, bis sie sich beide in der Lage fühlen, sich im virtuellen Raum zu begegnen, vor allem wenn wegen der heftigen Konflikte zwischen ihnen bis dahin jede gemeinsame Arbeit im direkten Gegenüber unmöglich war. Die gestufte Exposition mit Videobotschaften des Vaters erstreckt sich in der Regel über einen recht kurzen Zeitraum von etwa vier bis sechs Wochen, in dicht aufeinanderfolgenden Onlinesitzungen (Asen a. Morris 2016), und kann schließlich in eine Begegnung von Kind und Vater im Rahmen der internetbasierten Therapie münden. Bei der ersten derartigen Begegnung ist es vielleicht sinnvoll, die Kamera ausgeschaltet zu lassen, und in späteren Sitzungen kann der Vater dann nach und nach »sichtbar« gemacht werden.

Wenn sich bei zerstrittenen Expartnern, deren Kinder noch ganz auf elterliche Versorgung angewiesen sind, ein Muster des Austauschs feindseliger E-Mails verfestigt hat, kann es für den Therapeuten hilfreich sein, wenn er bei jeder der E-Mails »ins CC gesetzt« wird. Er kann die Expartner dazu anhalten, ihn zu mentalisieren und sich vorzustellen, was er über die E-Mail denkt, bevor sie sie an den Expartner losschicken. In E-Mails an die Expartner kann er hin und wieder auf bestimmte Aspekte in deren E-Mail-Kommunikation eingehen.

8.5 Epistemisches Vertrauen und Online-Familientherapie

In der Covid-19-Krise sind viele Therapeuten dazu übergegangen, Sitzungen mit Klientinnen und Familien nicht mehr im direkten Gegenüber im Behandlungszimmer durchzuführen, sondern in ein Online-Setting zu verlagern. In vielen Fällen hat vor dem Übergang zur Ferntherapie bereits eine therapeutische Beziehung bestanden, die bei der Fortführung der Arbeit hilft. Ganz anders ist die Situation, wenn wir einem Paar oder einer Familie schon beim ersten Mal nur online begegnen. Es ist schon im direkten Kontakt schwer genug, mit einem uns zunächst unbekannten Menschen oder mit einer ganzen Familie ein Vertrauensverhältnis zu entwickeln. Für den Aufbau von epistemischem Vertrauen bei Familien, mit denen wir zuvor nicht im direkten Gegenüber gearbeitet haben, ist von wesentlicher Bedeutung, dass wir eine klare Vorstellung vom Wesen des Vertrauens und von der Entstehung *geteilten Wissens* haben. In diesem Buch haben wir schon mehrmals darauf hingewiesen, dass ostentative Kommunikationssignale im Kontext eines psychotherapeutischen Prozesses eine wichtige Rolle dabei spielen können, epistemisches Vertrauen neu zu beleben oder zu bewahren. Mit ostentativen Signalen betont der Therapeut, dass Informationen, die er Familienmitgliedern anbietet, für sie von persönlicher Relevanz sind.

Ostentative Signale sind körperliche Signale. In ihrer einfachsten Form dienen sie dazu, auf *kontingente Reaktionen* hinzuweisen. Wie wir in Kapitel 7 dargelegt haben, schließt eine kontingente Reaktion *konditional* an eine Kommunikation an, in einer Abhängigkeit, die auf der zeitlichen, klanglichen oder inhaltlichen Ebene liegen oder, was die Passungsmuster der Kommunikation angeht, die an allen genannten Aspekten ansetzen, noch komplexer sein kann. Eine zeitliche Kontingenz tritt in Sprecherwechseln zutage (»du redest zu Ende, dann bin ich dran«). Paraverbale oder nichtsprachliche Äußerungen wie Gestik, Mimik, Blickkontakt, Intonation, Wechsel des Tonfalls und vor allem das sorgfältige Beachten von Sprecher- und Akteurwechseln sind deutliche und offenkundige Anzeichen eines persönlichen Interesses am Gegenüber. Die Prozesse, die nichtsprachliche Äußerungen regulieren, sind uns weitgehend nicht bewusst und willentlich schwer zu steuern. Es ergäbe wenig Sinn, Therapeuten zu empfehlen, dass sie, wenn sie »Ja wirklich?« ausrufen, dabei genauer auf die Bewegungen ihrer Augenbrauen achten (wenn sie Erstaunen ausdrücken wollen), um sie mit ihrer Intonation zu koordinieren. Wie wir aber bereits dargelegt haben, wirkt die Ferntherapie im Hinblick auf nichtsprachliche Äußerungen und paralinguistische Signale als ein Filter oder, um es etwas präziser zu sagen, als dämpfender Faktor. Als allgemeiner Leitsatz lässt sich deshalb vielleicht formulieren, dass wir derartige Signale leicht übertreiben sollten, um sicherzustellen, dass unsere kontingenten Reaktionen bei den Familienmitgliedern ankommen. Genauer gesagt sollten wir uns nicht auf Kommunikationskanäle wie den Blickkontakt verlassen, in denen eine starke Filterung erfolgt, sondern stattdessen Intonationen akzentuieren, um kontingente Affekte zu deutlich zu machen. Die Äußerungen des Therapeuten, wenn er die Affekte des Klienten spiegelt, müssen auf diesen abgestimmt sein und werden *markiert*, indem der Therapeut die Körpergeste seiner Äußerung mit dem Namen des jeweiligen Klienten verknüpft, verbunden mit der Benennung der Emotion. So sieht *markiertes Spiegeln*[5] aus, das an den Kontext der Ferntherapie angepasst ist.

Allgemein gesprochen zielen ostentative Kommunikationssignale darauf ab, epistemisches Vertrauen zu stärken, indem wir zutreffend auf das persönliche Narrativ des Individuums und das kollektive

---

5 Zur Erläuterung des Begriffs siehe Fußnote 4.

Narrativ der Familie verweisen. Mit *kollektivem Narrativ* meinen wir Konstrukte, die die Familienmitglieder miteinander teilen. Ein persönliches Narrativ ist Teil unseres Identitätskonstrukts; wir können es als die Vorstellung verstehen, die wir uns von uns selbst und anderen zu einem bestimmten Zeitpunkt in Beziehung zur Welt in der Vergangenheit und in der Gegenwart machen. Dass der Therapeut das Narrativ der Familie und die persönlichen Narrative der Einzelnen in Worte fasst, ist ein zentraler Bestandteil der MIST. Im Kontext der Ferntherapie kommt einer wesentlichen Komponente der MIST-Mentalisierungsschleife, dem Überprüfen (siehe Kapitel 4), eine enorme Bedeutung zu. Entscheidend ist hierbei, dass wir unsere *tentative Haltung* deutlich machen. In der Ferntherapie ist das Risiko, dass wir das persönliche Narrativ oder das Narrativ der Familie falsch wiedergeben, deutlich erhöht. Deshalb ist es wichtiger als sonst, dass wir sorgfältig kenntlich machen, woraus wir unsere Aussagen ableiten, und ihre Evidenzbasis offenlegen. Es ist von wesentlicher Bedeutung, dass die Verbindungen zwischen den Vermutungen, die wir äußern, und den sprachlichen und visuellen Signalen, aus denen wir sie abgeleitet haben, explizit werden. Wenn wir das Selbsterleben eines Familienmitglieds oder das kollektive Selbsterleben der Familie als das anerkennen und artikulieren, was aus der Interaktion heraus entsteht, wird damit *geteilte Intentionalität* hergestellt. Die Kontinuität des persönlichen oder kollektiven Narrativs aufrechtzuerhalten, indem wir eine Brücke zu etwas schlagen, das zuvor, etwa vor dem Übergang zur Ferntherapie, herausgearbeitet wurde, kann ebenso als ein wirkungsvolles ostentatives Signal dienen. Im Allgemeinen wird das Knüpfen solcher Verbindungen eher in therapeutischen Kontexten Wirkung erzielen, die bereits von einem hohen Maß an epistemischem Vertrauen gekennzeichnet sind, das vielleicht schon vor dem Übergang zur Ferntherapie vorhanden war. Eine Kontinuität über Kommunikationsmodalitäten hinweg ist bei Klienten, die ein hohes Maß an epistemischer Wachsamkeit aufweisen und deren Identitätserleben (*persönliches Narrativ*) eher instabil ist, schwerer zu erreichen.

Besonders in Familien, in denen eine Kontinuität der gemeinsamen Geschichte schwer aufzubauen ist, kann eine Fokussierung auf die Hindernisse und Herausforderungen, aber auch auf die aufregenden Aspekte einer neuen Form der Kommunikation per Videokonferenz hilfreich sein. Eine neugierig explorierende Haltung gegenüber der Erfahrung der Videokonferenz ist der Sache förderlich. Der Therapeut kann die Familienmitglieder dazu einladen, gemeinsam diese Erfahrung zu erkunden und abwechselnd Dinge zu benennen, die ihnen an dieser Form der Kommunikation gefallen oder nicht gefallen. Da die Erfahrungen der Einzelnen Einfluss auf das System nehmen, ist es wichtig, sie als Gruppe aufzuarbeiten und zu prüfen, inwieweit es sich jeweils um eine spezifische und allgemein respektierte Erfahrung eines bestimmten Familienmitglieds oder um eine von allen geteilte Erfahrung handelt. In der Ferntherapie einen Wir-Modus der geteilten Intentionalität herzustellen gelingt wohl am ehesten durch eine Konzentration auf das Medium der Videokonferenz selbst, ob nun auf den Ton, das Bild oder den Kamerawinkel.

Bei Klientinnen, die bereits ein starkes epistemisches Misstrauen hegen und in Bezug auf Äußerungen der Ablehnung und des Desinteresses wachsam oder gar hypervigilant sind, ist die Gefahr größer, dass sie das epistemische Vertrauen in ein Medium verlieren, in dem Signale durch die Plattform oft verzerrt werden und eine stärkere Ambiguität gegeben ist als in normalen Interaktionen. Bei Menschen mit einer außerordentlich starken zwischenmenschlichen Hypersensibilität, die höchst aufmerksam auf kleine Nuancen in den Reaktionen eines Therapeuten achten, kann der Übergang zur Ferntherapie zum Verlust des Vertrauens führen, wenn sie bei ihm Unterlassungsfehler registrieren, da ihm kontingente Signale zu entgehen scheinen, oder wenn er ostentative Signale augenscheinlich falsch interpretiert.

Was ist zu tun? Ganz allgemein ist zu empfehlen, Offenheit und Demut zu bekräftigen. Der Therapeut sollte bereit sein, die Möglichkeit zu akzeptieren, dass der Vertrauensverlust mit Aspekten zusammenhängt, die er nicht notwendigerweise begreift. Der Vertrauensverlust kann damit zu tun haben, dass es ihm nicht gelingt, über ein Medium, mit dem er nicht hinreichend vertraut ist, Verständnis zum Ausdruck zu bringen. Eine Bitte um Entschuldigung ist dann meist ein guter erster Schritt. Entscheidend ist, das aktuelle Misstrauensnarrativ der Person oder der Familie zu validieren und die betreffenden Äußerungen oder Vorstellungen zu akzeptieren, auch wenn sie unangemessen oder falsch erscheinen mögen. In der Ferntherapie geschieht es oft, dass eine Person oder eine Familie in Modi wechselt, die durch inadäquates oder ineffektives Mentalisieren gekennzeichnet sind.

Auch in der Ferntherapie gilt das Prinzip, einen Vertrauensverlust zunächst durch Validieren und Klarstellen zu überwinden und erst dann eine alternative Perspektive anzubieten. Es ist notwendig, die dargelegte Erfahrung empathisch zu validieren, selbst wenn sie nicht hinreichend in der Realität verankert ist. Der Therapeut muss die Erfahrungen, die die Familie mit der Ferntherapie macht, aus ihrer Sicht nachvollziehen. Die Perspektive der Familie als valide anzuerkennen, auch wenn ihre Erwartungen und Interpretationen stark von denen des Therapeuten abweichen, eröffnet die Möglichkeit, epistemisches Vertrauen wiederzubeleben, und erhöht die Wahrscheinlichkeit, dass letztlich ein Lernen aus dem therapeutischen Prozess möglich ist. Versuche des Therapeuten, der Familie eine allzu detailreiche Darstellung ihres Narrativs zu präsentieren, dürften wenig hilfreich sein, weil die Familie dabei keine klare Vorstellung davon zu entwickeln vermag, wie der Therapeut das Narrativ auffasst. Selbst wenn es ihm gelingt, sind die Verzerrungen, die sie in der Darstellung ihres Narrativs durch den Therapeuten zu erkennen glaubt, einfach zu stark, als dass sich ein epistemisches Match einstellen kann. Am hilfreichsten dürfte in einer solchen Situation dann die Technik sein, körperlichen und einfachsten ostentativen Kommunikationssignalen Priorität einzuräumen. Der Therapeut kann bewusst, gezielt und ausgiebig markierte Gesichtsausdrücke und markiertes Spiegeln einsetzen und beständig Blickkontakt halten, indem er nicht auf das Bild des Gegenübers auf dem Monitor, sondern direkt in die Kamera schaut. Es kann sehr nützlich sein, sprachliche Äußerungen möglichst kurz zu halten, vor allem wenn sie Vorstellungen zum Ausdruck bringen, die von der Sichtweise der Familienmitglieder abweichen. Das Validieren von Erfahrungen, bei dem der Therapeut das Gesagte paraphrasiert, um Verständnis zu bekunden, und die Familienmitglieder nur behutsam um Erläuterung und Ausführung von Aussagen bittet, ist notwendig, um nach einem Übergang zur Ferntherapie das Vertrauen neu aufzubauen. In solchen Fällen ist es aber nicht angebracht, von einer gemeinsamen Zielsetzung auszugehen, und wenn der Therapeut in der ersten Person Plural spricht, wird das eher auf Ablehnung als auf Zustimmung stoßen. Im Zustand epistemischer Überwachsamkeit ist keine gemeinsame Zielsetzung möglich. Am effektivsten könnten ostentative Signale sein, die direkten Bezug auf die Veränderung des konkreten materiellen Settings nehmen, denn der physische Aspekt des therapeutischen Settings dürfte am ehesten als geteilt erlebt werden.

Die Person der Therapeutin

Aus dem Konzept des im Kontext der Ferntherapie gefährdeten epistemischen Vertrauens ergeben sich einige Leitideen zur Gestaltung der MIST-Fernbehandlung. Die Techniken, die wir vorgeschlagen haben, sind dieselben wie die, auf die wir im gesamten Buch abheben. Der Aufbau von Vertrauen ist ein komplexer Prozess, der mehr oder weniger schwer zu steuern ist, je nach der Vorgeschichte der Personen und Familien, die zu uns ins Behandlungszimmer kommen oder mit denen wir in der Ferntherapie auf Distanz arbeiten. Einige allgemeine Aspekte der Ferntherapie – etwa wenn gesundheitspolitische Sicherheitsauflagen es erforderlich machen, dass wir nicht in der Klinik oder in unserer Praxis, sondern von zu Hause aus arbeiten – stellen unsere Fähigkeit auf den Prüfstand, Grenzen für die Kommunikation mit unseren Klienten zu definieren. Es kann leicht geschehen, dass die Fähigkeit einer Therapeutin, sich an ein Behandlungsprotokoll zu halten und Ratschläge (wie die oben genannten) zu beherzigen, durch akute private Krisen beeinträchtigt wird, weil sie sich zu Hause im Arbeitszimmer, in der Küche oder im Esszimmer ihren Pflichten bei der Versorgung von Kindern oder Angehörigen nicht einfach entziehen kann. Wie wir in diesem Buch immer wieder betont haben, sind Selbstmitgefühl und eine umfassende Würdigung der Herausforderungen, mit denen wir konfrontiert sind, von wesentlicher Bedeutung. Die Therapeutin sollte sich davor hüten, die Erfüllung externer Anforderungen zur einzigen Quelle ihrer subjektiven Zufriedenheit zu machen. Sie darf sich nicht sogleich gesundheitspolitischem Druck beugen, sondern muss sozusagen, wie im Flugzeug, der Regel folgen: »Erst die eigene (Mentalisierungs-)Maske aufsetzen, bevor du anderen hilfst«. Dies gilt insbesondere für Krisen wie etwa eine Pandemie, wenn die Wahrnehmung starker Bedürftigkeit und der Druck, psychotherapeutisches Heldentum zu beweisen, manche weniger erfahrenen Therapeutinnen dazu verleiten kann, ferntherapeutische Ansätze bei Familien anzuwenden, bei denen die Komplexität der familiären Situation eine effektive Umsetzung der MIST eigentlich ausschließt. Eine mitfühlende mentalisierende Haltung gegenüber sich selbst einzunehmen und diese Haltung mit Demut einzusetzen, um Familien und einzelnen Familienmitgliedern Mitgefühl und Empathie vorzuleben, ist letztlich eine wirkungsvolle und valide Methode, um epistemisches Vertrauen aufzubauen und therapeutischen Wandel zu erreichen. Wenn die Mentalisierungsprozesse einer Therapeutin aufgrund des Drucks, unter dem sie steht, suboptimal verlaufen, wird sie den Bedürfnissen ihrer Klienten nicht gerecht werden können. In unserem Kontext hier bedeutet das, dass einer Therapeutin, die sich bei der Ferntherapie unwohl fühlt, von dieser Vorgehensweise abzuraten ist, auch wenn sie dabei ihre Fähigkeiten erproben und weiterentwickeln kann.

Zusammenfassend ist zu sagen, dass Ferntherapie sich durchaus deutlich von einer Therapie im direkten Gegenüber unterscheidet, auch wenn sich in randomisierten kontrollierten Studien mit ausgewählten Gruppen eine Äquivalenz der Verfahren ergeben hat. Wie wir dargelegt haben, hat die Ferntherapie insofern Vorteile, als sie sowohl geografisch gesehen als auch wegen geringerer Behandlungskosten leichter für Klienten zugänglich ist. Wir sprechen uns in diesem Buch für Ferntherapie aus, obwohl sie ihre Grenzen hat. Wir haben Strategien vorgeschlagen, mit denen sich einige, aber längst nicht alle der Schwierigkeiten, auf die MIST-Anwender bei der Ferntherapie stoßen werden, überwinden lassen. Unser Plädoyer für die Ferntherapie bedeutet nicht, dass wir es befürworten würden, sämtliche Therapien in diesem Modus durchzuführen. Therapeutinnen können aber mit ferntherapeutischen Elementen als Bestandteil von Behandlungen experimentieren, die ansonsten im direkten Gegenüber stattfinden, um die Behandlung inklusiver zu gestalten (also mehr Familienmitglieder einzubeziehen) und um eine höhere Zahl von Sitzungen zu ermöglichen, wenn die Klienten weite Wege in die Praxis oder Klinik haben.

8.6 Abschließende Überlegungen

Der menschliche Geist geht nicht nur aus der sozialen Sphäre hervor – er *ist* das Soziale. Es wäre daher nicht vorstellbar, dass ein Medium, das zwischenmenschliche Erfahrungen in dramatischer Weise verändert, keine Auswirkungen auf den menschlichen Geist haben sollte. Digitale Medien verwandeln die Art und Weise, in der der soziale Kontext den entscheidendsten Aspekt unseres Wesens formt: wie wir voneinander lernen. Im Zentrum dieser Lernprozesse steht die Familie. Die Welt der Menschen ist komplex, weil wir, um sie uns zu erschließen, nicht auf uns allein gestellt sind. Wir haben Menschen um uns herum, mit denen wir durch gemeinsame Gene und geteilte Kultur verbunden sind und mit deren Unterstützung wir unser Wissen erweitern und unser Verständnis der Welt vertiefen. Indem wir von anderen lernen, können wir das Wissen aller vorangegangenen Generationen aufnehmen und weitertragen, sodass ein Fundus von Gedanken und Vorstellungen entsteht, der sich ständig erweitert. Das ist es, was wir Kultur nennen. Wenn wir von Maschinen mit künstlicher Intelligenz lernen, laufen wir Gefahr, überlistet zu werden, falls wir nicht sicher sein können, dass die Maschine wohlwollende Absichten verfolgt. Es ist vermutlich klug, ein Auge auf »Artgenossen« zu haben, die künstliche Intelligenz einsetzen. Noch klüger dürfte es sein, KI zum Schutz vor übelwollenden Akteuren einzusetzen.

Digital vermittelte Interventionen und Apps sind nicht der Feind einer Therapie im direkten Gegenüber. Mittels internetbasierter digitaler Kommunikation können wir mit Familien in Not in Kontakt treten, wo eine Behandlung im direkten Gegenüber nicht möglich ist. MIST im Fernmodus kann hier helfen. Außerdem lässt sich MIST so auch für Follow-ups einsetzen, falls zuvor in der Behandlung der digitale Kommunikationskanal als alternative Möglichkeit eingeführt wurde. Ferntherapie kann auch als ein Notfallinstrument dienen, mit dem sich, soweit es angemessen ist, akute Krisen in einer Familie bearbeiten lassen. Wenn Familienmitglieder weit auseinanderwohnen oder, wie wir beschrieben haben, emotional voneinander isoliert sind, sind auch viele andere Anwendungsmöglichkeiten der Ferntherapie denkbar. Das übergreifende Ziel ist in diesen und anderen Fällen die Förderung und Klärung von Kommunikationsprozessen. Es geht vor allem darum, epistemisches Vertrauen aufzubauen, ehe wir Einfluss auszuüben versuchen. Bei manchen Personen und Familien ist es schwieriger und erfordert besondere Anstrengung, im Kontext der Ferntherapie Vertrauen entstehen zu lassen. Aus unserer Sicht fallen die Vorteile, die eine Ferntherapie bietet, gegenüber den Hürden, die wir dabei vermutlich zu überwinden haben, stärker ins Gewicht.

9 Mentalisierungsinspirierte systemische Therapie in Mehrfamiliengruppen und in Schulen

Sally war erst 14, hatte aber bereits viele Kontakte mit psychiatrischen Diensten hinter sich. Zuletzt hatte sie wegen massiv ausgeprägter Anorexia nervosa drei Monate in einer Klinik verbracht. Dem waren zwei weitere stationäre Aufenthalte sowie ausgiebige Einzel- und Familientherapie vorausgegangen. Auf die Empfehlung an Sally und ihre Eltern, an einer Multifamilientherapie zum Thema Essstörungen teilzunehmen, hatten sie zunächst bestürzt und ungläubig reagiert: »Wie bitte?!? Uns mit anderen Familien zusammensetzen, mit Leuten, die wir gar nicht kennen? Und Sie erwarten von uns, dass wir dann vor allen anderen unsere schmutzige Wäsche waschen?« Als Sallys Vater hörte, es sei vorgesehen, dass sie zunächst vier ganze Tage hintereinander mit sechs anderen Familien verbringen sollten, äußerte er Vorbehalte und verwies auf seine beruflichen Verpflichtungen: »Ich fürchte, das kann ich einfach nicht machen. Ich kann bei der Arbeit nicht so lange freinehmen, und außerdem kann sich das unsere Familie nicht leisten.« Er sagte aber zu, dass er einige Wochen darauf mit Sally und ihrer Mutter zu einem Schnuppertermin kommen würde.

Sich selbst und andere als Akteure zu sehen, deren Handlungen von Gefühlen und Vorstellungen angetrieben werden – ob diese nun realitätsgerecht sind oder nicht –, erfordert Vorstellungskraft. Diese erzeugt eine *phänomenologische Kohärenz des Selbstbilds*, die uns befähigt, zu anderen in Beziehung zu treten und uns in unserer komplexen sozialen Welt zurechtzufinden (Asen a. Fonagy 2017). Wenn wir den menschlichen Geist als ein im Wesentlichen soziales und interpersonelles Organ betrachten, dann besteht, wie wir in Kapitel 8 gesehen haben, das Ziel der MIST bei der Unterstützung des Mentalisierens darin, dass eine Person offen wird für eine verbesserte Kommunikation und Interaktion mit anderen, sowohl innerhalb der Familie als auch in anderen sozialen Kontexten. Die Fähigkeit zu effektivem Mentalisieren, die sich bei uns Menschen entwickelt hat, stützt sich auf einen spezifischen Kommunikationsmechanismus des »Gedankenlesens« (Sperber a. Wilson 1995). In diesem Kapitel wollen wir aufzeigen, wie sich diese Kanäle mittels einer Reihe von Strategien für die Arbeit mit Multifamiliengruppen und in schulischen Kontexten öffnen lassen.

In der eigenen Familie ist effektives Mentalisieren schwerer zu verwirklichen, wegen der komplizierten Beziehung zwischen Bindung und Mentalisieren und dem hohen Arousal-Niveau, das mit der Aktivierung des Bindungssystems einhergehen kann. Wenn aber in die therapeutische Arbeit neben der eigenen auch andere Familien einbezogen sind, kann dadurch eine Konstellation entstehen, die in besonderer Weise dazu geeignet ist, effektives Mentalisieren zu unterstützen. Ein grundlegendes Ziel der Multifamilientherapie (MFT) besteht darin, Familienmitglieder in die Lage zu versetzen, aus der eigenen Familienkultur herauszutreten und neue Sichtweisen zu erkunden, indem sie mitverfolgen, wie andere Familien, die ähnliche Probleme haben, interagieren und Probleme zu lösen versuchen. Problematische Interaktionen und Verhaltensweisen von außen zu beobachten kann helfen, sie besser zu verstehen und die Normalität von Gefühlen und Vorstellungen zu erkennen, die zuvor als abnorm erlebt wurden. Die eigenen Probleme in anderen gespiegelt zu sehen kann für Familien außerdem eine Brücke zu einer verbesserten Selbstreflexion sein.

9.1 Die Geschichte der Multifamilienarbeit

Die Multifamilienarbeit gibt es bereits seit vielen Jahrzehnten. In den 1940er-Jahren experimentierte eine Gruppe von Therapeuten in New York, die mit als schizophren diagnostizierten Klinikpatientinnen und -patienten arbeiteten, mit der gleichzeitigen Behandlung mehrerer Familien (Laqueur, Laburt a. Morong 1964). Zunächst luden sie die Angehörigen der Patienten ein, in die Klinik zu kommen, und bezogen sie direkt in Gespräche über das Leben zu Hause und über Fragen der Behandlung ein, um die inter- und intrafamiliäre Kommunikation zu stärken. Als mehrere Familien in einer großen Gruppe zusammentrafen, wurde bald deutlich, dass sich die Gruppenmitglieder dadurch, dass sie die Aufmerksamkeit nicht nur auf den eigenen kranken Verwandten richteten, sondern auch auf Mitglieder anderer Familien, zunehmend der eigenen Rolle bewusst wurden. Sie begannen, neue Perspektiven auf die eigenen Interaktionen mit ihrem kranken Angehörigen zu erproben.

Diese frühen Multifamiliengruppen wurden treffend als »geschützte Workshops zur Kommunikation in der Familie« beschrieben (Laqueur, Laburt a. Morong 1964). Die mehrstündigen Sitzungen fanden über einen Zeitraum von vielen Monaten hinweg alle zwei Wochen statt. Der Austausch über Ideen und Einsichten mit den Mitgliedern anderer Familien bot allen die Möglichkeit, »Erfahrungen auszutauschen« und »per Analogie zu lernen« (Laqueur 1973). Die Ziele des sich entwickelnden Verfahrens waren »modulierte Auflösung von Verstrickungen«, Normalisierung der Kommunikation, Bewältigung konkreter Krisen, Resozialisierung und Aufhebung von Stigmata.

Ab den späten 1970er-Jahren entwickelte sich in England eine andere Form der MFT, die zunächst auf die Arbeit mit sogenannten Multiproblemfamilien fokussiert war. Das waren Familien, in denen mehr als ein Mitglied psychische Symptome aufwies, die verschiedenen diagnostischen Kategorien zuzuordnen waren, oft vor dem Hintergrund von häuslicher Gewalt, Misshandlung, Missbrauch, Erziehungsversagen und gesellschaftlicher Marginalisierung (Asen et al. 1982; Cooklin, Miller a. McHugh 1983). Sechs bis acht Familien kamen über mehrere Monate hinweg täglich unter einem Dach zusammen und bildeten eine Art therapeutische Gemeinschaft, die ähnliche und recht gravierende Probleme gemeinsam hatte. Ein hochstrukturiertes Programm mit gezielt eingebauten, kontrollierten Krisensituationen – die denen in ihrem Alltag ähnlich waren – hielt die Familien dazu an, sich in einem therapeutischen Kontext mit in ihrem Leben häufig auftretenden Schwierigkeiten und Konflikten auseinanderzusetzen. Die Ziele und Prinzipien der MFT (siehe Kasten unten) beruhen auf einer Mischung aus handlungsorientierter und reflektierender Arbeit, bei der die einzelne Familie ermuntert wird, anderen Familien beratend zur Seite zu stehen und sie zu unterstützen, während sie auch über die eigenen Problemthemen reflektiert. Zwischen den Familien beginnen sich Freundschaften zu entwickeln, und oft bauen sie auch außerhalb der therapeutischen Arbeit ein Netzwerk der gegenseitigen Unterstützung auf.

Zielsetzungen der Multifamilientherapie

- ein Gefühl der Solidarität fördern und soziale Isolation und Stigmatisierung mindern

- zu neuen Sichtweisen anregen und ein Setting anbieten, in dem Familien voneinander lernen können
- eine reflektierende Haltung in Bezug auf das eigene Handeln und die eigene Situation stärken, die aus dem Beobachten anderer, dem Ermutigen zu gegenseitiger Unterstützung und zu wechselseitigem Feedback und dem Experimentieren mit familienübergreifenden Übungen erwächst
- Handlungskompetenzen entdecken und entwickeln, Interaktionen und Erfahrungen intensivieren und in einem sicheren Umfeld neue Verhaltensweisen einüben
- positive Erwartungen und die Hoffnung auf Besserung stärken
- zu Lösungen der Schwierigkeiten anderer beitragen, im Austausch von Beobachtungen, Vorschlägen und Einsichten.

Ein genauer Blick auf die Aufzählung im Kasten macht deutlich, wie ähnlich sich die Ziele und Strategien von MFT und MIST sind. Bei den Begegnungen von Familien entsteht eine Gemeinsamkeit von Perspektiven, die die Möglichkeit eröffnet, sich zusammen (als *Wirheit*) auf eine geteilte Realität zu fokussieren und gemeinsam zu handeln und zu kooperieren (siehe Kapitel 6). Bei den Treffen von Familien mit gemeinsamen Problemen entstehen Verbindungen, die es sehr wahrscheinlich machen, dass epistemisches Vertrauen entsteht und die effektive Weitergabe von Wissen gelingt. Natürlich wirkt die Bildung einer Gruppe von Familien per se bereits verstärkend auf Mentalisierungsprozesse – ganz unabhängig davon, wie weit ihre Vorstellungen und Perspektiven übereinstimmen –, denn schon das Erfassen von Ähnlichkeiten und Unterschieden ist mit Mentalisieren verknüpft. Die Multifamilienarbeit hat das Potenzial, Ängste einfach dadurch abzumildern, dass die Aufmerksamkeit von den Anliegen der eigenen Familie auf die anderer umgelenkt wird. Die Erfahrung, bei der Lösung der Probleme anderer helfen zu können, wird sich auch positiv auf das Selbstwirksamkeitserleben auswirken.

Im Verlauf der letzten vier Jahrzehnte hat sich die MFT weiter entfaltet, vor allem in verschiedenen europäischen Ländern (Asen u. Scholz 2009). Sie ist kein eigenständiger Ansatz, sondern wird oft in Kombination mit verschiedenen Therapieverfahren und Interventionen angewandt. Frequenz und Dauer von MFT-Sitzungen fallen je nach den Gegebenheiten unterschiedlich aus, und es werden viele verschiedene Störungen und Schwierigkeiten thematisiert, in der Arbeit mit Kindern und Familien sowie mit Erwachsenen, die schwerwiegende psychische Störungen aufweisen. Zur MFT liegen mittlerweile viele Studien vor (siehe Cook-Darzens, Gelin a. Hendrick 2018; Gelin, Cook-Darzens a. Hendrick 2018). Bei essgestörten Jugendlichen und ihren Familien wird die MFT seit mittlerweile etwa zwanzig Jahren angewandt (Eisler et al. 2016), in verschiedenen europäischen Ländern, in Nord- und Südamerika und auch in China.

9.2 Peer-Mentoring, Selbsthilfegruppen und Multifamilientherapie

Einige der Prinzipien der MFT weisen gewissen Ähnlichkeiten mit Konzepten des *Peer-Mentoring* auf. Zu ihnen gehört die Zuweisung einer Person zu einem Mentor, der ein »Peer« ist, das heißt in der Peergroup den gleichen (oder fast den gleichen) Status wie die Person hat. Der Mentor ist bereit, über seine Erholung von einer gravierenden psychischen Störung zu sprechen, als Coach zu fungieren und seinem Gegenüber ermutigende Impulse zu geben. Es hat sich gezeigt, dass Peer-Mentoring bei Patienten mit schweren psychischen Störungen zu einer weitergehenden Besserung psychiatrischer Symptome und zu einer größeren Steigerung des psychischen Funktionsniveaus führt, als wenn sie nur eine Standardbehandlung erhalten (O'Connell et al. 2018). Mit jemandem zu sprechen, der ähnliche Schwierigkeiten durchgemacht hat, hat positive Effekte: sich akzeptiert fühlen, Hoffnung schöpfen, sich integriert fühlen sowie emotionale, soziale und praktische Unterstützung erfahren. Die zunehmende Einbeziehung von Personen, die psychologische Dienste in Anspruch nehmen und diese mitgestalten (Campbell 2009; Campbell a. Rose 2011), ist eine positive Entwicklung, doch im Multifamilien-Paradigma wurde sie schon vor mehreren Jahrzehnten vorweggenommen. Auch Selbsthilfegruppen, in denen Menschen wegen eines bestimmten gemeinsamen Problems zusammenfinden, weisen einige der Merkmale auf, die die MFT zu einer derart wirksamen Intervention machen. Die Mitglieder stützen sich gegenseitig und erweitern durch die Teilnahme an der Gruppe ihre sozialen Fertigkeiten. Wie wir oben betont haben, ist es ein bedeutender Vorteil einer Peergroup, dass die *epistemische Hypervigilanz* von Individuen und Familien, die durch persönliche und familiäre Erfahrungen traumatisiert sind, unterlaufen werden kann.

Selbsthilfegruppen sind ein Phänomen postmoderner Industriegesellschaften, in denen es oft an einer früher üblichen Unterstützung durch Familie und Freundeskreis mangelt. Im partizipatorischen Modell von Peers, die sich gegenseitig helfen, gilt Erfahrungswissen als wichtiger als wissenschaftlich fundiertes und mutmaßlich objektives Expertenwissen. Peer-Mentoring und die Unterstützung durch Gleichgestellte sind eher mit einer neugierig explorierenden Haltung des Nichtwissens gegenüber der intentionalen Haltung von Familienmitgliedern verbunden als eine von Experten geleitete Standardbehandlung. Es besteht allerdings ein gewisses Risiko, dass Mentoren keine hinreichend tentative, also vorsichtig tastende Haltung einnehmen, wenn sie ihre eigene Sichtweise zum Ausdruck bringen, und ausgehend von ihrer eigenen Erfahrung unzutreffende Annahmen über den Mentee treffen. Die MFT führt beide Sphären zusammen: Im Gegensatz zu Selbsthilfegruppen geht sie nicht vom Modell der Selbstorganisation aus, sondern wird mit Blick auf den jeweiligen Kontext von Therapeuten gestaltet und moderiert, die zu einer neugierig explorierenden Haltung, die dem Mentalisieren förderlich ist, ermutigen und sie vorleben. Mithilfe verschiedener Aktivitäten, Spiele und Übungen regen sie Perspektivwechsel an und aktivieren das Selbsthilfepotenzial von Familien, das in einer intentionalen Haltung der Selbstwirksamkeit schlummert. Im Gegensatz zum partizipatorischen Peer-Modell oder zu Selbsthilfegruppen ist die Multifamilienarbeit spezifisch darauf ausgerichtet, eine Familie und ihr Netzwerk in das Anstoßen von Veränderungen einzubinden. In diesem und im nächsten Kapitel wird, so hoffen wir, deutlich werden, von welcher Bedeutung die Ausweitung des sozialen Kontextes der therapeutischen Arbeit für das Mentalisieren ist.

9.3 In die Multifamilientherapie hineinschnuppern

Trotz ihrer Vorbehalte kamen Sally und ihre Eltern zu einem MFT-Schnuppertermin. Sie trafen auf sechs andere Familien, zu denen jeweils eine sehr dünne Teenagerin gehörte. Die zwei Therapeuten erläuterten zunächst, dass am Anfang der Behandlung ein intensiver viertägiger Kurs mit mehreren Familien stehen würde, gefolgt von acht eintägigen Treffen, die sich im Abstand von vier bis acht Wochen über einen Zeitraum von neun Monaten erstrecken und immer von 9 bis 17 Uhr dauern sollten. Sie betonten, es werde praxisnahe Informationen zum Umgang mit Mahlzeiten sowie fortlaufende Gespräche dazu geben, was für jede Familie am besten funktioniere und wie Eltern ihrem Kind helfen könnten, seine Ängste vor Essen und Gewichtszunahme zu überwinden. Einer der Therapeuten bat dann alle Familien, ihre Geschichte zu erzählen, »wie die Krankheit in Ihr Leben getreten ist und welche Auswirkungen das auf alle hat ... Jede Familie soll bitte zunächst überlegen, was sie dazu sagen könnte, und dann hat jede Familie fünf Minuten Zeit, um ihre Geschichte zu erzählen«. Als Sally und ihre Eltern an die Reihe kamen, hatten sie bereits aufmerksam drei anderen Familien zugehört und waren recht erstaunt, dass es einige Parallelen zu ihrer eigenen Geschichte gab. Sie spürten, dass sie nicht allein waren. Sallys Mutter berichtete, dass ihre Tochter so wie andere Teenagerinnen, deren Geschichte schon zu hören gewesen war, immer gute Leistungen gezeigt hatte. Sie sei in der Schule sehr gut gewesen, »sie hat immer Spitzennoten bekommen. Sie spielte Klavier und Geige, sang in einem Chor, hat sich immer sehr angestrengt, sie wollte die Beste sein. Wir waren froh, so eine fähige Tochter zu haben. Und dann fing das alles an ... sie war zwölf – oder vielleicht ging es schon vorher los? Jedenfalls fiel uns nicht auf, dass sie nach und nach immer weniger aß, dass sie beim Essen immer wählerischer wurde, dass sie exzessiv und bedenklich viel Sport trieb, dass sie ständig in Bewegung war – und dann kamen wir dahinter, dass sie ihr Essen versteckte. Wir fanden es an den merkwürdigsten Stellen. Zunächst wollte ich es ihrem Vater nicht sagen. Er kann sehr streng sein, also redete ich zuerst allein mit Sally. Sie stritt es ab, und ich glaubte ihr, aber sie wurde von Tag zu Tag dünner.«

Erwachsene und Kinder mit Beziehungsproblemen, denen es schwerfällt, diese Probleme in ihrer eigenen Familie wahrzunehmen oder anzusprechen, sind durchaus in der Lage, annähernd gleiche Probleme in anderen Familien zu erkennen – aus der Distanz und ohne das erhöhte Arousal-Niveau, das Interaktionen und Diskussionen über konfliktgeladene Themen in der Familie oft begleitet. Die Handlungen der Mitglieder anderer Familien zu mentalisieren, fällt uns vergleichsweise leichter, als dasselbe in der eigenen Familie zu tun, obwohl wir mit ihr ja vertrauter sind. Die Reflexion über andere Familien kann also etwas nahezu Befreiendes haben. Situationen, in denen von uns innerhalb der eigenen Familie Reflexion gefordert ist, rufen schmerzliche Erfahrungen wach, und allein schon diese Erinnerungen können ein so starkes Arousal erzeugen, dass die Reflexion unmöglich wird. Das Multifamilien-Setting ist ein gutes Übungsfeld, um das Mentalisieren auf Bindungsbeziehungen anderer anzuwenden. Außerdem führt die Anwesenheit anderer Familien, die mit ähnlichen Problemen kämpfen, zur Abschwächung des Empfindens der Stigmatisierung durch eine Essstörung und von Schuldgefühlen und Scham der Eltern wegen ihrer möglicherweise suboptimalen Erziehungsanstrengungen. Mit solchen Empfindungen quälen sich viele Eltern essgestörter Jugendlicher. Im Zusammentreffen mit anderen Eltern können sie Selbstmitgefühl entwickeln, das sekundär aus einer empathischen Reaktion auf das Leid anderer entsteht. All dies unterstützt die Bereitschaft der Eltern zur Kooperation und eröffnet neue Kommunikationskanäle, die Lernprozesse ermöglichen.

Die Schnuppersitzung zeigte Wirkung. Sally und ihre Eltern sahen durch die Erfahrung ihre Befürchtungen entkräftet und willigten ein, in das Multifamilien-Programm einzusteigen. Die ersten Tage erwiesen sich für sie als besonders schwierig, weil der Schwerpunkt darauf lag, vier Mahlzeiten pro Tag einzunehmen: ein frühes erstes Frühstück, ein zweites Frühstück, ein Mittagessen und einen Nachmittagssnack. Bei jeder dieser Mahlzeiten saßen sieben Familien um einen großen ovalen Tisch herum, und die essgestörten Teenagerinnen waren jeweils zwischen ihren Eltern platziert. Alle Eltern wurden ermuntert, ihren Töchtern zu helfen, das aufzuessen, was auf dem Teller serviert worden war. Wie zu erwarten war, lösten die Mahlzeiten großen Stress aus, denn die Teenagerinnen kämpften verzweifelt darum, dass sie nichts essen mussten, und die Eltern baten sie eindringlich, sich mehr anzustrengen. Beim Blick über den Tisch bekamen Sallys Eltern mit, wie gut oder schlecht andere Eltern mit der Verweigerungshaltung ihrer Tochter zurechtkamen. Sie sahen auch, dass manche Eltern eher kontrollierend und streng vorgingen, während andere sich allergrößte Mühe gaben, der Tochter entgegenzukommen. Sallys Eltern konnten auch Strategien beobachten, die sie selbst noch nicht ausprobiert hatten oder selbst bereits ohne Erfolg eingesetzt hatten. Die gemeinsamen Mahlzeiten wurden gefilmt, und später am selben Tag sahen sich dann alle Familien zusammen die Aufnahmen an. Dabei hielten die Therapeuten alle Gruppenmitglieder dazu an, sich nicht auf die eigene Familie zu konzentrieren, sondern sich vorzustellen, was in den Köpfen der Teenagerinnen und Eltern der anderen Familien vor sich gegangen war.

Das Ansetzen mehrerer Mahlzeiten pro Tag dient dem Zweck, das problematische Thema – das heißt die Essstörung – konkret darzustellen (»enact«, Minuchin 1974 [1977]), und ermöglicht es, dass Interaktionen in einer Familie nicht nur von den Therapeuten, sondern, was noch wichtiger ist, von den anderen Familien *in vivo* beobachtet werden können. Wenn bei den aufeinanderfolgenden Mahlzeiten Frustration und Arousal-Niveau sowohl bei den Eltern als auch bei ihrem Nachwuchs ansteigen, nimmt die Effektivität des Mentalisierens fast immer ab, und der teleologische Denkmodus gewinnt in der Interaktion mit dem eigenen Kind oder den eigenen Eltern die Oberhand. Wenn sie aber mitbekommen, wie *andere* Familien sich entweder vergeblich abmühen oder Erfolge erzielen, macht sie das neugierig und hilft, das Mentalisieren wieder in Gang zu bringen, sodass ein Gegengewicht zu den konkretistischen Denkmodi entsteht. Beim Anschauen der Videos sinkt das Arousal-Niveau meist weiter ab, weil es nun um ein Ereignis in der Vergangenheit geht, und so kann leichter wieder effektives Mentalisieren einsetzen. Die Interaktionen von Mitgliedern anderer Familien zu beobachten und Vermutungen zu ihren mentalen Zuständen anzustellen regt die Vorstellungskraft an, und die Aufmerksamkeit richtet sich darauf, Zusammenhänge zwischen kleinen Details von Verhaltensweisen (die Reaktionen auf andere Handlungen sind) und mentalen Zuständen zu erfassen. Für die Beteiligten geht es nicht mehr nur um das Thema Essen, sondern sie bemühen sich, die Feinheiten von Interaktionen zu verstehen, in denen sich die zugrundeliegende Dynamik einer Tochter-Eltern-Beziehung zeigt. Dabei tritt an die Stelle der Annahme, dass alle essgestörten Töchter gleich sind, ein familienspezifisches Denken, und die wahren heterogenen und idiosynkratischen Determinanten der Familiendynamik, die zu der Essstörung beitragen, können deutlich werden.

An einem Punkt trat Sallys Vater ihr gegenüber sehr energisch auf. Die Mutter versuchte das zu kompensieren, indem sie Sally ihre Zuneigung bekundete. Sally rückte daraufhin näher zur Mutter hin und weg vom Vater. Das missfiel ihm offensichtlich, und er ging auf Abstand und schien seine Bemühungen einzustellen, Sally zum Essen zu ermuntern – als wolle er der Mutter sagen: »Okay, dann mach du eben weiter! Sie ist deine Tochter.« Andere, die die Aufnahme sahen, hatten den starken Eindruck, dass der Vater Sally in diesem Moment völlig »abzulehnen« schien, während er zuvor außerordentlich besorgt und liebevoll mit ihr umgegangen war. Die Sequenz hatte nichts besonders Dramatisches an sich, doch die Reflexion darüber brachte Gespräche darüber in Gang, wie sich Beziehungen verschieben können und wie Menschen sich manchmal ausgeschlossen und nahezu im Stich gelassen fühlen. In der Sitzung ging es danach um andere Themen, doch beim nächsten Treffen kam zur Sprache, dass auf die strenge Intervention des Vaters eine offensichtlich in starkem Kontrast dazu stehende Reaktion der Mutter gefolgt war. Der Vater fragte sie: »Denkst du, ich bin zu streng? Sollte ich geduldiger sein, so wie du das ja hinbekommst? Es fällt mir einfach sehr schwer, nicht zu zeigen, wie aufgewühlt ich bin.«

Wenn die Teilnehmenden beschreiben, was sie beobachtet haben und was ihnen besonders aufgefallen ist, ist das oft sehr aufschlussreich und von ihrer eigenen Erfahrung geprägt. Die facettenreichen Beobachtungen aus vielen Perspektiven werden der Familie, um die es geht, zur Überprüfung vorgelegt (wie bei einer Mentalisierungsschleife). Manchmal bestätigt die Familie sie, doch häufiger weist sie sie zurück. Selbst in diesen Fällen ist aber klar, dass das Beobachten von Interaktionen in einem Kontext, in dem die Beteiligten stark gestresst sind, diesen hilft, große, nicht mentalisierbare Fragen wie »Wie bringe ich mein Kind dazu, dass es genug Nahrung zu sich nimmt?« auf »mundgerechte«, mentalisierbare Handlungen und Reaktionen herunterzubrechen. Dadurch entsteht eine Atmosphäre der Neugier aufeinander und des wechselseitigen Erkundens. Es kann allerdings auch vorkommen, dass Fehlwahrnehmungen und Missverständnisse besonders gern aufgegriffen und manchmal auf Kosten von zutreffenden Beschreibungen subjektiver Erfahrungen hervorgehoben werden. Spannend ist dann oft, die Vorstellungen und Gefühle zu erkunden, die zu Missverständnissen und Fehleinschätzungen führen können. Sehr häufig ist es so, dass beide Eltern die Handlungen des Kindes falsch interpretieren und dass umgekehrt das Kind die Handlungen der Eltern falsch versteht und falsch einordnet.

Der Therapeut versucht es im Allgemeinen zu vermeiden, eine Expertenposition einzunehmen, auch wenn durchaus die Versuchung dazu bestehen mag, wenn die Eltern ihn um seine fachliche Meinung bitten. Stattdessen wird er sich bemühen, Mentalisierungsprozesse bei ihnen anzuregen, indem er eine Interaktion beschreibt, die er miterlebt hat, und sie dann einlädt, darüber zu reflektieren und, wenn nötig, ihre Gedanken laut auszusprechen. So sagte in unserem Beispielfall einer der Therapeuten, als er registrierte, dass im Gespräch zwischen drei der Mütter ein transgenerationales Thema zutage trat: »Ich bin gerade ziemlich verwundert. Ich habe eben gehört, wie drei Frauen, also drei Mütter darüber sprachen, dass ihnen in ihren Teenagerjahren ihr Körper oft peinlich war. Da dachte ich, ich habe noch nie einen Vater sagen hören, dass ihm sein Körper in der Teenagerzeit in dieser Art peinlich gewesen wäre. Waren die Väter also damals, was ihr Körperbild anging, so selbstbewusst, dass sie jetzt nicht darüber reden müssen? Oder kommt diese Art von Scham und Verlegenheit bei Männern nicht vor? Oder hat es etwas damit zu tun, dass Väter nicht damit klarkommen, über den Körper ihrer Tochter nachzudenken? Ich habe keine Ahnung. Kann mir da jemand behilflich sein? Ist auch anderen aufgefallen, dass Väter nicht über den eigenen Körper reden und darüber, dass er ihnen peinlich war? Ich selbst weiß auf jeden Fall noch gut, dass ich als Jugendlicher unsicher war, wie mein Körper auf andere wirkt.« Dem Therapeuten geht es hier ganz allgemein darum, zu einem Diskurs über Körper und Körperbilder in einem neuen Kontext anzuregen, den Druck zu verringern, unter dem die weiblichen Gruppenmitglieder im Raum stehen, und die Aufmerksamkeit auf Männer zu lenken, die in solchen Gruppen manchmal recht selbstzufrieden wirken.

Am Tag 4 des Multifamilien-Programms schlugen die Therapeuten vor, dass jede Teenagerin alle Mahlzeiten zusammen mit den Eltern eines anderen Mädchens einnehmen solle. Sally saß zwischen Claudias Eltern, und Claudia nahm die Mahlzeiten zusammen mit Sallys Eltern ein. Sally machte zunächst einen sehr verwirrten Eindruck. Dann sagte sie zu Claudias Eltern, sie sollten es nicht persönlich nehmen, wenn sie ihr nicht helfen könnten, den Teller wie vorgesehen leer zu essen. Claudias Mutter fragte sie: »Glaubst du, du enttäuscht deine Eltern, wenn es bei uns mit dem Essen besser klappt als bei ihnen?« Sally wirkte schockiert und schwieg. Sie beobachtete indes genau alles, was Claudia tat und wie sie mit Sallys Eltern auskam. Claudia schien relativ entspannt zu sein und hatte angefangen, langsam zu essen. Der Therapeut wandte sich an Claudias Mutter und fragte sie: »Wenn jetzt Sprechblasen aus Sallys Kopf kämen, die Sie lesen könnten, was würde da wohl drinstehen?« Sally nahm, ohne ein Wort zu sagen, die Gabel und begann zu essen.

Durch die Technik, Kinder für kurze Zeit in die Obhut von Eltern aus einer anderen Familie zu geben, machen sowohl Eltern als auch Kinder direkte Erfahrungen mit anderen Formen von Kind-Eltern-Interaktionen. Dabei kommen fast zwangsläufig komplexe Beziehungsaspekte ins Spiel, die starke Gefühle auslösen, und es wird auch deutlich, wie kontextabhängig viele Interaktionen sind. Sally isst, wenn sie zu Besuch bei einer anderen Familie ist, dort normalerweise nichts, also wäre nicht zu erwarten, dass sie in der oben beschriebenen Gruppensituation etwas zu sich nimmt. Allerdings hat Claudias Mutter einen Punkt angesprochen, der Sally das Gefühl gibt: Da versteht jemand ihre Ängste, die mit Loyalitätskonflikten zu tun haben, und kann nachvollziehen, wie wichtig es ihr ist, dass ihre Eltern sich nicht schlecht vorkommen. Und sie blickt hinüber zu Claudia und sieht sie essen. Dass der Therapeut sodann Claudias Mutter bittet, genauer zu erläutern, was sie wahrgenommen hat, ist für Sally einfach »zu viel«. Zu essen ist für sie dann wahrscheinlich die einfachste Lösung. Anorektische Jugendliche haben oft einen starken Drang, bestimmten Gedanken und Gefühlen auszuweichen. Manchmal hilft Hungern ihnen, nicht denken zu müssen, und manchmal kann Essen denselben Zweck erfüllen.

9.4 Aktivitäten und Spiele für die Multifamilienarbeit

In Kapitel 6 haben wir eine Reihe von Aktivitäten und Spielen beschrieben, die bei der MIST mit einer einzelnen Familie helfen können, Mentalisierungsprozesse anzustoßen und zu stärken. Gern können Sie selbst überlegen, wie die Techniken, die wir vorgeschlagen haben, sich für die Multifamilienarbeit anpassen lassen. Viele Übungen, Spiele und Aktivitäten sind eigens für die Multifamilienarbeit entwickelt worden (Asen u. Scholz 2009). Sie geben Familienmitgliedern die Möglichkeit, auch mit schwierigen oder tabuisierten Themen in einem Modus zu experimentieren, der zum Handeln in der Fantasie anregt, das keine konkreten Folgen hat. Dadurch wird das Teilen von Perspektiven, das wir als zentral für das Mentalisieren betrachten, von anderen Familien angeregt und über das eigene Familiensystem hinaus ausgeweitet. Wir haben, als es um relationales Mentalisieren ging, darauf hingewiesen, wie wichtig die gemeinsame Ausrichtung der Aufmerksamkeit auf Realitätsaspekte ist, auf die die

Familienmitglieder aus unterschiedlichen Perspektiven blicken. Hier weiten wir dieses Prinzip nun über die einzelne Familie hinaus auf die Multifamiliengruppe aus, die als ein sicherer Raum dienen kann, der ein Analogon zur sozialen Welt außerhalb der Familie bietet. Dies kann die Generalisierung eines mentalisierenden Funktionsmodus wirkungsvoll unterstützen, indem die Fähigkeit gestärkt wird, anderen sowohl innerhalb als auch außerhalb des Systems der Kernfamilie oder der erweiterten Familie zu vertrauen. Viele der Spiele, die wir in Kapitel 6 beschrieben haben, wären in der Therapie mit einer einzelnen Familie schwer durchführbar. Der Gruppenkontext bietet sich für spielerische Interaktionen an. Durch die Anwesenheit anderer Familien wird die Fokussierung auf eine einzelne Familie abgeschwächt. Das Mentalisierungspotenzial wächst, weil der emotionale Druck abnimmt und durch die Anregung des relationalen Mentalisierens potenziell heilsame Effekte gesteigert werden. Die spielerische Haltung unterstützt beide Funktionen, und Humor lässt eine weitere Kontextebene entstehen, die es ermöglicht, vertraute Themen in einem anderen Licht zu sehen. Wir möchten dies an einem Beispiel veranschaulichen.

Bei einem Multifamilientag vier Wochen später schlug einer der Therapeuten vor, dass jedes Gruppenmitglied mit aus Esszeitschriften ausgeschnittenen Bildern eine symbolische Mahlzeit zusammenstellen sollte. Die Bilder sollten sie dann mit Klebeband auf einem Teller platzieren. »Stellen wir uns vor, es ist Sonntag und Zeit für ein gemeinsames Mittagessen in der Familie. Wir möchten, dass alle hier einen Teller vor sich haben und das Sonntagsmahl planen. Hier sind auch Glasschälchen für eine Süßspeise, falls eine dabei sein soll. Schneiden Sie die Bilder der Speisen aus diesen Zeitschriften aus, alle Gänge des Menüs mit realistischen Portionen, und kleben Sie sie auf den Teller.«

Zu Sally sagte der Therapeut: »Okay, Sally, kannst du auf diesem Teller bitte ein Sonntagsessen arrangieren, von dem du denkst, dass deine Mutter dich es gern essen sehen würde?«

Zur Mutter sagte er: »Bitte arrangieren Sie auf Ihrem Teller das Sonntagsmenü, von dem sich Sally nach Ihrer Vorstellung wünschen würde, dass Sie es für alle zubereiten.«

Zum Vater: »Ihre Aufgabe ist es, auf dem Teller das Menü anzuordnen, das Sally gern hätte, wenn es nach ihr ginge.«

Der Therapeut ging nacheinander zu allen Gruppenmitgliedern, um ihnen Instruktionen dieser Art zu geben. Er kündigte an, dass alle die Aufgabe in einer Viertelstunde abschließen sollten. Sogleich setzte emsige Aktivität mit viel Gelächter ein. Noch mehr wurde gelacht, als die Familien einander ihre unterschiedlichen Teller präsentierten. Im Gespräch über den Teller, den Sally präpariert hatte, forderte der Therapeut sie auf, in die Rolle ihrer Mutter zu schlüpfen, und die Mutter bat er, Sallys Rolle einzunehmen. Sally sollte ihr Bestes geben, um »Sally« – das heißt ihre Mutter in dieser Rolle – zu ermuntern, alles auf dem Teller aufzuessen. Zur großen Belustigung aller ahmte die Mutter Sallys Verhalten in sämtlichen bekannten Nuancen nach. Und zum Erstaunen der Mutter verwendete Sally im Rollenspiel all die Sätze zum Thema Essen, die sie von ihrer Mutter in all den Jahren zu hören bekommen hatte. Als das Rollenspiel endete, rief die Mutter auf: »Ich wusste gar nicht, dass Sally mir die ganzen Jahre wirklich zugehört hat!«

Das Rollenspiel wird auch von den anderen Familien mitverfolgt und nimmt somit eine besondere Bedeutung an. In der Rolle Sallys gibt die Mutter zu erkennen, wie sie ihre Tochter wahrnimmt, und Sally in der Rolle ihrer Mutter legt vor allen offen, wie sie ihre Mutter sieht. Beide antizipieren, dass ihnen erhebliche epistemische Ungerechtigkeit widerfahren wird. Epistemische Ungerechtigkeit entsteht, wenn ein Zuhörer aufgrund von Voreingenommenheit oder Argwohn die Glaubwürdigkeit der Aussagen einer Person in Zweifel zieht. In unserem Beispiel erwarten beide, dass das Gegenüber ihnen manipulative Absichten unterstellt, sie unzutreffend beschreibt und ihnen ein zu hohes Maß an Handlungsmacht und falsche Intentionen andichtet. Dadurch ist in der Vergangenheit eine verfahrene, sich selbst verstärkende Kommunikationssituation entstanden: Sallys epistemische Hypervigilanz wird durch die wahrgenommene Neigung der Mutter zu epistemischer Ungerechtigkeit (motiviertem Missverstehen) weiter befeuert. Das Rollenspiel verlangt sowohl von der Mutter als auch von Sally, dass sie eine mentalisierende Haltung wahren, die darüber hinaus noch durch den sozialen Kontext des MFT-Settings unterstützt wird. Überraschend für alle ist, dass die gegenseitigen Charakterisierungen im Rollenspiel weit weniger verzerrt sind als erwartet. Die antizipierte epistemische Ungerechtigkeit ist schlicht und einfach nicht vorhanden. Im Rollenspiel kommt vielmehr der echte Respekt zum Ausdruck, den beide einander entgegenbringen. Gäbe es diesen Respekt nicht, hätten epistemische Ungerechtigkeit und Verzerrung die Interaktion beherrscht. Beide Protagonistinnen stehen somit vor der einfachen Frage: Wie kommt es, dass sie sich von der anderen derart missverstanden, falsch wahrgenommen und ungerecht behandelt fühlen, wo sie doch die ganze Zeit Achtung und Interesse füreinander empfunden haben?

Wenn Institutionen versuchen, Multifamilienarbeit nach den Prinzipien der MIST zu betreiben, können Schwierigkeiten auftreten. Zum einen können das praktische Probleme sein, die Aspekte betreffen wie die Terminplanung, das Finden geeigneter Räumlichkeiten oder das Wahren einer klaren Fokussierung, wenn ein hohes Potenzial für Ablenkung besteht. Zum anderen gibt es auch therapeutische Herausforderungen, die durch die Heterogenität der Familien etwa im Hinblick auf Familienstruktur, Problembereiche oder Alter der Kinder entstehen. Diese potenziell problematischen Aspekte werden ohne Weiteres wettgemacht durch die überwältigend positive Atmosphäre, die oft durch das offenkundige und spürbare Wohlwollen der Teilnehmenden entsteht. Nach unserem Eindruck kann das im traditionellen therapeutischen Setting vorgegebene Machtungleichgewicht, das sich aus der Struktur von Hilfesuchenden und Helfenden ergibt, dem Mentalisieren paradoxerweise abträglich sein. Ein Machtungleichgewicht beeinträchtigt zweifellos bis zu einem gewissen Grad das Erleben eigener Handlungsmacht. Wenn Familien dagegen eine Position zugewiesen wird, in der sie anderen bei einem drängenden Problem behilflich sein können, wirkt das fast zwangsläufig befreiend und erzeugt eine egalitäre Dynamik, aus der dank der Befriedigung, die die Einzelnen aus der wechselseitigen Unterstützung ziehen, starke Bindungen entstehen können. Die Homogenität der Probleme bildet ein Gegengewicht zur Heterogenität der Familien, doch der Faktor, der vielleicht am meisten zur Entstehung von Vertrauen beiträgt, ist die Möglichkeit der Kooperation bei einer gemeinsamen Aufgabe.

9.5 Mentalisieren in der Schule

Ein weiteres konkretes Anwendungsfeld für den Multifamilienansatz ist die Arbeit in Schulen mit schwierigen Schülern, die über die Stränge schlagen und mit dem Unterrichtsstoff schlecht zurechtkommen. In diesen Fällen führt die Schule das störende Verhalten des Schülers typischerweise auf Erziehungsfehler der Eltern zurück, während die Eltern die Schule verantwortlich machen und vielleicht sagen, solche

Verhaltensweisen kämen beim Kind zu Hause nicht vor. Die Eltern entwickeln dann eine stark negative Einstellung gegenüber Schule und Unterricht, die das Kind wahrnimmt, was dann wiederum seine Probleme verstärkt. Die gegenseitigen Schuldzuweisungen führen oft dazu, dass die Reflexionsbereitschaft auf allen Seiten schwindet. Eine naheliegende Strategie in einer derart verfahrenen Situation ist, die Eltern in die Schule einzuladen und gemeinsam mit Schüler, Eltern und Lehrerinnen zu arbeiten. Falls das Problem nicht angegangen wird, besteht die Gefahr, dass das Kind zeitweise vom Unterricht ausgeschlossen oder ganz von der Schule verwiesen wird. Für solche Fälle sehen Schulbehörden alternative Schulformen vor. Oft entsprechen diese aber nicht dem Förderbedarf, der bei dem Kind gegeben ist (House of Commons Education Committee 2018; IFF Research Ltd, Mills a. Thomson 2018).

Bei Kindern mit Verhaltensproblemen sind meistens elternbezogene Interventionen im Rahmen von Elterngruppen am wirkungsvollsten. In der gemeinsamen Arbeit mit anderen Eltern können die Gruppenmitglieder ein Verständnis für systemische und verhaltensbezogene Erziehungsprinzipien entwickeln und lernen, sie zu Hause bei ihren Kindern umzusetzen (Gardner et al. 2010). Allerdings ist es häufig so, dass die Eltern der schwierigsten (und oft älteren) Kinder sich besonders schwer mit der Teilnahme an Elterngruppen tun. Für Familien, in denen es recht chaotisch zugeht, können regelmäßige Gruppentermine eine große Herausforderung bedeuten. Manche Eltern machen sich auch Sorgen um mögliche stigmatisierende Effekte einer Teilnahme. Eine alternative Form der Unterstützung von Familien mit massiven Problemen besteht darin, dass Therapeutinnen rund um die Uhr Hilfe vor Ort anbieten, wie das etwa in der *Multisystemischen Therapie* geschieht (*MST*, Henggeler 2011). Demgegenüber hat es viele Vorteile, den Eltern vor Ort in der Schule Unterstützung anzubieten. Zumindest die jüngeren Kinder werden dort in der Regel täglich von den Eltern abgeholt. Schulen sind nicht nur für Kinder Orte des Lernens, sondern können es auch für Eltern sein, wenn sie dort Anregungen für die Kindererziehung erhalten. Für Eltern von Kindern, deren problematisches Verhalten in der Schule am deutlichsten wird, dürfte ein schulbasierter Ansatz besonders hilfreich sein. Werden Eltern von der Schule als Lernende einbezogen, hilft das den Kindern, die Verbindung zwischen den zwei Welten von Zuhause und Schule herzustellen. Der Multifamilienansatz holt Familien in die Schule und reißt eine Barriere im Leben von Kindern nieder, indem er eine natürliche Kontinuität zwischen den beiden Welten erzeugt. Es hat sich gezeigt, dass Eltern, die ansonsten nicht bereit wären, sich auf ein Hilfsangebot in einem klinischen Setting einzulassen, ein schulbasiertes Setting, das auf schulische Themen zentriert ist, eher annehmen können.

9.5.1 Familienklassen

Es gibt eine ganze Reihe von Mentalisierungsansätzen für Schulen und weiterführende Schulen. Das vielleicht einfachste Konzept ist das der Familienklasse, das in Regelschulen des Primär- und Sekundärbereichs angewandt wird und in den 1980er-Jahren in London entwickelt wurde (Dawson a. McHugh 2005; Asen, Dawson a. McHugh 2001). Es wird heute nicht nur im Vereinigten Königreich, sondern auch in vielen anderen europäischen Ländern eingesetzt. Es liegt dazu eine manualisierte deutschsprachige Version (Dawson, McHugh a. Asen, 2020) vor.

Für eine Familienklasse wählt die Schule sechs bis acht Schülerinnen und Schüler aus, bei denen bedeutsame Verhaltensprobleme vorliegen und die möglicherweise kurz vor einem Schulverweis stehen. Sie können sich in Alter und Schuljahren unterscheiden und nehmen zusammen mit Mutter oder Vater an den Treffen teil. Die Familienklasse erstreckt sich über die Dauer eines Schultrimesters, mit zehn zweistündigen Sitzungen im wöchentlichen Abstand. Sie werden von einer MIST-Therapeutin gemeinsam mit einem Partner aus der Schule geleitet, gewöhnlich mit einem Lehrer oder einer anderen Person, die zum Schulpersonal gehört, und finden während der üblichen Schulstunden oder im Anschluss daran und stets in einem Raum innerhalb der Schule statt. Wie oben erwähnt, dient das Zusammenbringen von Familien mit ähnlichen Problemen und Erfahrungen einer Reihe von therapeutischen Zielen. Es wirkt der Stigmatisierung entgegen, fördert die Kooperationsbereitschaft und gibt Eltern und Lehrern neue Ressourcen an die Hand, mit denen sie Probleme angehen können, die häufig mit Ausgrenzung in Schule und Gesellschaft verknüpft sind. Wenn sich Familien in einem Klassenzimmer einer Regelschule zusammenfinden, werden spontan auftretende problematische Situationen und Krisen durchgespielt und können sogleich bearbeitet werden. Die Familienklasse ist ein Problemlöse-Setting, in dem eine Minigemeinschaft von Eltern gebildet wird, die ein Problem gemeinsam haben. Der Therapeut wirkt darauf hin, dass die Familienklasse lösungsfokussiert arbeitet und sich kooperativ mit Themen und Problematiken auseinandersetzt, sobald diese aufkommen. Gefundene Lösungen sind oft nicht nur für die Familie von Wert, um die es gerade geht, sondern auch für die anderen Familien, besonders wenn sie mit deren Hilfe erarbeitet wurden. Dieser Prozess stärkt das kooperative Mentalisieren und das epistemische Vertrauen, das die Gruppenmitglieder entwickeln.

Die Familienklasse bietet einen dualen Kontext, der es ermöglicht, die *Dynamik in der Schulklasse* (zwischen den Schülern und zwischen ihnen und den Lehrerinnen) und die *Familiendynamik* (zwischen Mitgliedern einer Familie und den Mitgliedern verschiedener Familien) zu beobachten und zu thematisieren. Dieser Ansatz erlaubt es, häusliche und schulische Probleme simultan zu erkunden und Zusammenhänge zwischen ihnen zu ermitteln. Wichtig ist, dass der schulische Kontext es erlaubt, nicht nur zu untersuchen, wie Schwierigkeiten zu Hause sich auf den mentalen Zustand und das Verhalten der Problemschüler in der Schule auswirken, sondern auch, wie schulische Probleme Einfluss auf das Verhalten der Kinder zu Hause ausüben. Das Wesentliche ist unter Umständen auch hier die Möglichkeit, Verbindungen zwischen verschiedenen Perspektiven herzustellen.

Der achtjährige Sam schämte sich, weil er beim Schreibenlernen nicht vorankam, und fühlte sich gedemütigt. In der Schule wurde das daran deutlich, dass er Anweisungen nicht befolgte, und zu Hause an einem für ihn untypischen aggressiven Verhalten, das die Eltern nicht einzuordnen wussten. Auf seine Streitlust reagierten die Eltern damit, dass sie sich darauf fokussierten, seine Verhaltenssteuerung zu verbessern. Am Ende zeigten sie sich gegenüber Sams Kränkung viel weniger mitfühlend, als sie das sonst waren. Durch die Verknüpfung von schulischer und häuslicher Perspektive wurde Sams Erleben allen Beteiligten verständlicher, auch der Lehrerin, die schon Sams älteren Bruder unterrichtet hatte und die Eltern als unterstützend und liebevoll kannte. Sie hatte nie bezweifelt, dass Sam in Bezug auf seine schwachen schulischen Leistungen zu Hause etwas anderes als Unterstützung erfuhr.

Struktur und Organisation der Familienklasse sollen verdeutlichen, dass hier ein schulischer und ein therapeutischer Kontext zusammenkommen. Dies sollte sich in der Ausstattung des Klassenzimmers, im

Lehrplan, im Stundenplan und in den verschiedenen in der Gruppe durchgeführten Aktivitäten widerspiegeln. Es handelt sich also um eine schulische Situation, erweitert um die Anwesenheit und Beteiligung der Eltern. So gibt es zum Beispiel eine typische Unterrichtsstunde in Mathematik oder Deutsch, mit einem Lehrer und sechs bis acht Schülern, in der zu dieser Altersgruppe passender Unterrichtsstoff gelehrt wird, und die Eltern sitzen hinten im Klassenzimmer und beobachten die Interaktionen zwischen ihren Kindern und dem Lehrer. Die Verhaltensweisen, die im Klassenzimmer zu Schwierigkeiten führen, können vor ihren Augen spontan auftreten. Das ist ein wichtiger Punkt, denn für viele Eltern ist schwer zu glauben, dass ihr Kind, das zu Hause keine Auffälligkeiten zeigt, in der Schule anders sein kann. Umgekehrt bezweifeln Lehrerinnen oft, dass ein Kind, das im Klassenzimmer offenbar seine Emotionen nicht zu regulieren vermag, zu Hause still und folgsam ist. Das kann aber durchaus so sein, etwa wenn das Kind glaubt, es müsse eine unheilvolle Reaktion der emotional zerbrechlichen Mutter abwenden, oder wenn der Vater diese Verletzlichkeit seiner Frau nicht erträgt und häufig damit droht, sie und die Kinder zu verlassen. Eine solche Dynamik kann dazu führen, dass das Kind, um die Eltern nicht zu fordern, zu Hause den Anschein erweckt, es sei emotional ausgeglichen.

Die Familienklasse funktioniert im Wesentlichen so, dass die Schlüsselakteure im Leben des Kindes, die Bezugspersonen zu Hause und die Lehrerin, beim Mentalisieren unterstützt werden. Die dramatischsten Fortschritte werden sich in der Beziehung von Lehrerin und Eltern vollziehen, in der zu Beginn oft die gravierendsten Probleme zutage treten, die in inadäquatem Mentalisieren und den Modi der psychischen Äquivalenz und des teleologischen Denkens gründen. Beide Seiten neigen dazu, von unwillkürlichen und oft selbstbezogenen Vorannahmen dazu auszugehen, woher die Probleme rühren, und die andere Seite für sie verantwortlich zu machen. Beispielsweise glaubt eine Lehrerin, dass »die Eltern dem Kind nicht den Stellenwert von Bildungszielen vermitteln«, während die Eltern sagen: »Die Lehrerin hat kein Verständnis für Kinder, denen einfach langweilig ist, wenn ihnen Stoff, der ihnen schon vertraut ist, in dieser Weise präsentiert wird.«

Im Idealfall fühlen sich Lehrer, Schüler und Eltern in der Familienklasse weniger in die Defensive gedrängt und entwickeln eine gewisse Demut, wenn ihnen bewusster wird, wie ihre eigenen mentalen Zustände von dem getriggert werden, was in den Schulstunden passiert, sowie von den daraus resultierenden Folgen zu Hause. Die Eltern werden ermuntert, eine Position einzunehmen, in der sie dem Schulpersonal Wissen vermitteln, und bekommen entsprechende Aufgaben zugewiesen. Sie nehmen damit die vermutete mentale Perspektive einer Person ein, von der sie sich zuvor ein nahezu karikaturartig verzerrtes Bild gemacht hatten. Fortschritte beruhen nicht darauf, dass die Stimmigkeit vermuteter mentaler Zustände zunimmt, auch wenn sich dies fast zwangsläufig ergibt. Sie ergeben sich vielmehr aus der Perspektivübernahme, durch die die Eltern die Welt so sehen wie die Lehrerin.

Eine spielerische Herangehensweise in der Familienklasse besteht darin, den Teilnehmenden Brillen auszuhändigen: Die Eltern bekommen eine Hornbrille, die Lehrerin eine Halbbrille und das Kind eine Brille mit transparentem Gestell. Die Eltern werden dann irgendwann aufgefordert, die Brille der Lehrerin aufzusetzen und die Welt nicht einfach aus deren Blickwinkel zu betrachten, sondern diese und die eigene Perspektive miteinander zu verbinden. Auf diese Weise bekommen die Eltern Zugang zu einer gemeinsamen spezifischen Weltsicht, die sich von einer aufgespaltenen und fragmentierten Sichtweise abhebt, in der das Verhalten des Kindes nur durch ineffektives, selbstbezogenes und verzerrtes Mentalisieren einen Sinn ergibt. Die Lehrerin kann auch die Brille der Eltern oder des Kindes aufsetzen, und das Kind kann mit den Brillen von Lehrerin und Eltern experimentieren. Sehr hilfreich kann die Technik auch in Verbindung mit der Videoaufzeichnung einer Familienklassen-Stunde sein. Die Lehrerin kann sich die Aufnahme dann zuerst durch die Elternbrille und anschließend durch die Kinderbrille anschauen. Als nächstes können beide Eltern nacheinander und schließlich das Kind die Lehrerbrille aufsetzen, um die Sequenz zu betrachten. Wie in Kapitel 6 beschrieben, unterstützen die Requisiten den Übergang vom automatischen zum reflektierten Mentalisieren und helfen, die Gefahr der Pseudomentalisierung zu umgehen, indem sie schnelles Denken aus einer ungewohnten Perspektive und ohne allzu ausgiebige Reflexion ermöglichen.

9.5.2 Ein friedliches schulisches Umfeld schaffen

Vor einigen Jahren führten wir eine Intervention in einem schulischen Setting im Mittleren Westen der USA durch (Twemlow et al. 2018; Twemlow, Fonagy a. Sacco 2005a, 2005b; Twemlow et al. 2001). Das

Problem, das es zu untersuchen galt, war der hohe Aggressionspegel in einem Schulbezirk. Anlass der Intervention war ein verstörender Vorfall: Ein zehnjähriger Junge hatte ein achtjähriges Mädchen vergewaltigt. Das *Peaceful Schools Project* bestand aus einer komplexen mentalisierungsfokussierten und manualisierten Intervention, die unter dem Namen *Creating a Peaceful School Learning Environment* (CAPSLE) lief. Für die Umsetzung von CAPSLE war ein Training aller Schulbediensteten möglich, die bei ihrer Arbeit Kontakt mit den Kindern hatten. Die nur auf eine einzelne Schule begrenzte Studie wurde anschließend in einer clusterrandomisierten Studie auf den gesamten Schulbezirk ausgeweitet (Fonagy et al. 2009).

CAPSLE ist ein psychodynamischer Ansatz für soziale Systeme, der an der co-kreierten Beziehung zwischen Aggressor, Opfer und Zuschauenden ansetzt. Er gründet in der Annahme, dass alle, die zu einer Schule dazugehören, also auch die Lehrer, zu einer mit Aggression und Mobbing verknüpften Dysfunktionalität beitragen, die in der Schule gegeben ist und dass gewalttätiges Verhalten sich nur umfassend erklären lässt, wenn inadäquates Mentalisieren als Faktor berücksichtigt wird. Kooperation mit anderen erfordert, dass wir ihren subjektiven Zuständen Priorität einräumen, was dem Drang, das Verhalten von weniger einflussreichen Gruppenmitgliedern mit Gewalt zu kontrollieren, Grenzen setzt. Das CAPSLE-Programm stärkt das Mentalisieren im Schulsetting mithilfe von fünf Komponenten:

1) Eine Kampagne für eine positive Atmosphäre in der Schule rückt die subjektiven Erfahrungen von Aggressor, Opfer und Zuschauenden ins Licht.
2) Ein Plan für den Umgang mit Störungen im Klassenzimmer hält die Lehrerinnen und Lehrer dazu an, die mit aggressiven Handlungen im Klassenzimmer verknüpften Gedanken und Gefühle herauszuarbeiten.
3) Ein Selbstverteidigungstraining, das auf Prinzipien der Achtsamkeit aufbaut, hilft Kindern, anders mit schwierigen Situationen umzugehen.
4) Der Kontakt zu gleichaltrigen oder erwachsenen Mentoren bietet zusätzliche Möglichkeiten zur Reflexion über zwischenmenschliche Interaktionen.
5) Phasen der Reflexion geben der Klasse Gelegenheit, sich mit gemeinsamen Erfahrungen zu befassen, die sie kurz zuvor als Gruppe gemacht hat.

Mithilfe dieser Komponenten lenkt CAPSLE die Aufmerksamkeit auf die mentalen Zustände aller am Gewaltgeschehen Beteiligten.

Die Pilotstudien, in denen Komponenten des CAPSLE-Konzepts an einer Hochrisiko-Grundschule eingesetzt wurden, verliefen erfolgreich (Twemlow, Fonagy a. Sacco 2001; Twemlow et al. 2001) und die umfassende Implementierung erbrachte gute Resultate im Hinblick auf Verhalten (Fonagy et al. 2009), schulische Fortschritte (Twemlow et al. 2008), Gesundheit (Vernberg et al. 2011) und Emotionen (Biggs et al. 2010).

Die Intervention umfasste mehrere Bestandteile. Der wesentlichste war möglicherweise die Einführung neuer Disziplinarvorschriften, die das Verhalten der Lehrerinnen regeln sollte. Jede Störung in der Klasse sollte dazu führen, dass die Lehrerin den Unterricht unterbrach. Ihre Aufgabe war dann, Fragen zur Ursache der Störung zu stellen. Dabei sollte sie nicht, wie es sonst üblich ist, entweder das Opfer oder den Aggressor fragen, was es mit der Störung auf sich hatte, sondern die Zuschauenden. Sie wurden befragt, was sie beobachtet hatten und wo nach ihrem Empfinden die Ursache des Konflikts zu suchen war. Außerdem wurden sie dazu angehalten, das Geschehen unter dem Aspekt der auf dem vorangegangenen Kontext basierenden Gedanken und Gefühle der betroffenen Personen zu betrachten (und beispielsweise zu überlegen, was der Aggressor wohl dachte und fühlte und was das Opfer vor dem aggressiven Akt getan hatte).

Die Lehrerin sollte es vermeiden, zur emotionalen Anspannung in der Klasse beizutragen, indem sie laut wurde, und sie sollte beispielsweise ein Kind auch dann, wenn es den Unterricht sehr massiv störte, nicht aus dem Klassenzimmer und ins Büro der Schulleitung schicken. Vielmehr hatte für die Lehrerin bei jeder größeren Störung Vorrang, dass sie das Mentalisieren wieder in Gang brachte, indem sie das Arousal-Niveau senkte, eine Haltung der Neugier gegenüber dem subjektiven Erleben der Schüler einnahm, die Aufmerksamkeit der großen Mehrheit gewann, die an den Vorfällen nicht beteiligt war, und sich um ihre Unterstützung bemühte. Das Programm schloss viele weitere Komponenten ein, die das Interesse der Schulen und der Schüler wecken sollten. Unter anderem zielte ein friedfertiger Selbstverteidigungskurs, der die Kinder zur Verbesserung der Selbststeuerung und Selbsteinschätzung anhielt, auf die Stärkung mentalisierender Achtsamkeit (Jain a. Fonagy 2020). Tage, an denen keine nennenswerten aggressiven Vorfälle aufgetreten waren, wurden durch das Hissen einer Flagge vor dem Klassenzimmer gefeiert, die anzeigte, dass alles friedlich verlaufen war. Wichtig ist, dass nicht nur Lehrerinnen, sondern auch andere an der Schule Beschäftigte trainiert wurden, etwa die, die Aufsicht beim Spielplatz hatten, in der Küche arbeiteten und Mahlzeiten ausgaben, sowie der Hausmeister. Dies war unser erster Versuch im Rahmen des Programms, die Prinzipien des Mentalisierens in das soziale Umfeld zu tragen. (Auf die Prinzipien, die dieser Art von Intervention zugrunde liegen, werden wir im nächsten Kapitel zurückkommen.)

Als Versuchslauf war das Interventionsprogramm erfolgreich, doch hat es, anders als das Konzept der Familienklasse, bislang keine weite Verbreitung gefunden. Es diente dazu, ein Prinzip zu demonstrieren, war aber zu kostenintensiv, um es im großen Maßstab umzusetzen. Immerhin hat die clusterrandomisierte Studie ergeben, dass die durch das Programm erreichten Verhaltensänderungen ein Jahr nach seinem formalen Ende Bestand hatten. Die Lehrerinnen sagten: »Jetzt habe ich die Zeit und die Möglichkeiten, richtigen Unterricht zu machen.« Es ergaben sich verschiedene weitere interessante Befunde, auf die wir bei späteren Interventionen zum Mentalisieren in schulischen Settings zurückgreifen konnten. Das Verhalten im Klassenzimmer und die Einschätzungen der Aggressivität, die Schüler übereinander abgaben, korrelierten eng damit, inwieweit Lehrerinnen in der Lage waren, sich an die Vorgaben des recht anspruchsvollen CAPSLE-Protokolls zu halten (Biggs et al. 2008). Wir stellten fest, dass einige Lehrerinnen die Aufgabe als schwierig, wenn nicht gar unlösbar empfanden. Daraufhin verfassten wir zwei kurze Aufsätze, in denen wir darauf eingingen, dass eine Kultur der Einschüchterung oft von bestimmten Lehrerinnen in Gang gehalten wird, die Kolleginnen und Kinder unter Druck setzen (Twemlow a. Fonagy 2005; Twemlow et al. 2006). Gewalt und Aggressionen sind Eigenschaften eines sozialen Systems und stehen in engem Zusammenhang damit, inwieweit dieses System in der Lage ist, eine echte Neugier auf die mentalen Zustände anderer Gruppenmitglieder lebendig zu halten.

9.5.3 Epistemisches Vertrauen und Einbeziehung von Eltern in das schulische Leben

Gibt es eine Möglichkeit, ohne das komplexe CAPSLE-Protokoll an einer ganzen Schule Mentalisierungsprozesse zu fördern? Wir haben versucht, einige der weiter oben beschriebenen Prinzipien der Familienklasse mit den Prinzipien des Mentalisierens in einem schulischen Setting, die wir im Rahmen des CAPSLE-Projekts entwickelt hatten, zusammenzuführen. Damit sollten Leitlinien für eine Intervention vorgegeben werden, bei der Eltern, Lehrer und Schüler sich zusammentun, um ein förderliches Lernumfeld zu schaffen, das an die Stelle eines Umfelds des fortlaufenden Scheiterns treten kann, aus dem aus Regelschulen ausgeschlossene Kinder typischerweise kommen.

Wie unsere Erfahrungen mit dem Familienklassen-Ansatz uns gezeigt haben, kann die Einbeziehung von Eltern in Bildungsprozesse wertvolle Energien freisetzen, die sich im Interesse des Kindes nutzbar machen lassen. Das Modell der Einbeziehung von Eltern, das zuerst an der Londoner *Pears Family School* (PFS) zum Einsatz kam (Asen et al. 2001), ist ein bedeutender Schritt in der Förderung von Lernprozessen und Verhaltensänderungen bei sechs- bis dreizehnjährigen Kindern mit ausgeprägtem und chronischem Störverhalten. Diese Kinder werden üblicherweise »alternativen« Schulformen zugewiesen, womit meist nicht zu verhindern ist, dass düstere Prognosen sich bewahrheiten. Es besteht nur eine geringe Wahrscheinlichkeit, dass sie in eine Regelschule zurückkehren. Viele erwartet eine Zukunft, in der sie an schulischen Anforderungen scheitern und als Jugendliche und junge Erwachsene in Kriminalität und Substanzmissbrauch abgleiten.

Das in den letzten Jahren an der *Pears Family School* entwickelte Modell wurzelt in der Bindungstheorie und der Theorie des epistemischen Vertrauens als einer Determinante der Lernbereitschaft. Eltern kommt eine zentrale Rolle dabei zu, die kontinuierliche Teilhabe des Kindes an einem echten Bildungsprozess sicherzustellen. Epistemische Wachsamkeit ist der mentale Grundzustand eines Menschen, vor allem wenn seine Vergangenheit von widrigen Bedingungen geprägt war. Viele Studien belegen, dass Verhaltensprobleme und Lernschwierigkeiten Hand in Hand gehen. Ohne adäquates Verhalten und ohne Vertrauen kann es kein Lernen geben. An diesen bildungs- und verhaltensbezogenen Prioritäten ist das Leben an der Familienschule ausgerichtet. Wenn ein Kind keinen Sinn im Lernen sieht, wird es die anderen in der Klasse unweigerlich beim Lernen stören. Aus systemischer Perspektive ist zu erwarten, dass Determinanten des Lernens und des Verhaltens miteinander interagieren und dass durch die Rückkopplungsprozesse zwischen ihnen ein System entstehen kann, das gegenüber Modifikationen äußerst resistent ist.

Laut dem MIST-Modell, das wir in früheren Kapiteln umrissen haben, ist Mentalisieren entscheidend dafür, dass epistemisches Vertrauen entstehen kann. Es ist der biologisch vorgegebene Schlüssel, der das Potenzial des Lernens und der wechselseitigen Beeinflussung von Menschen erschließt. Aus dem Empfinden, dass ein Gegenüber unser persönliches Narrativ, die Repräsentation unserer Intentionen und unseres aktuellen Zustands, anerkennt, erwächst das Potenzial epistemischen Vertrauens. Sich anerkannt zu fühlen, setzt eine kohärente Vorstellung von sich selbst voraus, also ein kohärentes persönliches Narrativ, das von einem Gegenüber wahrgenommen und in kohärenter Weise reflektiert werden kann. Wie das Gegenüber das Selbstbild eines lernenden Kindes zurückspiegelt, muss von diesem auch zutreffend wahrgenommen werden. Dies haben wir als epistemisches Match bezeichnet.

Nach unserer Auffassung ist diese Passung eine wesentliche Voraussetzung dafür, dass sich der Kommunikationskanal öffnet, der einem Kind, zu dessen Lernerfahrungen es gehört, dass es nicht wirklich verstanden wurde, authentisches Lernen möglich macht. Studien zeigen, dass Lehrerinnen, die ein klareres Bewusstsein der Lernintentionen ihrer Schüler erkennen lassen, besser in der Lage sind, den überaus wichtigen Zustand geteilter Aufmerksamkeit herzustellen (Hattie 2013).

Wir gehen davon aus, dass Kinder, die dauerhaft aus dem Regelschulsystem ausgeschlossen werden, in der jeweiligen alternativen Bildungseinrichtung in einem Zustand epistemischer Hypervigilanz eintreffen. Sie sind von einem Empfinden tiefer epistemischer Ungerechtigkeit erfüllt – dem Gefühl, dass niemand sie versteht. Ihre Fähigkeit zu sozialem Lernen sowie zu normalem Wissenserwerb ist blockiert. Es interessiert sie nicht mehr, ob irgendein Lehrer sich bemüht, ihre Perspektive nachzuvollziehen. Sie sind erfüllt von Argwohn und manchmal auch von Aggression in Verbindung mit einem genuinen Drang, anderen wehzutun, der die Funktion hat, sie vor großer Angst zu schützen. Sie neigen dazu, Verhaltensstrategien einzusetzen, die in der sozialen Welt, aus der sie stammen, angemessen sein mögen, aber nicht in den schulischen Kontext passen. Sie sprechen auf Signale nicht an, die andere Kinder zu einer Haltung anregen, die Wissenstransfer ermöglicht. Durch ihre Erfahrungen in der Schule und oft auch in der Familie liegt ihre Vertrauensfähigkeit in Scherben, und ihr Inneres sperrt sich gegen das Verarbeiten von Informationen. Oft ist es ihnen nur in sehr begrenztem Umfang möglich, andere Formen des Verhaltens und Reagierens zu erkunden. Wie wir bei den Interventionsprogrammen der Familienklasse und des CAPSLE-Projekts gesehen haben, können hierbei Belastungen eine Rolle spielen, die in der Familiendynamik gründen. Auch das schulische Umfeld untergräbt unter Umständen die Wiederherstellung epistemischen Vertrauens, wenn in ihm nichtmentalisierende Formen der Disziplinierung vorherrschen. Wir müssen die Dinge anders angehen.

9.5.4 Das Konzept »Familienschule«

Ziel einer Familienschule ist es, allgemein zugängliche Schulbildung und nichtstigmatisierende Therapien anzubieten. Der Lehrplan orientiert sich an Lernprinzipien, die von der Theorie des epistemischen Vertrauens beeinflusst sind. Er ist differenziert und individuell zugeschnitten, um den unterschiedlichen Bedürfnissen aller Schüler einer Klasse gerecht werden zu können. Dieser mit vielen Aspekten verwobene und in Wechselbeziehung stehende Lehrplan erfordert eine sorgfältige Sequenzierung, die den Erwerb von breitgefächerten Fertigkeiten, von Wissen und von Einsichten ermöglicht, welche eng mit einem therapeutischen Curriculum verknüpft sind. Letzteres gründet in einer mentalisierungsinspirierten systemischen Konzeption der zentralen Herausforderungen, denen sich ein junger Mensch gegenübersieht. Zu jedem Zeitpunkt des Schultages kann das drängendste Bedürfnis eines Schülers darin bestehen, ein Gefühl, das ihn am Vorwärtskommen hindert, zum Ausdruck zu bringen, zu besprechen oder zu verstehen. In der Familienschule haben Schüler Zugang zu hoch qualifizierten Lehrern und Therapeutinnen, die mit den Eltern arbeiten. Gemeinsam sprechen sie über die kognitiven und emotionalen Verletzlichkeiten, die aus dem zeitweiligen Scheitern des Mentalisierens entstehen. Das Ermitteln dieser Verletzlichkeiten hilft den Schülern, so früh wie möglich wieder ins Lernen einzusteigen.

Ziel der Schule ist es, ein integriertes, individualisiertes Curriculum zu entwickeln und fortwährend zu verbessern, das den Schwerpunkt auf Motivation, epistemisches Vertrauen und Stärkung von Exekutivfunktionen legt. Diese werden als Schlüsselkomponenten von Resilienz und effektiver Emotions- und Verhaltenssteuerung betrachtet. Es wird angenommen, dass die Familienschule, damit jeder

Schüler Lernfortschritte erzielen kann, Ressourcen für die Veränderung problematischen Verhaltens zur Verfügung stellen muss, mittels derer er Fertigkeiten im Bereich der Exekutivfunktionen und eine sowohl im schulischen als auch im familiären Kontext verlässliche Wahrnehmung entwickeln kann. Ausgehend von den Prinzipien der Familienklasse ist die Schule darum bemüht, die Fähigkeit der Familie zu steigern, das Lernen zu schätzen und zu unterstützen und, wo immer möglich, Bindungsbeziehungen innerhalb der Familie wieder ins Lot zu bringen. Dies gelingt durch eine Stärkung des Mentalisierens und damit der Fähigkeit, sowohl innerhalb als auch außerhalb des Familiensystems anderen zu vertrauen. Dazu müssen die Eltern in der Entwicklung von Fertigkeiten unterstützt werden, mit denen sie unterstützend auf Lernen und Verhalten ihrer Kinder im Klassenzimmer einwirken können.

In der Familienschule wird von den Eltern verlangt, dass sie an ein oder zwei Tagen pro Woche aktiv am Erholungsprozess des Kindes mitwirken, der sich üblicherweise über 6 bis 18 Monate erstreckt. Sie werden gebeten, sich ins Klassenzimmer zu setzen und den fortschreitenden Lernprozess mitzuverfolgen. Sie erleben mit, wie ihr Kind lernt, und können sich an seinen Fortschritten freuen. Sie beobachten die Lehrerinnen und können sich von diesen ausgebildeten Pädagoginnen Interventionsstrategien abschauen. Psychoedukative Coachingsitzungen für Eltern sind Teil des regulären Elterntrainings und liefern eine pädagogische Motivation für die Teilnahme. Ausgehend von einem Modell des Peer-Coaching für Eltern und angeleitet vom Lehrpersonal kommentieren die Eltern Beobachtungen, die sie im Klassenzimmer gemacht haben. Durch ein wöchentliches Eltern-Kind-Leseprogramm ist auch für Kontakt zwischen verschiedenen Familien gesorgt. Familieninterventionen zielen darauf ab, Eltern darin zu unterstützen, dass sie über einen langen Zeitraum hinweg die Rolle eines Verhaltens- und Emotionscoachs für ihr Kind übernehmen. Die Familiendynamik, Probleme beim Lenken der Kinder und andere zwischenmenschliche und emotionale Herausforderungen, mit denen die Eltern zu Hause konfrontiert sind, werden in Gruppen bearbeitet, sowohl durch wechselseitige Unterstützung der Teilnehmenden als auch mit psychologischer Hilfe und Beratung.

Der wichtigste Teil des Programms dürfte aber die Entschlossenheit des eigens dafür ausgebildeten Lehrpersonals sein, Vertrauen zwischen ihm und den Kindern in seiner Obhut aufzubauen. Die

Klassen sind klein, und das Maß an Aufmerksamkeit, das die Lehrer jedem einzelnen Schüler widmen können, ist beachtlich. Verhaltensregeln stellen sicher, dass störendes Verhalten nicht die meist erfolgreichen Bemühungen der Lehrer überlagert, starke individuelle Beziehungen zu jedem einzelnen Kind aufzubauen. Das Ziel ist, den Teufelskreis aufzulösen, in dem Störverhalten den Prozess der Bildung und Erhaltung vertrauensvoller Beziehungen untergräbt. Wenn ein Kind sich als Individuum mit seinen Gedanken, Gefühlen und Wünschen anerkannt fühlt, kann dies den Teufelskreis unterbrechen und störende Verhaltensweisen unterbinden.

Die Unterrichtsqualität an der Londoner Familienschule ist bemerkenswert hoch. Es ist zwar nicht zu erwarten, dass die Kinder während ihrer Zeit dort ihren Rückstand ganz aufholen, doch weist vieles darauf hin, dass die Schule den Abwärtstrend beim Lernen umkehren und die Schüler in die Lage versetzen kann, den Anforderungen des Curriculums entsprechend Fortschritte zu machen. Der Schule ist es gelungen, einem sehr hohen Prozentsatz der Kinder die Rückkehr an eine Regelschule zu ermöglichen, und normalerweise schaffen sie es auch, dort zu bleiben. Dies sagt viel darüber aus, welch große Bedeutung es für den Lernprozess hat, wenn im gesamten System Vertrauen aufgebaut wird.

Die Intervention ist zu komplex, und die wechselseitige Abhängigkeit ihrer Komponenten ist zu groß, als dass sich ihre Wirksamkeit an einem Einzelaspekt festmachen ließe. Wir können aber einige Schlüsselmerkmale der Schule benennen: Die Eltern werden respektiert, und die Lehrer stigmatisieren sie nicht, sondern bringen ihnen Verständnis entgegen. Durch die Unterstützung, die Eltern einander geben und voneinander erfahren, entsteht eine schulische Gemeinschaft. Die Familienschule gibt Eltern die Möglichkeit, das Erleben ihres Kindes in einer Weise zu begreifen, die soziales Lernen begünstigt. In Klassen zu sitzen, die das Lernen lernen, hat positive pädagogische Effekte. Für die Erfolge ist letzten Endes vor allem die Fähigkeit der Lehrerinnen ausschlaggebend, den Teufelskreis aus Hypervigilanz, Misstrauen und dem Empfinden epistemischer Ungerechtigkeit zu durchbrechen und ein Umfeld für wirkliche Bildung zu schaffen.

9.6 Abschließende Überlegungen

Die Multifamilienarbeit ist ein Kontext, in dem der mentalisierungsinspirierte systemische Ansatz viel bewirken kann. In der Begegnung von Familien, ob in einer Klinik, einer Familienklasse oder in einer Schule, entsteht ein System, das über die Kernfamilie oder auch über die erweiterte Familie hinausgeht.

Wenn wir den mentalisierungsinspirierten systemischen Ansatz auf eine ganze Schule anwenden, intervenieren wir auf der Ebene einer Organisation. Wir können beobachten, wie die Interaktionen innerhalb eines solchen Systems verlaufen, und reflektieren, inwieweit es der Anerkennung individueller Subjektivität einen Wert beimisst. Die Qualität des gemeinsamen Mentalisierens lässt sich daran ablesen, wie Familien agieren, wenn sie zusammenkommen, an der empathischen Unterstützung, die sie einzelnen Familienmitgliedern zukommen lassen, und an den Bindungen und Loyalitäten, welche die Bewältigung von Entwicklungsaufgaben sicherstellen.

Die Konzepte der Multifamilientherapie, des CAPSLE-Projekts, der Familienklasse und der Familienschule existierten bereits, als wir unseren Ansatz einer mentalisierungsinspirierten systemischen Therapie ausgestalteten, und wir sind weiterhin in die genannten Forschungs- und Behandlungsprogramme involviert. Unsere Beiträge zu diesen Konzepten enthalten Ideen, in denen sich die in diesem Buch beschriebenen Strategien und Vorstellungen widerspiegeln. Wir halten es daher für angemessen, die Konzepte von MFT, Familienklasse, CAPSLE und Familienschule zu den mit der MIST verwandten Ansätzen zu zählen.

10 Kulturelle und gesellschaftliche Kontexte des Mentalisierens

Die Familie Haq erschien zu ihrem ersten Termin in der Klinik. Herr Haq, der erst vor einigen Jahren nach Großbritannien gekommen war, arbeitete in einem Laden, der dem Freund eines entfernten Verwandten aus dem gemeinsamen Herkunftsland Bangladesch gehörte. Die Hausärztin hatte die Familie in die Klinik überwiesen, weil sie vermutete, dass die 13-jährige Begum, die einzige Tochter der Familie, depressiv und vielleicht suizidal war. Die Eltern interpretierten die Überweisung jedoch anders. Ihnen ging es um Hilfe wegen Begums Verhaltensproblemen. Herr Haq ergriff sogleich das Wort: »Wir sind hier, weil wir Probleme mit unserer Tochter haben. Sie sehen ja, sie ist nicht wie wir. Schauen Sie, wie sie sich anzieht ... und sie hat diese Piercings und jetzt auch noch zwei Tattoos. Sie ist respektlos. Sie hört nicht auf uns.« Er erzählte, dass er und seine Frau aus einer kleinen ländlichen Gemeinde in Bangladesch stammten: »Dort ist es nicht wie hier. Das Leben ist einfach. Die Menschen glauben an Traditionen. Wir können Begum nicht mit dorthin nehmen, um Verwandte und Freunde zu besuchen. Wir können das nicht einmal hier in London tun: Schauen Sie, wie sie sich anzieht!« An diesem Punkt versuchte der Therapeut, Herrn Haqs Redefluss zu unterbrechen, und fragte Begum, ob sie wisse, woher diese Gedanken und starken Empfindungen ihres Vaters kämen. Sie sah ihren Vater nur schweigend an, und er fuhr fort: »Wir wollten, dass Begum genauso wie wir aufwächst, aber hier in London ist das nicht möglich ... Wir haben hier keine Verwandten, und Begum ist an unserer Familie, unseren Leuten auch gar nicht interessiert. Sie hat die völlig falschen Freunde. Sie hängt den ganzen Tag am Telefon ... Wir kennen ihre Freunde nicht einmal. Wir wissen nicht, wo sie sich nach der Schule aufhält. Wir haben das Gefühl, sie ist nicht mehr unsere Tochter ... Wir schämen uns.« Der Therapeut versuchte erneut, Herrn Haq zu unterbrechen, und wandte sich diesmal an Begums Mutter: »Frau Haq, können Sie mir helfen, zu verstehen, was in Ihrem Mann vor sich geht?« Frau Haq antwortete nicht, woraufhin der Therapeut feststellte: »Mir fällt auf, dass Frau Haq und Begum jedes Mal, wenn ich ihnen Fragen stelle, sofort zu Herrn Haq hinschauen, der dann an ihrer Stelle antwortet. Sehe ich das richtig?« Herr Haq antwortete: »Wo ich herkomme, antwortet das Familienoberhaupt auf alle Fragen, wenn wir neue Leute kennenlernen.« Der Therapeut gab nicht auf: »Was denken Sie also, was ihre Tochter gerade empfindet? Schauen Sie sich ihr Gesicht an: Was denken Sie, welche Gedanken und Gefühle das, was Sie gerade gesagt haben, bei ihr auslöst?« Herr Haq erwiderte: »Wir tun alles für sie. Ich arbeite vierzehn Stunden am Tag im Laden, damit sie alles haben kann, was sie sich wünscht. Bis sie zehn war, war sie ein liebes Mädchen – und dann ... Ich glaube, es sind ihre Freundinnen. Die haben zu viel Einfluss und wir haben keinen.« Der Therapeut unterbrach Herrn Haq und bat ihn, sich in die Lage seiner Tochter zu versetzen: »Darf ich Sie fragen, Herr Haq: Was denken Sie, geht jetzt gerade in Begum vor, während Sie sprechen? ... Wenn Sie ihre Gedanken und Gefühle lesen könnten, was würden Sie dann wohl entdecken?« Herr Haq antwortete: »Ich weiß nicht, ich bin kein Psychologe oder so jemand ... Ich kann nicht Gedanken lesen.« Therapeut: »Haben Sie etwas dagegen, wenn ich Sie ganz direkt frage, was Sie jetzt gerade fühlen?« Herr Haq: »Was ich jetzt gerade fühle? Wie meinen Sie das? Ich habe ja gesagt, dass wir uns für sie schämen.«

In psychologischen Theorien und Konzepten spiegeln sich kulturspezifische Wertvorstellungen und dominante Narrative über das Menschsein wider. Die Ausbildung des Therapeuten war vom traditionellen westlichen Modell der sozioemotionalen Entwicklung von Kindern bestimmt, und er war der festen Überzeugung, dass für Jugendliche größere psychische Autonomie sehr wichtig ist. Er ging auf die Weltsicht des Vaters nicht weiter ein und validierte sie auch nicht explizit. Kritisch betrachtet heißt das: Er mentalisierte den Vater nicht in einer Weise, die der Kultur der Haqs angemessen war, sondern stellte vielmehr die Interaktionen des Vaters mit den anderen Familienmitgliedern in Frage, pathologisierte die Interaktionen implizit und schien kein Gespür für die kulturspezifischen Konventionen und Erwartungen der Eltern zu haben.

Damit psychologische Interventionen wirken können, müssen sie innerhalb des kulturellen Bezugssystems des Klienten, der Familie oder der Gruppe einen Sinn ergeben. Lässt sich der Kummer von Herrn Haq am besten als legitime Sorge deuten, die Familie könnte aus einer von ihr hochgeschätzten Gemeinschaft ausgeschlossen werden? Oder handelt es sich nur um einen Kulturschock, also eine psychische Reaktion auf eine unvertraute Umwelt, die seine Vorstellungen von der Loyalitätspflicht seiner Tochter und den Konflikten und Nöten, mit denen sie konfrontiert ist, infrage stellt? Wie lässt sich den Bedürfnissen sowohl Begums als auch ihres Vaters innerhalb der Familie Rechnung tragen, wenn sie in derart gegensätzliche Richtungen zu streben scheinen?

In diesem Kapitel gehen wir zwei Fragen nach, die sich aus dem Nachdenken über das Verhältnis von Mentalisieren und Kultur ergeben. Die erste Frage ist primär eine therapeutische: Was geschieht, wenn Therapeut und Klientin aus verschiedenen Kulturen kommen? Nicht schnell genug, aber nach und nach verändert sich die soziale Zusammensetzung unseres Berufsstandes, und es ist zu hoffen, dass ein immer breiteres Spektrum von Stimmen das psychotherapeutische Denken und Erleben bereichert. Die Autoren des vorliegenden Buchs sind als ältere weiße Männer Vertreter einer sozioökonomischen Gruppe, die in der Vergangenheit das Berufsfeld auf Kosten anderer Gruppen dominiert hat. Einer von uns beiden (PF) emigrierte als Jugendlicher ohne seine Familie aus Osteuropa nach London und erlebte in einem verletzlichen Alter schmerzliche soziale Ausgrenzung, Diskriminierung und Entfremdung. Dieses Kapitel spiegelt zwangsläufig die Begrenztheit unserer Perspektiven wider, aber wir werden dennoch zu zeigen versuchen, wie interkulturelles Arbeiten, wenn es wohlüberlegt ist, Kreativität freisetzen kann. Wir glauben, dass die Mentalisierungsperspektive im Umgang mit interkulturellen Fragen von Nutzen sein kann.

Die zweite Frage zum Thema Mentalisierung und Kulturunterschiede ist eher theoretischer Natur: Welchen Einfluss hat das gesellschaftliche Umfeld von Individuen und Familien auf ihr Verständnis von psychischer Gesundheit und ihre Anfälligkeit für psychische Störungen?

10.1 Kulturunterschiede im Mentalisieren

Es dürfte hilfreich sein, sich einen Überblick darüber zu verschaffen, was die Forschung uns zu Kulturunterschieden im Mentalisieren zu sagen hat. Mentalisieren ist, wie wir in diesem Buch häufig betont haben, ein komplexes Gebilde aus Fähigkeiten, die sich bei Kindern, in Abhängigkeit von ihrem sozialen Umfeld, in unterschiedlichen Geschwindigkeiten entwickeln. Eine kürzlich erschienene Übersicht über kulturübergreifende Studien zum Mentalisieren (Aival-Naveh et al. 2019) ergab, dass zwischen westlichen und nichtwestlichen Kindern wichtige Unterschiede im Hinblick auf ihr kognitives und emotionales Verständnis anderer bestehen. Demzufolge entwickeln westliche Kinder aus individualistisch orientierten Kulturen früh die

Fähigkeit, den Unterschied zwischen ihren eigenen Überzeugungen und denen anderer zu erkennen. Nichtwestliche Kinder aus kollektivistischen Kulturen sind dagegen früher in der Lage, beim Gegenüber einen Mangel an Wissen zu erkennen. Dieser Befund passt zu unserer zuvor geäußerten These, dass westliche Kulturen eher auf den Selbst-Pol des Mentalisierens ausgerichtet sind und nichtwestliche eher auf das Mentalisieren des anderen.

Doch neben Kulturunterschieden gibt es auch universelle Merkmale. Was das *implizite* Mentalisieren angeht, scheinen die Kulturunterschiede kleiner zu sein, als zu vermuten wäre. Die größten Kulturunterschiede zeigen sich bei sprachlichen Aufgaben, die *explizites* Mentalisieren erfordern. Dieser Befund lässt sich durchaus mit der Vermutung vereinbaren, dass es jenseits der Kulturunterschiede einen gemeinsamen impliziten Kern des Mentalisierens gibt. Implizites nichtsprachliches Mentalisieren markiert möglicherweise in westlichen wie in nichtwestlichen Kulturen den Beginn der Entwicklung des Mentalisierens.

Es ist vielleicht keine Überraschung, dass in nichtwestlichen Kulturen mehr empathische Besorgtheit zu beobachten ist als in westlichen. In westlichen Kulturen mag das explizite Einnehmen der Perspektiven anderer ausgeprägter sein, weil Kinder dort früh Dinge über andere Menschen lernen, indem sie sich in sie hineinversetzen. Demgegenüber löst in nichtwestlichen Kulturen das Miterleben des Leids anderer wesentlich mehr Bekümmerung aus. In eine ähnliche Richtung weist der Befund, dass nichtwestliche Individuen beim Interpretieren der Gefühle anderer eine höhere Genauigkeit erkennen lassen. Die Schlussfolgerung scheint sich aufzudrängen, dass westliche Menschen in Bezug auf die Fähigkeit zum Perspektivwechsel eine egozentrische Tendenz und nichtwestliche Menschen eine *auf den anderen orientierte* Tendenz aufweisen. Ein wesentlicher Einflussfaktor bei den Kulturunterschieden im Hinblick auf die Fokussierung des Mentalisierens auf das Selbst oder den anderen könnte sein, wie Eltern über mentale Zustände sprechen und inwieweit bei ihnen eine »Mind-Mindedness« gegeben ist, das heißt eine Bereitschaft zum Zuschreiben mentaler Zustände (Meins et al. 2013).

All dies scheint die Vorstellung zu stützen, die wir in diesem Buch vertreten haben, dass dem erzieherischen Einfluss der Eltern eine universelle Rolle für die Entwicklung des Mentalisierens zukommt. Die typische westliche Mittelschichtfamilie, die von dyadischen oder triadischen Beziehungen bestimmt ist, vor allem in den Säuglings- und Kleinkindjahren eines Kindes, bringt einen körperfernen Interaktionsstil hervor, der als hauptsächliche Kommunikationskanäle im direkten Kontakt den Seh- und den Hörsinn nutzt. In der westlichen Welt führt das ausgiebige Sprechen über Kognitionen, Emotionen, Wünsche und Bedürfnisse dazu, dass Individuen eher an ihrem Innenleben etwas auszusetzen haben als an ihrem Körper. Vieles weist darauf hin, dass in nichtwestlichen Kulturen dem Körpererleben mit höherer Wahrscheinlichkeit eine psychische Ausdrucksfunktion zukommt. Beispielsweise kommt Alexithymie (die Unfähigkeit, Gefühle richtig zu »lesen« und auszudrücken), ein Indikator und Risikofaktor für Somatisierung, in China, Japan, Indien und Peru im Durchschnitt häufiger vor als in den USA oder in Europa. Studien legen nahe, dass die emotionale Sozialisierung durch die Eltern das Zwischenglied ist, das Kulturunterschiede in der Alexithymie erklärt (Le, Berenbaum a. Raghavan 2002).

10.2 Mentalisieren und soziale Systeme

In diesem Kapitel lenken wir den Blick auf den weiteren Kontext, das heißt auf das soziale Geschehen außerhalb des Behandlungszimmers, das Einfluss auf die Bemühungen von MIST-Therapeutinnen nimmt. Falls unsere Annahme zutrifft, dass Mentalisieren nicht einfach in der Mutter-Kind- oder Therapeut-Klient-Dyade, sondern im Miteinander vieler Individuen entsteht, kommen wir nicht darum herum, auch zu berücksichtigen, wie das soziale Umfeld, dem das Individuum oder die Familie angehört, das Mentalisieren unterstützt oder behindert. Herr und Frau Haq leben als Immigranten in einem feindseligen Umfeld, in dem ihre kulturelle Herkunft nicht in ihrem Wert anerkannt wird. Es kann durchaus sein, dass sie dieses Umfeld so erleben, dass es sich dem Mentalisieren verweigert. Begum kommt es vielleicht so vor, als ob die einzige Möglichkeit für sie, Anerkennung zu erfahren und das Gefühl zu bekommen, dass andere, insbesondere die Gleichaltrigen, sie mentalisieren (das heißt sie als eine Akteurin mit Gedanken, Gefühlen und Überzeugungen zu würdigen), darin besteht, sich in eine geteilte Peer-Kultur mit ihren körperlichen Ausdrucksformen einzufügen.

Aus unserer Sicht ist die Bedeutung des weiteren sozialen Umfelds in so gut wie allen Psychotherapiemodellen systematisch vernachlässigt worden. Stuart Twemlow (Twemlow et al. 2005a) ist ein Pionier der Erforschung des Zusammenhangs von Mentalisieren und dem Wandel sozialer Systeme, insbesondere im Interesse der Vorbeugung von Gewalt und psychischen Störungen. Vielleicht war die Vorstellung, die wir und auch andere vertreten haben, schon immer naiv, gelingende elterliche Fürsorge sei immer und ausschließlich durch die Feinfühligkeit definiert, die sich in der dyadischen Interaktion zeigt. Denn wir haben beobachtet, dass eine Fokussierung auf das Mentalisieren das Funktionsniveau von Eltern in Multifamiliengruppen erhöht und dass ihr umsichtiges Vorgehen die Entwicklung aller zur Gruppe gehörenden Kinder zu schützen und zu fördern scheint. Die kooperierenden Gruppenmitglieder unterstützen einander dabei, Probleme anzugehen, die ihnen außerhalb der Gruppe begegnen. Bei Multifamilien-Interventionen (ob in klinischen Settings oder in schulischen Kontexten wie etwa dem einer Familienklasse) haben wir häufig miterlebt, wie Familien zusammenarbeiten und sich füreinander einsetzen, um bestimmte belastende Situationen anzugehen. Dies hat uns gelehrt, dass wir selbst in einem psychosozialen Umfeld, das den WEIRD-Kriterien entspricht (das Akronym steht für »western, educated, industrialized, rich, democratic«; dt.: »westlich, gebildet, industrialisiert, reich, demokratisch«), beim Nachdenken über gute elterliche Fürsorge immer auch den soziokulturellen Kontext berücksichtigen müssen, in dem das Kind großgezogen wird (Bronfenbrenner 1979 [1981], 1986). Mit soziokulturellem Kontext meinen wir die erweiterte Familie, die Schule, die Wohnumgebung, den Wohnort und das umfassendere soziale System, innerhalb dessen sich die Entwicklung des Kindes vollzieht.

Diese sozialen Systeme lassen sich auch unter dem Aspekt des Mentalisierens betrachten. Wir können beispielsweise fragen, inwieweit Mentalisierung in den Regeln und Bestimmungen eines Systems eine Rolle spielt. Inwieweit kann es sich selbst korrigieren und flexibel agieren? Kann es Vorstellungen von Veränderung zulassen und gegeneinander abwägen? Ist das System reflexionsfähig, und kann es sich selbst in sinnvoller Weise einer Überprüfung unterziehen? Befördert es Spontaneität? Kann es in realitätsgerechter Weise den Fokus auf Aspekte richten, mit denen sich Ereignisse erklären lassen, oder geht es von fehleranfälligen Annahmen aus und nimmt falsche Zuschreibungen vor? Ist das System für extreme Reaktionen anfällig oder resilient gegen Krisen und Schocks? Kommt es mit Meinungsverschiedenheiten und divergierenden Perspektiven zurecht, und ermutigt es die Einzelnen, initiativ zu werden? Ist das System so fantasievoll, dass es sich selbst in verschiedenen Gestalten neu erfinden und sich an wechselnde Bedingungen anpassen kann? Tatsächlich lassen sich fast alle Merkmale, die wir mentalisierenden Individuen zuschreiben, auf das Funktionieren eines Systems übertragen.

Das weitere Mentalisierungsumfeld eines Individuums ist, wie wir dargelegt haben, entscheidend dafür, dass eine psychotherapeutische Behandlung Wirkung entfalten kann. Wir gehen davon aus, dass Veränderungen, die psychologische Interventionen bei einer Klientin anstoßen, auf bestimmten Formen des sozialen Lernens aus den Gegebenheiten ihrer Umwelt beruhen und dass eine wirksame Behandlung im Wesentlichen ein Prozess des sozialen Umlernens ist, der durch Veränderungen in drei Kommunikationssystemen (auf die wir bereits in Kapitel 7 eingegangen sind) gefördert wird:

1) *Kommunikationssystem 1 (Abmilderung der epistemischen Wachsamkeit):*
   Jedes wirksame psychologische Behandlungsverfahren bietet der Klientin ein bestimmtes Modell des Denkens und Fühlens an, das sie als sinnhaft und für sich relevant erlebt. Oft setzt der Therapeut spezifische ostentative Kommunikationssignale ein, die bei der Klientin im Idealfall soziales Lernen in Gang setzen. Der Kanal für Lernerfahrungen öffnet sich in dem Maße, in dem die Klientin bei ihrem Gegenüber wohlwollende Intentionen wahrnimmt und sich von ihm als eigenständige Akteurin anerkannt fühlt. Das Potenzial für Lernen und Veränderung entsteht durch den Aufbau epistemischen Vertrauens, wohingegen epistemische Wachsamkeit diesen Prozess hemmt. Eine Schlüsselrolle kommt dabei dem wechselseitigen Mentalisieren zu. Der Therapeut muss seine Interventionen auf die Person der Klientin zuschneiden und sich fähig zeigen, ihre Perspektive auf ihre Probleme nachzuvollziehen. Die Klientin wiederum muss in der Lage sein, diesen Prozess wahrzunehmen (das heißt zu geteilter Intentionalität fähig sein).

2) *Kommunikationssystem 2 (Aktivierung von Mechanismen des sozialen Lernens):*
System 2 wird bei der Klientin durch eine Zunahme des epistemischen Vertrauens (System 1) aktiviert. Die Reaktivierung der Mentalisierungsfähigkeit der Klientin wird durch die entstandene Vertrauensbasis und die zwischenmenschliche Erfahrung der Therapie gefördert. Im Idealfall übernimmt sie die mentalisierende Haltung des Therapeuten. Die Reaktivierung des Mentalisierens lässt das epistemische Vertrauen weiter wachsen. Deshalb sind wir zwar nach wie vor überzeugt, dass Mentalisieren ein gemeinsamer Wirkfaktor der meisten psychologischen Interventionen ist, doch wir sehen das Ziel der Therapie nicht darin, das Mentalisieren als solches zu stärken, sondern gehen davon aus, dass eine Stärkung der Mentalisierungsfähigkeit das Lernpotenzial einer Klientin erschließt. Sie kann also, wenn ihr epistemisches Vertrauen zunimmt, aus den Botschaften des Therapeuten mehr Nutzen ziehen, sich neue Fertigkeiten und Wissen über sich selbst aneignen und innere Arbeitsmodelle umstrukturieren. Das Gelernte setzt eine positive Dynamik in Gang, die sich als *Salutogenese* bezeichnen lässt, und die Klientin ist in der Lage, von weiteren positiven sozialen Einflüssen, die von der Therapie und von der zwischenmenschlichen Welt außerhalb des Behandlungssettings ausgehen, zu profitieren.
3) *Kommunikationssystem 3 (auf neue Weise mit der sozialen Welt in Verbindung treten):*
Wenn die Klientin von einer anderen Person mentalisiert wird, befreit sie das aus ihrem Zustand zeitweiliger oder chronischer sozialer Isolation und (re)aktiviert ihre Lernfähigkeit. Sie wird befähigt, sich im Kontext von Beziehungen außerhalb der Therapie weiterzuentwickeln. Daraus folgt, dass nicht nur die in der Behandlung vermittelten Fakten und Techniken wichtig sind, sondern auch, dass die Klientin sich für neue Erfahrungen öffnet, wenn ihre Fähigkeit für soziales Lernen und für eine dadurch erfolgende soziale Neukalibrierung von Denken und Fühlen aktiviert wird. Die Neugestaltung bestehender Beziehungen dürfte ihr helfen, sich besser an die Gegebenheiten anzupassen. Sie wird in die Lage versetzt, sich ihr Umfeld auf neue Weise nutzbar zu machen. Außerdem ergibt sich aus

dem Gesagten natürlich, dass psychologische Interventionen, sofern dies erforderlich und angemessen ist, auch auf der Ebene des sozialen Umfelds ansetzen müssen.

Das zu Beginn dieses Kapitels vorgestellte Fallbeispiel macht deutlich, dass interkulturelles Arbeiten uns vor besondere Herausforderungen stellt und auch besondere Chancen birgt. Herr Haq dürfte den Eindruck bekommen haben, dass der Therapeut zumindest am Anfang einfach außerstande war, Wert und Bedeutung der Kultur zu würdigen, von der sich Herrn Haqs Tochter nach seinem Empfinden entfernte. Andererseits hatte Begum möglicherweise das Gefühl, dass der Therapeut nicht begriff, welch komplexen kulturellen Einflusskräften sie ausgesetzt war. Die zunächst unbeholfenen Bemühungen des Therapeuten, »die Familienmitglieder zum wechselseitigen Mentalisieren zu bewegen«, waren im Grunde ein ungeeigneter Versuch, ostentative Signale zu senden, der – um es etwas schematisch auszudrücken – die Funktion der Kommunikationssysteme 1 und 2 blockierte. Diese Schwierigkeiten könnten in der therapeutischen Beziehung dadurch überwunden werden, dass der Therapeut angesichts des Dilemmas, vor dem die Familie steht, die mentalisierende Haltung von Neugier und Nichtwissen einnimmt. Durch Anerkennung der Handlungsmacht der drei Familienmitglieder könnten der Therapeut und die Familienmitglieder zu einer geteilten Perspektive auf das Problem finden und eine gemeinsame Herangehensweise dafür entwickeln (in der Sprache des Konzepts der Kommunikationssysteme: »erlernen«), wie sie mit Blick auf die sehr reale kulturelle Zwickmühle, in der die Familie steckte, am besten miteinander umgehen können. Das dritte Kommunikationssystem stellt eine noch größere Herausforderung dar, weil es sich um einen Bereich handelt, der jenseits des Rahmens von psychotherapeutischen Interventionen liegt. Wenn der Therapeut aber daran arbeitet, eine von epistemischem Vertrauen geprägte Beziehung aufzubauen, besteht Hoffnung, dass er bei den Familienmitgliedern eine Offenheit für soziales Lernen wecken kann, die sie in die Lage versetzt, offener für salutogene Erfahrungen zu werden.

10.2.1 In der MIST mit sozial bedingter Ungleichheit umgehen

Wir haben bereits mehrfach darauf hingewiesen, dass Mentalisieren kontextabhängig ist und Kulturen und Subkulturen jeweils prägenden Einfluss darauf ausüben. Es kann durchaus sein, dass einer Person das Mentalisieren von Emotionen in einem bestimmten kulturellen Kontext möglich ist, während sie sich in einem anderen Kontext nicht darauf einlässt. Außerdem ist es völlig unvereinbar mit den Erkenntnissen der Entwicklungsforschung, einfach davon auszugehen, dass Angehörige bestimmter Kulturen nicht mentalisieren oder nicht mentalisieren können. Angemessener ist es, wenn wir stets ebenso vorgehen wie bei einem westlich sozialisierten Individuum, das Einladungen zum Mentalisieren ausschlägt: Wir gewinnen sein Vertrauen, indem wir seine Sichtweisen validieren und es bitten, den Kontext zu verdeutlichen, in dem es spricht. Mit anderen Worten, wir stellen sicher, dass das Individuum das Gefühl bekommt, dass seine Sichtweise umfassend verstanden wurde und deshalb nicht von Neuem bekräftigt werden muss. Erst dann kann auf der Basis epistemischen Vertrauens das Mentalisieren beginnen. Es ist nicht hilfreich, wenn wir ein Widerstreben gegen das Mentalisieren missverstehen, uns einem falsch verstandenen kulturellen Relativismus beugen und deshalb von einem Mentalisierungsansatz Abstand nehmen. Jemandem die Fähigkeit zum Mentalisieren abzusprechen ist wahrscheinlich sogar ein zentrales Element von Prozessen der Entmenschlichung anderer. Die Strategie, eine neugierig explorierende Haltung einzunehmen, wird oft dafür sorgen, dass der Diskurs sich frei entfalten kann.

Das therapeutische Setting ist, wie die meisten anderen sozialen Situationen, von einem Machtungleichgewicht gekennzeichnet. Wenn die Therapeutin sich das nicht klarmacht und die Position einer überlegenen Expertin beansprucht, wird das Mentalisieren auf unbestimmte Zeit gebremst bleiben. Sobald aber eine *Wirheit* entsteht und relationales Mentalisieren möglich wird, verschwindet der scheinbare Widerstand des Klienten oft. Dies braucht Zeit, die dann aber gut investiert ist. Wenn die Therapeutin beispielsweise echtes Interesse bekundet, indem sie nach Fotos aus dem Ursprungsland des Klienten fragt und sich mit ihm – falls das nicht gegen kulturelle Normen verstößt – über Traditionen und Wertvorstellungen sowie über sein soziales Netzwerk unterhält, hilft das, eine tragfähige Beziehung aufzubauen. Am besten ist dies dadurch zu erreichen, dass sie allgemein gehaltene, offene Fragen stellt, sodass der Klient sie zu dem Thema hinführen kann, bei dem er gerne landen möchte. Mögliche Themen sind: welche Menschen in seiner sozialen Gruppe wichtig sind und was ihre Besonderheit ausmacht; Kindheitsfreunde und wie es ihnen ergangen ist; Spiele, die gespielt wurden; gute Lehrer und solche, die hoffnungslose Fälle waren; Zeit beim Militär; Erinnerungen an Speisen und ans Kochen; vielleicht sogar Reden übers Wetter und über Extremerfahrungen damit. Bei allen diesen Themen kann eine Gemeinsamkeit entstehen, aus der heraus das Mentalisieren beginnen kann. Die Initiative zur geteilten Aufmerksamkeit muss aber von der Person ausgehen, die sich in der schwächeren Position sieht und die Geschichte zu erzählen hat, die für das Gegenüber von Interesse ist. Beide blicken zusammen auf den Gegenstand, um den das Gespräch sich dreht, und die Therapeutin ist bereit, zu lernen, indem sie dem Blick des Klienten folgt. Falls das Machtungleichgewicht nicht beachtet wird oder falls die Therapeutin zu früh lenkend auf den Aufmerksamkeitsfokus einwirkt, wird angesichts von Misstrauen und einem aufkommenden Empfinden epistemischer Ungerechtigkeit die Imaginationsfähigkeit versiegen.

Mentalisierungsprozesse, die innerhalb der WEIRD-Welt gut funktionieren, können in Kulturen durchaus als unangemessen erscheinen, die der Ichbezogenheit keinen Wert beimessen, kognitiven Perspektivwechseln keinen Vorrang einräumen oder keinen Ausgleich zwischen mentalen Zuständen der eigenen Person und denen der anderen anstreben. Wie können wir es in der MIST also vermeiden, Familien aus anderen Kulturen WEIRD-typische Konzepte und Vorgehensweisen aufzudrängen, und sie zu »kulturadäquatem Mentalisieren« ermuntern? Hilfreich wird sein, sich auf die wesentlichen Bestandteile der mentalisierenden Grundhaltung zu besinnen: Validierung, Akzeptanz, wohlwollende Neugier auf kulturspezifische Gepflogenheiten – und ein beständig neues Überprüfen sowie ein fortwährendes Infragestellen der eigenen Annahmen. Diese Haltung hilft den Familienmitgliedern, sich nach und nach zu öffnen und vielleicht auch, langsam und allmählich, zu einer ähnlichen Haltung zu finden.

10.2.2 Selbstmentalisierung der Therapeutin mit Blick auf Kulturunterschiede

Jede Therapeutin läuft Gefahr, Individuen und Familien unter dem eigenen kulturspezifischen Blickwinkel, der von ihrer fachlichen Orientierung und von historischen, sozioökonomischen, spirituellen und politischen Kontexten beeinflusst ist, zu betrachten und verstehen zu wollen. Um diese Gefahr abzumildern, kann sie ihr Verhältnis zu bestimmten Kulturen prüfen, sich mit den eigenen kulturellen Wurzeln, Wertvorstellungen und Vorurteilen befassen und überlegen, wie sie ihre »vorgegebenen« Überzeugungen und Handlungsmuster auf die (sub)kulturellen Kontexte abstimmen kann, in denen sie arbeitet. Dazu gehört die Reflexion darüber, inwieweit sie das Andere, das Unbekannte, das Fremde wertzuschätzen vermag, sowie die Auseinandersetzung mit möglichen Vorurteilen. Ein Mangel an Wertschätzung einer anderen Kultur ist, auf einer bestimmten Ebene, ein Indiz für unzureichendes Mentalisieren. Um dieses Problem anzugehen, muss die Therapeutin die Mentalisierungsfähigkeit so schnell und umfassend wie möglich wiederherstellen. Dies ist bei ihr selbst noch dringender geboten als beim Klienten.

Seien Sie, um das Mentalisieren wieder in Gang zu bringen, neugierig auf andere Kulturen und fremde Sitten, ohne sich in Ihrer Wahrnehmung von kulturellen Stereotypen bestimmen zu lassen. Seien Sie offen für nichtwestliche Erklärungsmodelle der Veränderung, von denen Klienten ausgehen. Dies hilft eine potenzielle oder reale Kluft zwischen Kulturen zu überbrücken. In diesem Zusammenhang stellt sich oft die Frage: Passen die therapeutischen Interventionen, die ich vorschlage, zum kollektivistischen Bezugssystem der Klienten? Unter Umständen müssen Sie auch abwägen, was dafür und dagegen spricht, in Abstimmung mit den gegebenen informellen Unterstützungsnetzwerken der Klienten zu arbeiten, ob es sich nun um Nachbarschaftsgruppen, Kirchengemeinden oder Geistheiler handelt. Der entscheidende erste Schritt könnte sein, zu ermitteln, welche Gruppenzugehörigkeit als Grundlage des Mentalisierens dienen könnte. Betrachten Sie schließlich Ihre eigene Position in der Gesellschaft: Wenn Sie beispielsweise einer dominanten Gruppe angehören, sollten Sie bedenken, wie sich dies möglicherweise auf Klienten und Familien auswirkt, die am Rand der Gesellschaft leben oder deren Bürgerrechte eingeschränkt sind. Sind Sie in deren Augen privilegiert und Teil einer elitären Gruppe, oder gehören Sie einer Minderheit an, für die die Klienten wenig übrig haben? Im folgenden Kasten sind einige der Überlegungen zusammengefasst, die ein Therapeut bei der Arbeit mit Individuen und Familien aus einer anderen Kultur als der seinen möglicherweise anstellen muss. Es geht dabei auch um die Themen Hautfarbe, ethnische Zugehörigkeit, Religion und sexuelle Orientierung.

Mögliche Überlegungen zum Umgang mit Kulturunterschieden in der Therapie

- Inwieweit gehen die Beziehungsschwierigkeiten des Paars oder der Familie auf ihre kulturellen Erfahrungen in ihren Ursprungsfamilien, in der Kultur, in der sie aufgewachsen sind, und im Aufnahmeland zurück?
- Welche kulturellen Aspekte kann ich, wenn überhaupt, im Erstgespräch thematisieren oder untersuchen? Wie werden sie mich wahrnehmen, wenn ich diese Aspekte offen anspreche?
- Inwieweit kann ich einen Bezugsrahmen abstecken, innerhalb dessen sich die zu bearbeitenden Probleme *auch* auf kulturelle Einflussfaktoren zurückführen lassen?
- Wie erleben mich die Klienten als weiße oder schwarze Person, als Mann oder Frau? Sehen sie in mir einen Vertreter der dominierenden Kultur? Einen Migranten, einen Ausländer, einen Ungläubigen?
- Wie wahrscheinlich ist es, dass ich, als schwarze Frau und schwarze Therapeutin, in dieser Gesellschaft von der Familie als benachteiligte Person ohne jede Autorität wahrgenommen werde?
- Welche Vorurteile haben die Klienten möglicherweise gegenüber schwarzen oder weißen Frauen und Männern, und wie wirken sie sich darauf aus, was jedes Familienmitglied mir gegenüber aussprechen zu dürfen glaubt?
- Wie positioniere ich mich, wenn sie unterschwellig rassistische Bemerkungen machen? Wie frei oder eingeschränkt bin ich in meinen Reaktionen darauf?
- Welche Erfahrungen haben die Klienten damit gemacht, als Kinder von Eltern mit unterschiedlicher ethnischer Herkunft wahrgenommen zu werden? Kann ich diese Erfahrungen gleich zu Beginn ansprechen?
- Wie gehe ich mit ihren ersten Eindrücken von mir oder ihren Annahmen dazu um, was sie von einem schwarzen oder weißen Therapeuten zu erwarten haben, und wie kann ich sie entkräften?
- Welche Verbindungen könnte es zwischen meinen eigenen Marginalisierungserfahrungen und denen der Klienten geben?
- Wie wird das Paar oder die Familie reagieren, wenn meine religiöse Orientierung deutlich wird? Werden sie dann offener oder zurückhaltender sein?
- Wie positioniere ich mich, wenn sie mich fragen, was ich über homosexuelle Liebesbeziehungen denke?

10.2.3 Wechselbeziehungen im Netzwerk aller beteiligten Behandlerinnen: AMBIT

In diesem Kapitel liegt der Schwerpunkt auf der Förderung von Wechselbeziehungen in Behandlungsnetzwerken, die eine Grundlage für die Stärkung von Mentalisierungsprozessen bilden können. Die Schritte, die notwendig sind, um ein produktives Miteinander zu schaffen, das die Aufrechterhaltung und Verbesserung sozialer Beziehungen in Verbindung mit einer erfolgreichen psychotherapeutischen Arbeit ermöglicht, wurden in diesem Buch bislang nicht klar umrissen und sind nach unserem Wissen auch andernorts nur ansatzweise beschrieben worden. Ein Ansatz, mit dem versucht wird, ein mentalisierendes Behandlungsnetzwerk zu schaffen, zumindest für Teams, die mit Kindern mit erheblichen psychischen und sozialen Problemen arbeiten, ist *AMBIT*. Das Kürzel steht für *Adaptive Mentalization-Based Integrative Treatment* (in etwa: situationsangepasste mentalisierungsinspirierte integrative Behandlung; Bevington et al. 2017).

Das AMBIT-Modell wurde für die Arbeit mit jungen Menschen entwickelt, bei denen es sich meist um Jugendliche mit einer komplexen Vorgeschichte von Drogenmissbrauch, Kriminalität, gravierenden psychischen Problemen, Problemen mit der Sozialfürsorge und gescheiterten Pflegeunterbringungen handelt. Um solche Jugendliche kümmert sich typischerweise eine große Zahl von Fachleuten und sozialen Diensten. Viele von denen, die mit den Jugendlichen arbeiten, haben ihre Zuversicht und Motivation eingebüßt, weil ihre Unterstützungsangebote auf Ablehnung treffen. Selbst wenn die Hilfe akzeptiert wird, erweist sie sich in der Regel als unzureichend. AMBIT gibt eine auf Mentalisierung ausgerichtete Rahmenstruktur und damit eine gemeinsame Sprache vor, die die Möglichkeit einer geteilten Perspektive auf die Herausforderungen eröffnet, vor die Jugendliche mit multiplen Problemen solche Unterstützungssysteme stellen. Die Methode ist gut dokumentiert und verfügt über eine eigene Website sowie ein ständig aktualisiertes Wiki zum Behandlungsmanual. Sie wurde von verschiedenen Fachdiensten mit Begeisterung aufgenommen und mittlerweile haben sich mehrere tausend Personen darin ausbilden lassen.

AMBIT gründet auf der Annahme, dass ein Jugendlicher Hilfe wahrscheinlich aus einem guten Grund zurückgewiesen hat, dass sein Misstrauen gerechtfertigt ist und dass seine Haltung ihm einen

Anpassungsvorteil bietet. Auch gegenüber den Personen, die mit dem Jugendlichen befasst sind, gibt der Ansatz eine mentalisierende Haltung vor: Ihre Anspannung und ihre Besorgnis sind in den meisten Fällen gerechtfertigt, doch wenn sie sich wegen unzureichender Fortschritte schämen, kann das kontraproduktiv wirken, weil dann die Wahrscheinlichkeit sinkt, dass sie sich anderswo Hilfe holen. Bei AMBIT liegt der Fokus auf der »Desintegration« von Diensten für Jugendliche, und es wird akzeptiert, dass dies ein natürlicher Zustand komplexer Netzwerke und nicht etwa die Folge individueller Handlungen ist, die auf Faulheit, Unfähigkeit oder gar Böswilligkeit zurückzuführen wären. Es wird postuliert, dass die Desintegration und gleichzeitige Demoralisierung des Systems, in der der Zusammenbruch des Vertrauens zwischen verschiedenen Fachleuten zum Ausdruck kommt, rückgängig gemacht werden muss. Wenn es im System wenig oder kein epistemisches Vertrauen gibt, ist Veränderung nicht möglich.

Ein für komplexe Fälle häufig empfohlenes Modell ist das des »Teams um den Klienten«. Kommt es zum Einsatz, haben oft alle beteiligten Fachkräfte das Gefühl, dass sie wesentliche und spezifische Beiträge zur Unterstützung des jeweiligen Jugendlichen leisten. Doch für die Familie oder den Jugendlichen ist die Einbeziehung zahlreicher Fachleute und Teams eher verwirrend. Die vielfältigen Perspektiven und Denkmodelle von spezialisierten Einrichtungen wie Schule, Sozialfürsorge und psychiatrischem Fachdienst zusammenzudenken, würde jedem von uns schwerfallen. Für Menschen, die mit gravierenden Problemen zu kämpfen haben, ist die Aufgabe, derart viele Sichtweisen unter einen Hut zu bringen und wirklich zu durchschauen, schlicht eine Überforderung.

Ausgehend vom Prinzip des epistemischen Vertrauens und von dessen Verwurzelung in der Bindungstheorie favorisiert das AMBIT-Modell den Einsatz einer einzelnen Schlüsselperson, die eine tragfähige Beziehung zum Klienten hat und bei der die Wahrscheinlichkeit hoch ist, dass er ihr vertraut. Was oft besondere Aufmerksamkeit und Feinjustierung verlangt, sind die Verbindungen dieser Schlüsselperson zu den anderen beteiligten Fachleuten und Teams. Die Schlüsselperson mit ihrem privilegierten Zugang zum Klienten ist auf den Respekt und die umfassende Unterstützung aller anderen Teammitglieder angewiesen. Gemäß dem Modell sind die Beiträge all dieser Fachleute – Therapeutin, Psychiater, Sozialarbeiterin, Jugendgerichtshelfer – zur gemeinsamen Arbeit an die Vermittlung durch die Schlüsselperson gebunden. Auf diesem viel einfacheren und für den Klienten weitaus weniger verwirrenden Weg können alle Fachleute ihre Impulse ins System geben. Während die Arbeit in mehreren Fachbereichen weitergehen kann, liegt die Verantwortung für die Integration ihrer Bemühungen stets bei der Schlüsselperson.

AMBIT hat den bemerkenswerten Vorzug, dass es höchst komplexe Abläufe vereinfacht. Anstatt Ansätze in den Vordergrund zu stellen, die auf hochdifferenzierte Konzepte in den Neurowissenschaften, in Lerntheorie, kognitiver Verhaltenstherapie, Sozialökologie, Systemtheorie, Bindungstheorie und Psychoanalyse zurückgehen, stützt sich AMBIT auf die Mentalisierungstheorie, die eine gemeinsame Sprache und ein Modell für die Integration bietet, auf die AMBIT zielt. Dementsprechend besteht die Rolle der Schlüsselperson darin, als Vertrauensperson des Jugendlichen und, ungeachtet ihrer ursprünglichen Position in dem Netzwerk von Fachleuten, als einziger Verbindungsweg zwischen ihm und den Vertretern der verschiedenen Fachbereiche zu fungieren. Beim »Team um das Kind«-Ansatz liegt der Akzent in der Regel auf Regeln und Fertigkeiten, während er beim »Team um die Schlüsselperson«-Ansatz von AMBIT auf Beziehungen liegt.

Mentalisieren ist die grundlegende therapeutische Haltung und liegt in der gemeinsamen Verantwortung des gesamten Netzwerks von Fachleuten. Dabei geht es nicht nur darum, den Klienten beim Mentalisieren zu unterstützen, sondern vor allem darum, ein Niveau von Intentionalität, kohärentem Denken und Emotionsregulation innerhalb des Systems zu halten, wofür die gesamte Gruppe der Fachleute verantwortlich ist. Der Ansatz ist darauf fokussiert, sicherzustellen, dass die Schlüsselperson von den verschiedenen Berufsvertretern, die zur Mitwirkung aufgerufen sind, genügend, aber auch nicht zu viele Impulse bekommt. Ziel ist, dafür zu sorgen, dass die Schlüsselperson in der Lage ist, sich fortwährend ein spezifisches, klares und aktuelles Bild von dem Jugendlichen zu machen, während sie zugleich die vielfältigen Perspektiven der Kolleginnen und Kollegen würdigen kann.

10.3 Abschließende Überlegungen

Im Verlauf der Evolution haben wir Menschen die Fähigkeit entwickelt, spezifische Kommunikationsmechanismen des »Gedankenlesens« einzusetzen, die uns zur effektiven Zusammenarbeit in Gruppen befähigen (Tomasello 2019 [2020]). In der MIST versuchen wir, kleine Justierungen an diesem interaktionsorientierten mentalen System vorzunehmen. Wir versuchen nicht, »schlechtes« Denken durch »gutes« oder »schlechte« Gefühle durch »gute« zu ersetzen. Stattdessen bemühen wir uns, das aus dem Weg zu räumen, was die spontanen und positiven Prozesse des Denkens und Fühlens zu blockieren scheint.

Unsere Reise in diesem Buch begann mit einer engen Fokussierung auf den einzelnen Säugling und die frühen Anfänge des Mentalisierens und hat uns nun am Ende zur Betrachtung von mentalisierenden (und ineffektiv mentalisierenden) »Systemen« geführt, ob dies nun Kulturen, Subkulturen oder Netzwerke von Fachleuten sind. Wir haben viele Interventionen beschrieben, die in der systemischen Theorie und Praxis gründen und durch mentalisierungsinspirierte Konzepte und Techniken ergänzt werden, die sich in der Arbeit mit Einzelpersonen, Paaren, Familien und größeren sozialen Systemen einsetzen lassen. Wir haben auch dargelegt, wie eine mentalisierende Haltung uns in akuten Krisen helfen kann, vom Epizentrum der Krise Abstand zu halten und auf diese Weise sicherzustellen, dass das Mentalisieren innerhalb des gesamten Systems weitergehen kann. Ein Hauptthema war, wie wir Individuen, Familien und Fachleuten helfen können, zu einer Haltung der Neugier zurückzufinden, flexibel zu sein und eine spielerische Herangehensweise zu würdigen. Die Motivation zur Veränderung lebendig zu halten ist Sache aller Beteiligten. Auf der fachlichen und politischen Ebene gibt es Möglichkeiten, bestimmte Systeme wieder ins Gleichgewicht zu bringen, doch im Zentrum echten Wandels steht, wie wir zueinander in Beziehung treten. Soziale Isolation lässt sich nicht angehen, ohne eine emotionale Verbindung herzustellen, die zum Zusammenführen von Denken und Fühlen anregt und motiviert. Dazu braucht es Vertrauen, das die Verständigung miteinander ermöglicht und den wundersamen Prozess in Gang setzt, in dem unser Denken und Fühlen das Denken und Fühlen eines anderen verändern kann. Wir hoffen, wir konnten bei Ihnen so viel Vertrauen wecken, dass Sie sich vorstellen können, die eigene therapeutische Arbeit unter dem Aspekt mentalisierender Systeme zu betrachten. Getreu dem Thema dieses Buchs geht es uns nicht darum, dass andere ihre Sichtweise ändern, um unsere zu übernehmen. Wir hoffen lediglich, dass wir bei Ihnen genügend Neugier darauf geweckt haben, die tiefverwurzelte menschliche Fähigkeit des Mentalisierens weiter zu erkunden. Wir möchten Sie jedenfalls dazu ermuntern, die neugierig explorierende Haltung des Nichtwissens, die wir für die MIST empfehlen, zu einem Element Ihrer therapeutischen Arbeit zu machen.

Literatur

Aival-Naveh, E., L. Rothschild-Yakar a. J. Kurman (2019): Keeping culture in mind: A systematic review and initial conceptualization of mentalizing from a cross-cultural perspective. *Clinical Psychology: Science and Practice* 26: e12300.

American Psychiatric Association (2013): Diagnostic and statistical manual of mental disorders. Arlington, VA (American Psychiatric Association), 5th ed. [dt. (2015): Diagnostisches und Statistisches Manual Psychischer Störungen DSM-5. Göttingen (Hogrefe).]

Andersen, T. (1987): The reflecting team: Dialogue and meta-dialogue in clinical work. *Family Process* 26: 415–428.

Andersen, T. (1995): Reflecting processes: Acts of informing and forming. In: S. Friedman (ed.): The reflecting team in action. New York (Guilford), S. 11–37.

Anderson, H. a. H. Goolishian (1992): The client is the expert: A not-knowing approach to therapy. In: S. McNamee a. K. Gergen (eds.): Therapy as social construction. London (SAGE), pp. 25–39.

Anderson, H., H. Goolishian a. L. Windermand (1986): Problem determined systems: toward transformation in family therapy. *Journal of Strategic and Family Therapy* 4: 1–13.

Asen, E. (2002): Multiple family therapy: An overview. *Journal of Family Therapy* 24: 3–16.

Asen, E. (2004): Collaborating in promiscuous swamps – the systemic practitioner as context chameleon? *Journal of Family Therapy* 26: 280–285.

Asen, E., C. Campbell a. P. Fonagy (2019): Social systems: Beyond the microcosm of the individual and family. In: A. W. Bateman a. P. Fonagy (eds.): Handbook of mentalizing in mental health practice. 2nd ed. Washington, DC (American Psychiatric Publishing), pp. 229–243.

Asen, E., N. Dawson a. B. McHugh (2001): Multiple family therapy: The Marlborough model and its wider applications. London (Karnac).

Asen, E. a. P. Fonagy (2012a): Mentalization-based family therapy. In: A. W. Bateman a. P. Fonagy (eds.): Handbook of mentalizing in mental health practice. Washington, DC (American Psychiatric Publishing), pp. 107–127. [dt. (2015): Mentalisierungsbasierte Familientherapie. In: Handbuch Mentalisieren. Übers. E. Vorspohl. Gießen (Psychosozial), S. 1351–1358.]

Asen, E. a. P. Fonagy (2012b): Mentalization-based therapeutic interventions for families. *Journal of Family Therapy* 34: 347–370.

Asen, E. a. P. Fonagy (2017): Mentalizing family violence: Part 2. Techniques and interventions. *Family Process* 56: 22–44.

Asen, E. a. E. Morris (2016): Making contact happen in chronic litigation cases: A mentalising approach. *Family Law* 46: 511–515.

Asen, E. a. E. Morris (2020): High-conflict parenting post-separation: The making and breaking of family ties. London: (Routledge). [dt. (2021): Kinder im Kreuzfeuer: Systemische Arbeit bei massiven Elternkonflikten. Übers. Th. Kierdorf u. H. Höhr. Heidelberg (Carl-Auer).]

Asen, E. u. M. Scholz (2009): Praxis der Multifamilientherapie. Heidelberg (Carl-Auer), 4. Aufl. 2019.

Asen, E. u. M. Scholz (2017): Handbuch der Multifamilientherapie. Heidelberg (Carl-Auer).

Asen, E., D. Tomson, V. Young a. P. Tomson (2004): 10 minutes for the family: Systemic practice in primary care. London (Routledge).

Asen, K. E., R. Stein, A. Stevens, B. McHugh, J. Greenwood a. A. Cooklin (1982): A day unit for families. *Journal of Family Therapy* 4: 345–358.

Austen, J. (1815): Emma. London (Penguin Classics). [dt. (1997): Emma. Übers. A. Beck. Insel (Frankfurt am Main).]

Backhaus, A., Z. Agha, M. L. Maglione, A. Repp, B. Ross, D. Zuest, S. R. Thorp (2012): Videoconferencing psychotherapy: A systematic review. *Psychological Services* 9 (2): 111–131.

Banich, M. T. (2009): Executive function: The search for an integrated account. *Current Directions in Psychological Science* 18: 89–94.

Barlow, D. H., S. Sauer-Zavala, J. R. Carl, J. R. Bullis a. K. K. Ellard. (2014): The nature, diagnosis, and treatment of neuroticism. *Clinical Psychological Science* 2: 344–365.

Barrett, L. F. a. A. B. Satpute (2013): Large-scale brain networks in affective and social neuroscience: Towards an integrative functional architecture of the brain. *Current Opinion in Neurobiology* 23: 361–372.

Bateman, A. a. P. Fonagy (2008): 8-year follow-up of patients treated for borderline personality disorder: Mentalization-based treatment versus treatment as usual. *American Journal of Psychiatry* 165: 631–638.

Bateman, A. a. P. Fonagy (2009): Randomized controlled trial of outpatient mentalization-based treatment versus structured clinical management for borderline personality disorder. *American Journal of Psychiatry* 166: 1355–1364.

Bateman, A. a. P. Fonagy (2016): Mentalization-based treatment for personality disorders: A practical guide. Oxford. UK (Oxford University Press), 2nd ed.

Bateman, A. a. P. Fonagy (2019): A randomized controlled trial of a mentalization-based intervention (MBT-FACTS) for families of people with borderline personality disorder. *Personality Disorders: Theory, Research, and Treatment* 10: 70–79.

Beauchaine, T. P. (2015): Future directions in emotion dysregulation and youth psychopathology. *Journal of Clinical Child and Adolescent Psychology* 44: 875–896.

Beauchaine, T. P. a. D. Cicchetti (2019): Emotion dysregulation and emerging psychopathology: A transdiagnostic, transdisciplinary perspective. *Development and Psychopathology* 31: 799–804.

Beauchaine, T. P. a. S. E. Crowell (eds.) (2018): The Oxford handbook of emotion dysregulation. New York (Oxford Handbooks Online).

Bebbington, P. E., C. Cooper, S. Minot, T. S. Brugha, R. Jenkins, H. Meltzer a. M. Dennis (2009): Suicide attempts, gender, and sexual abuse: Data from the 2000 British Psychiatric Morbidity Survey. *American Journal of Psychiatry* 166: 1135–1140.

Bevington, D., P. Fuggle, L. Cracknell a. P. Fonagy (2017): Adaptive mentalization-based integrative treatment: A guide for teams to develop systems of care. Oxford, UK (Oxford University Press).

Biggs, B. K., E. M. Vernberg, T. D. Little, E. J. Dill, P. Fonagy a. S. W. Twemlow (2010): Peer victimization trajectories and their association with children's affect in late elementary school. *International Journal of Behavioral Development* 34: 136–146.

Biggs, B. K., E. M. Vernberg, S. W. Twemlow, P. Fonagy a. E. J. Dill (2008): Teacher adherence and its relation to teacher attitudes and student outcomes in an elementary school-based violence prevention program. *School Psychology Review* 37: 533–549.

Blankers, M., D. Koppers, E. M. P. Laurenssen, J. Peen, M. L. Smits, P. Luyten, a. J. J. M. Dekker (2019): Mentalization-based treatment versus specialist treatment as usual for borderline personality disorder: Economic evaluation alongside a randomized controlled trial with 36-month follow-up. *Journal of Personality Disorders*. [ePub vor Drucklegung].

Bleiberg, E. a. E. Safier (2019): Couples therapy. In: A. Bateman a. P. Fonagy (eds.): Handbook of mentalizing in mental health practice. Washington, DC (American Psychiatric Association Publishing), 2nd ed., pp. 151–168.

Boscolo, L., G. Cecchin, L. Hoffman, a. P. Penn (1987): Milan Systemic Family Therapy: Conversations in theory and practice. New York (Basic Books). [dt. (1988): Familientherapie – Systemtherapie, das Mailänder Modell: Theorie, Praxis und Konversationen. Übers. B. Eckert. Dortmund (Modernes Lernen).]

Botto, S. V. a. P. Rochat (2019): Evaluative Audience Perception (EAP): How children come to care about reputation. *Child Development Perspectives* 13: 180–185.

Brainstorm Consortium, V. Anttila, B. Bulik-Sullivan, H. K. Finucane, R. K. Walters, J. Bras a. R. Murray (2018): Analysis of shared heritability in common disorders of the brain. *Science* 360 (6395): eaap8757.

Bronfenbrenner, U. (1979): The ecology of human development: Experiments by nature and design. Cambridge, MA (Harvard University Press). [dt. (1981): Die Ökologie der menschlichen Entwicklung: Natürliche und geplante Experimente. Übers. A. Cranach. Stuttgart (Klett-Cotta).]

Bronfenbrenner, U. (1986): Ecology of the family as a context for human development: Research perspectives. *Developmental Psychology* 22: 723–742.

Budde, M., H. Anderson-Schmidt, K. Gade, D. Reich-Erkelenz, K. Adorjan, J. L. Kalman a. Heilbronner (2019): A longitudinal approach to biological psychiatric research: The PsyCourse study. *American Journal of Medical Genetics, Part B: Neuropsychiatric Genetics* 180 (2): 89–102.

Bullinger, A. F., E. Wyman, A. P. Melis a. M. Tomasello (2011): Coordination of chimpanzees (*Pan troglodytes*) in a stag hunt game. *International Journal of Primatology* 32: 1296–1310.

Byrne, G., M. Sleed, N. Midgley, P. Fearon, C. Mein, A. Bateman a. P. Fonagy (2019): Lighthouse Parenting Programme: Description and pilot evaluation of mentalization-based treatment to address child maltreatment. *Clinical Child Psychology and Psychiatry* 24: 680–693.

Campbell, P. (2009): The service user/survivor movement. In: J. Reynolds, R. Muston, T. Heller, J. Leach, M. McCormick, J. Wallcraft a. M. Walsh (eds.): Mental health still matters. Basingstoke, UK (Palgrave Macmillan), pp. 46–52.

Campbell, P. a. D. Rose (2011): Action for change in the UK: Thirty years of the user/survivor movement. In: D. Pilgrim, A. Rogers a.B. Pescosolido (eds.): The SAGE handbook of mental health and illness. New York (SAGE), pp. 452–470.

Carver, C. S., S. L. Johnson a. K. R. Timpano (2017): Toward a functional view of the p factor in psychopathology. *Clinical Psychological Science* 5 (5): 880–889.

Caspi, A. a. T. E. Moffitt (2018): All for one and one for all: Mental disorders in one dimension. *American Journal of Psychiatry* 175: 831–844.

Cecchin, G. (1987): Hypothesising, circularity and neutrality revisited: An invitation to curiosity. *Family Process* 26 (4): 405–413.

Cleveland, E. S. a. A. Morris (2014): Autonomy support and structure enhance children's memory and motivation to reminisce: A parental training study. *Journal of Cognition and Development* 15: 414–436.

Cole, P. M., S. E. Hall a. N. J. Hajal (2017): Emotion dysregulation as a vulnerability to psychopathology. In: T. P. Beauchaine a. S. P. Hinshaw (eds.): Child and adolescent psychopathology. Hoboken, NJ (Wiley), 3rd ed., pp. 346–386.

Comer, J. S., J. M. Furr, C. E. Kerns, E. Miguel, S. Coxe, R. M. Elkins a. J. B. Freeman (2017): Internet-delivered, family-based treatment for early-onset OCD: A pilot randomized trial. *Journal of Consulting and Clinical Psychology* 85 (2): 178–186.

Cook-Darzens, S., Z. Gelin a. S. Hendrick (2018): Evidence base for multiple family therapy (MFT) in non-psychiatric conditions and problems: Part 2. A review. *Journal of Family Therapy* 40: 326–343.

Cooklin, A., A. Miller a. B. McHugh (1983): An institution for change: developing a family day unit. *Family Process* 22: 453–468.

Csibra, G. a. G. Gergely (2009): Natural pedagogy. *Trends in Cognitive Sciences* 13: 148–153.

Cummings, C. M., N. E. Caporino a. P. C. Kendall (2014): Comorbidity of anxiety and depression in children and adolescents: 20 years after. *Psychological Bulletin* 140: 816–845.

Danese, A. a. C. S. Widom (2020): Objective and subjective experiences of child maltreatment and their relationships with psychopathology. *Nature Human Behaviour* 4: 811–818.

Dausch, B. M., D. J. Miklowitz, H. T. Nagamoto, L. E. Adler a. J. H. Shore (2009): Family-focused therapy via videoconferencing. Journal of Telemedicine and Telecare 15 (4): 211–214.

Dawson, N. a. B. McHugh (2005): Multi-family groups in schools: The Marlborough Model. *Context* 79: 10–12.

Dawson, N., B. McHugh a. E. Asen (2020): Die Familienklasse: Multifamiliengruppenarbeit in Schulen. Dortmund (Verlag Modernes Lernen).

Delmonico, D. L. a. E. J. Griffin (2008): Cybersex and the E-teen: What marriage and family therapists should know. *Journal of Marital and Family Therapy* 34: 431–444.

Depue, R. A. a. M. R. Spoont (1986): Conceptualizing a serotonin trait: A behavioral dimension of constraint. *Annals of the New York Academy of Sciences* 487: 47–62.

Duval, J., K. Ensink, L. Normandin, C. Sharp a. P. Fonagy (2018): Measuring reflective functioning in adolescents: Relations to personality disorders and psychological difficulties. *Adolescent Psychiatry* 8: 5–20.

Eagle, M. N. (2007): Psychoanalysis and its critics. *Psychoanalytic Psychology* 24: 10–24.

Egyed, K., I. Király a. G. Gergely (2013): Communicating shared knowledge without language in infancy. *Psychological Science* 24: 1348–1353.

Eisler, I., M. Simic, J. Hodsoll, E. Asen, M. Berelowitz, F. Connan a. S. Landau (2016): A pragmatic randomized multi-centre trial of multifamily and single family therapy for adolescent anorexia nervosa. *BMC Psychiatry* 16: 422.

Elklit, A., L. Michelsen a. S. Murphy (2018): Childhood maltreatment and school problems: A Danish national study. *Scandinavian Journal of Educational Research* 62: 150–159.

Ensink, K., A. Leroux, L. Normandin, M. Biberdzic a. P. Fonagy (2017): Assessing reflective parenting in interaction with school-aged children. *Journal of Personality Assessment* 99 (6): 585–595.

Fairburn, C. G. a. V. Patel (2017): The impact of digital technology on psychological treatments and their dissemination. *Behaviour Research and Therapy* 88: 19–25.

Fonagy, P., C. Campbell a. E. Allison (2019): Therapeutic models. In: A. Bateman a. P. Fonagy (eds.): Handbook of mentalizing in mental health practice. 2nd ed. Washington, DC (American Psychiatric Publishing), pp. 169–180.

Fonagy, P., G. Gergely, E. Jurist a. M. Target (2002): Affect regulation, mentalization, and the development of the self. New York (Other Press). [dt. (2004): Affektregulierung, Mentalisierung und die Entwicklung des Selbst. Übers. E. Vorspohl. Stuttgart (Klett-Cotta).]

Fonagy, P. a. P. Luyten (2009): A developmental, mentalization-based approach to the understanding and treatment of borderline personality disorder. *Development and Psychopathology* 21: 1355–1381.

Fonagy, P., P. Luyten a. E. Allison (2015): Epistemic petrification and the restoration of epistemic trust: A new conceptualization of borderline personality disorder and its psychosocial treatment. *Journal of Personality Disorders* 29: 575–609.

Fonagy, P., P. Luyten, E. Allison a. C. Campbell (2017): What we have changed our minds about: Part 2. Borderline personality disorder, epistemic trust and the developmental significance of social communication. *Borderline Personality Disorder and Emotion Dysregulation* 4: 9.

Fonagy, P., P. Luyten, E. Allison a. C. Campbell (2019): Mentalizing, epistemic trust and the phenomenology of psychotherapy. *Psychopathology* 52: 94–103.

Fonagy, P., P. Luyten, A. Moulton-Perkins, Y. W. Lee, F. Warren, S. Howard a. B. Lowyck (2016): Development and validation of a self-report measure of mentalizing: The Reflective Functioning Questionnaire. *PLOS ONE* 11 (7): e0158678.

Fonagy, P., T. Rossouw, C. Sharp, A. Bateman, L. Allison a. C. Farrar (2014): Mentalization-based treatment for adolescents with borderline traits. In: C. Sharp a. J. L. Tackett (eds.): Handbook of borderline personality disorder in children and adolescents. New York (Springer), pp. 313–332.

Fonagy, P. a. M. Target (1995): Understanding the violent patient: The use of the body and the role of the father. *International Journal of Psycho-Analysis* 76: 487–501.

Fonagy, P. a. M. Target (1996): Playing with reality: I. Theory of mind and the normal development of psychic reality. *International Journal of Psycho-Analysis* 77: 217–233.

Fonagy, P. a. M. Target (1997): Attachment and reflective function: Their role in self-organization. *Development and Psychopathology* 9: 679–700.

Fonagy, P. a. M. Target (2000): Playing with reality: III. The persistence of dual psychic reality in borderline patients. *International Journal of Psycho-Analysis* 81: 853–874.

Fonagy, P., S. W. Twemlow, E. M. Vernberg, J. M. Nelson, E. J. Dill, T. D. Little a. J. A. Sargent (2009): A cluster randomized controlled trial of child-focused psychiatric consultation and a school systems-focused intervention to reduce aggression. *Journal of Child Psychology and Psychiatry* 50: 607–616.

Freud, S. (1923): Das Ich und das Es. GW 13, S. 2372–2389.

Fudenberg, D. a. D. K. Levine (2006): A dual-self model of impulse control. *American Economic Review* 96: 1449–1476.

Gallotti, M. a. C. D. Frith (2013): Social cognition in the we-mode. *Trends in Cognitive Sciences* 17: 160–165.

Gardner, F., J. Hutchings, T. Bywater a. C. Whitaker (2010): Who benefits and how does it work?: Moderators and mediators of outcome in an effectiveness trial of a parenting intervention. *Journal of Clinical Child and Adolescent Psychology* 39: 568–580.

Gelin, Z., S. Cook-Darzens a. S. Hendrick (2018): The evidence base for multiple family therapy in psychiatric disorders: Part 1. A review. *Journal of Family Therapy* 40: 302–325.

Goldberg, D. (2015): Psychopathology and classification in psychiatry. *Social Psychiatry and Psychiatric Epidemiology* 50: 1–5.

Gopnik, A. a. H. M. Wellman (2012): Reconstructing constructivism: Causal models, Bayesian learning mechanisms, and the theory theory. *Psychological Bulletin* 138: 1085–1108.

Gray, J. A. (1982): The neuropsychology of anxiety. Oxford, UK (Oxford University Press).

Gross, J. J. (2014): Emotion regulation: Conceptual and empirical foundations. In: J. J. Gross (ed.): Handbook of emotion regulation. New York (Guilford Press), 2nd ed., pp. 3–20.

Ha, C., C. Sharp, K. Ensink, P. Fonagy a. P. Cirino (2013): The measurement of reflective function in adolescents with and without borderline traits. *Journal of Adolescence* 36: 1215–1223.

Harden, K. P., L. E. Engelhardt, F. D. Mann, M. W. Patterson, A. D. Grotzinger, S. L. Savicki a. E. M. Tucker-Drob (2020): Genetic associations between executive functions and a general factor of psychopathology. *Journal of the American Academy of Child and Adolescent Psychiatry* 59 (6): 749–758.

Hattie, J. (2013): Visible learning: A synthesis of over 800 meta-analyses relating to achievement. Abingdon, UK (Routledge).

Heller, S. B., A. K. Shah, J. Guryan, J. Ludwig, S. Mullainathan a. H. A. Pollack (2017): Thinking, fast and slow?: Some field experiments to reduce crime and dropout in Chicago. *Quarterly Journal of Economics* 132: 1–54.

Henggeler, S. W. (2011): Efficacy studies to large-scale transport: The development and validation of multisystemic therapy programs. *Annual Review of Clinical Psychology* 7: 351–381.

Heyes, C. M. a. C. D. Frith (2014): The cultural evolution of mind reading. *Science* 344 (6190): 1243091.

Hill, J., P. Fonagy, E. Safier a. J. Sargent (2003): The ecology of attachment in the family. *Family Process* 42: 205–222.

Hinton, K. E., B. B. Lahey, V. Villalta-Gil, F. A. C. Meyer, L. L. Burgess, L. K. Chodes a. D. H. Zald (2019): White matter microstructure correlates of general and specific second-order factors of psychopathology. *Neuroimage Clinical* 22: 101705.

Hollis, C., R. Morriss, J. Martin, S. Amani, R. Cotton, M. Denis a. S. Lewis (2015): Technological innovations in mental healthcare: Harnessing the digital revolution. *British Journal of Psychiatry* 206: 263–265.

House of Commons Education Committee (2018): Forgotten children: Alternative provision and the scandal of ever increasing exclusions. Fifth Report of Session 2017–19. London (House of Commons). Verfügbar unter: https://publications.parliament.uk/pa/cm201719/cmselect/cmeduc/342/342.pdf [1.11.2022].

IFF Research Ltd, M. Mills a. P. Thomson (2018): Investigative research into alternative provision. London (Department for Education). Verfügbar unter: https://assets.publishing.service.gov.uk/government/uploads/system/uploads/attachment_data/file/748910/Investigative_research_into_alternative_provision.pdf [1.11.2022].

Jain, F. A. a. P. Fonagy (2020): Mentalizing imagery therapy: Theory and case series of imagery and mindfulness techniques to understand self and others. *Mindfulness* 11 (1): 153–165.

Kahneman, D. (2012 [2011]): Thinking, fast and slow. New York (Farrar, Straus & Giroux). [dt. (2012): Schnelles Denken, langsames Denken. Übers. Th. Schmidt. München (Siedler).]

Kalisch, R., M. B. Muller a. O. Tuscher (2015): A conceptual framework for the neurobiological study of resilience. *Behavioral and Brain Sciences* 38: e92.

Keaveny, E., N. Midgley, E. Asen, D. Bevington, P. Fearon, P. Fonagy a. D. Wood (2012): Minding the family mind: The development and initial evaluation of mentalization-based treatment for families. In: N. Midgley a. I. Vrouva (eds.): Minding the child. Hove, UK (Routledge).

Kelly, Y., A. Zilanawala, C. Booker a. A. Sacker (2018): Social media use and adolescent mental health: Findings from the UK Millennium Cohort Study. *EClinicalMedicine* 6: 59–68.

Kessler, R. C., W. T. Chiu, O. Demler, K. R. Merikangas a. E. E. Walters (2005): Prevalence, severity, and comorbidity of 12-month DSM-IV disorders in the National Comorbidity Survey Replication. *Archives of General Psychiatry* 62: 617–627.

Kessler, R. C., J. Ormel, M. Petukhova, K. A. McLaughlin, J. G. Green, L. J. Russo a. T. B. Ustun (2011): Development of lifetime comorbidity in the World Health Organization world mental health surveys. *Archives of General Psychiatry* 68: 90–100.

Kircanski, K., L. M. Sisk, T. C. Ho, K. L. Humphreys, L. S. King, N. L. Colich, a. I. H. Gotlib (2019): Early life stress, cortisol, frontolimbic connectivity, and depressive symptoms during puberty. *Development and Psychopathology* 31: 1011–1022.

Koss, K. J. a. M. R. Gunnar (2018): Annual Research Review: Early adversity, the hypothalamic-pituitary-adrenocortical axis, and child psychopathology. *Journal of Child Psychology and Psychiatry* 59: 327–346.

Lahey, B. B., D. H. Zald, S. F. Perkins, V. Villalta-Gil, K. B. Werts, C. A. Van Hulle a. I. D. Waldman (2018): Measuring the hierarchical general factor model of psychopathology in young adults. *International Journal of Methods in Psychiatric Research* 27 (1): e1593.

Lakoff, G. a. M. Johnson (1999): Philosophy in the flesh: The embodied mind and its challenge to Western thought. New York (Basic Books).

Laqueur, H. P. (1973): Multiple family therapy: Questions and answers. *Seminars in Psychiatry* 5: 195–205.

Laqueur, H. P., H. A. Laburt a. E. Morong (1964): Multiple family therapy. *Current Psychiatric Therapies* 4: 150–154.

Le, H. N., H. Berenbaum a. C. Raghavan (2002): Culture and alexithymia: Mean levels, correlates, and the role of parental socialization of emotions. *Emotion* 2: 341–360.

LeBourgeois, M. K., L. Hale, A. M. Chang, L. D. Akacem, H. E. Montgomery-Downs a. O. M. Buxton (2017): Digital media and sleep in childhood and adolescence. *Pediatrics* 140: 92–96.

Leslie, A. M. (1987): Pretense and representation: The origins of »theory of mind«. *Psychological Review* 94: 412–426.

Leslie, A. M., O. Friedman a. T. P. German (2004): Core mechanisms in »theory of mind«. *Trends in Cognitive Sciences* 8: 528–533.

Luyten, P., C. Campbell a. P. Fonagy (2019): Reflections on the contributions of Sidney J. Blatt: The dialectical needs for autonomy, relatedness, and the emergence of epistemic trust. *Psychoanalytic Psychology* 36: 328–334.

Luyten, P., C. Campbell, E. Allison a. P. Fonagy (2020): The mentalizing approach to psychopathology: State of the art and future directions. *Annual Review of Clinical Psychology* 16: 297–325.

Luyten, P., L. C. Mayes, L. Nijssens a. P. Fonagy (2017): The Parental Reflective Functioning Questionnaire: Development and preliminary validation. *PLOS ONE* 12: e0176218.

Macdonald, A. N., K. B. Goines, D. M. Novacek a. E. F. Walker (2016): Prefrontal mechanisms of comorbidity from a transdiagnostic and ontogenic perspective. *Development and Psychopathology* 28: 1147–1175.

Makin, S. (2018): Searching for digital technology‘s effects on well-being. *Nature* 563: 138–140.

Mason, B. (1993): Towards positions of safe uncertainty. *Human Systems* 4: 189–200.

McTeague, L. M., J. Huemer, D. M. Carreon, Y. Jiang, S. B. Eickhoff a. A. Etkin (2017): Identification of common neural circuit disruptions in cognitive control across psychiatric disorders. *American Journal of Psychiatry* 174: 676–685.

Meins, E., L. C. Centifanti, C. Fernyhough a. S. Fishburn (2013): Maternal mind-mindedness and children‘s behavioral difficulties: Mitigating the impact of low socioeconomic status. *Journal of Abnormal Child Psychology* 41: 543–553.

Midgley, N., A. Alayza, H. Lawrence a. R. Bellew (2018): Adopting Minds – A mentalization-based therapy for families in a post-adoption support service: Preliminary evaluation and service user experience. *Adoption and Fostering* 42: 22–37.

Minuchin, S. (1974): Families and family therapy. Cambridge, MA (Harvard University Press). [dt. (1977): Familie und Familientherapie: Theorie und Praxis struktureller Familientherapie. Übers. U. Stopfel. Freiburg im Breisgau (Lambertus).]

Minuchin, S., B. Montalvo, B. Guerney, B. Rosman a. F. Schumer (1967): Families of the slums. New York (Basic Books).

Moreno, J. L., Z. T. Moreno a. J. Moreno (1963): The first psychodramatic family. Beacon, NY (Beacon House).

Morland, L. A., A. K. Hynes, M. A. Mackintosh, P. A. Resick a. K. M. Chard (2011): Group cognitive processing therapy delivered to veterans via telehealth: A pilot cohort. *Journal of Traumatic Stress* 24 (4): 465–469.

Murphy, L. S., K. Lancy a. K. M. Hertlein (2013): Attending to social network usage in teen and family treatment: A structural-developmental approach. *Journal of Family Psychotherapy* 24: 173–187.

Nelson, M. R. (2008): The hidden persuaders: Then and now. *Journal of Advertising* 37: 113–126.

Niederkrotenthaler, T., S. Stack, B. Till, M. Sinyor, J. Pirkis, D. Garcia a. U. S. Tran (2019): Association of increased youth suicides in the United States with the release of 13 Reasons Why. *JAMA Psychiatry* 76 (9): 933–940.

Nisbett, R. E. a. T. D. Wilson (1977): Telling more than we can know: Verbal reports on mental processes. *Psychological Review* 84: 231–259.

O'Connell, M. J., W. H. Sledge, M. Staeheli, D. Sells, M. Costa, M. Wieland a. L. Davidson (2018): Outcomes of a peer mentor intervention for persons with recurrent psychiatric hospitalization. *Psychiatric Services* 69: 760–767.

Odgers, C. L. a. M. R. Jensen (2020): Annual Research Review: Adolescent mental health in the digital age: Facts, fears, and future directions. *Journal of Child Psychology and Psychiatry* 61: 336–348.

Omer, H. (2004): Non-violent resistance: A new approach to violent and self-destructive children. Cambridge, UK (Cambridge University Press).

Ormel, J., D. Raven, F. van Oort, C. A. Hartman, S. A., Reijneveld, R. Veenstra a. A. J. Oldehinkel (2015): Mental health in Dutch adolescents: A TRAILS report on prevalence, severity, age of onset, continuity and co-morbidity of DSM disorders. *Psychological Medicine* 45: 345–360.

Packard, V. (1957): The hidden persuaders. New York (McKay). [dt. (1958): Die geheimen Verführer. Übers. H. Kusterer. Düsseldorf (Econ).]

Padilla-Walker, L. M., S. M. Coyne a. A. M. Fraser (2012): Getting a high-speed family connection: Associations between family media use and family connection. *Family Relations* 61: 426–440.

Paul, S. E., M. J. Boudreaux, E. Bondy, J. L. Tackett, T. F. Oltmanns a. R. Bogdan (2019): The intergenerational transmission of childhood maltreatment: Nonspecificity of maltreatment type and associations with borderline personality pathology. *Development and Psychopathology* 31: 1157–1171.

Pollak, S. D., D. Cicchetti, K. Hornung a. A. Reed (2000): Recognizing emotion in faces: Developmental effects of child abuse and neglect. *Developmental Psychology* 36: 679–688.

Przybylski, A. K. (2019): Digital screen time and pediatric sleep: Evidence from a preregistered cohort study. *Journal of Pediatrics* 205: 218–223.

Przybylski, A. K. a. N. Weinstein (2017): A large-scale test of the Goldilocks hypothesis. *Psychological Science* 28: 204–215.

Raymond, C., M. F. Marin, D. Majeur a. S. Lupien (2018): Early child adversity and psychopathology in adulthood: HPA axis and cognitive dysregulations as potential mechanisms. *Progress in Neuro-Psychopharmacology and Biological Psychiatry* 85: 152–160.

Romano, E., L. Babchishin, R. Marquis a. S. Frechette (2015): Childhood maltreatment and educational outcomes. *Trauma, Violence and Abuse* 16: 418–437.

Ross, L. a. R. E. Nisbett (2011): The person and the situation: Perspectives of social psychology. London (Pinter & Martin).

Rossouw, T. I. a. P. Fonagy (2012): Mentalization-based treatment for self-harm in adolescents: A randomized controlled trial. *Journal of the American Academy of Child and Adolescent Psychiatry* 51: 1304–1313.

Royal Society for Public Health (2017): Status of mind: Social media and young people's mental health and wellbeing. London (Royal Society for Public Health).

Ryan, R. M., E. L. Deci a. M. Vansteenkiste (2016): Autonomy and autonomy disturbances in self-development and psychopathology: Research on motivation, attachment, and clinical process. In: D. Cicchetti (ed.): Developmental psychopathology: Vol. 1. Theory and method. Hoboken, NJ (Wiley), 3rd ed., pp. 385–438.

Seikkula, J., B. Alakare, J. Aaltonen, J. Holma, A. Rasinkangas a. V. Lehtinen (2003): Open dialogue approach: Treatment principles and preliminary results of a two-year follow-up on first episode schizophrenia. *Ethical Human Sciences and Services* 5: 163–182.

Selvini Palazzoli, M., L. Boscolo, G. Cecchin e G. Prata (1975): Paradosso e controparadosso. Milano (Feltrinelli). [dt. (1977): Paradoxon und Gegenparadoxon: ein neues Therapiemodell für die Familie mit schizophrener Störung. Übers. G. Steininger. Stuttgart (Klett).]

Selvini Palazzoli, M., L. Boscolo, G. Cecchin a. G. Prata (1980): Hypothesizing – circularity – neutrality: Three guidelines for the conductor of the session. *Family Process* 19: 3–12.

Seyfarth, R. M. a. D. L. Cheney (2013): Affiliation, empathy, and the origins of theory of mind. *Proceedings of the National Academy of Sciences of the USA* 110 (Suppl. 2): 10349–10356.

Shai, D. a. P. Fonagy (2014): Beyond words: Parental embodied mentalizing and the parent-infant dance. In: M. Mikulincer a. P. R. Shaver (eds.):

Mechanisms of social connection: From brain to group. Washington, DC (American Psychological Association), pp. 185–203.

Sharp, C., C. Ha, C. Carbone, S. Kim, K. Perry, L. Williams a. P. Fonagy (2013): Hypermentalizing in adolescent inpatients: Treatment effects and association with borderline traits. *Journal of Personality Disorders* 27: 3–18.

Sharp, C., H. Pane, C. Ha, A. Venta, A. B. Patel, J. Sturek a. P. Fonagy (2011): Theory of mind and emotion regulation difficulties in adolescents with borderline traits. *Journal of the American Academy of Child and Adolescent Psychiatry* 50: 563–573.

Siegel, D. (2015): The developing mind: How relationships and the brain interact to shape who we are (2nd ed.). New York (Guilford Press). [Übers. der ersten Auflage (2006): Wie wir werden die wir sind: Neurobiologische Grundlagen subjektiven Erlebens und die Entwicklung des Menschen in Beziehungen. Übers. Th. Kierdorf u. H. Höhr. Paderborn (Junfermann).]

Simpson, S. G. a. C. L. Reid (2014): Therapeutic alliance in videoconferencing psychotherapy: A review. *Australian Journal of Rural Health* 22 (6): 280–299.

Smits, M. L., D. J. Feenstra, H. V. Eeren, D. L. Bales, E. M. P. Laurenssen, M. Blankers a. P. Luyten (2020): Day hospital versus intensive outpatient mentalization-based treatment for borderline personality disorder: Multicentre randomized clinical trial. *British Journal of Psychiatry* 216 (2): 79–84.

Speck, R. V. a. U. Rueveni (1969): Network therapy: A developing concept. *Family Process* 8 (2): 182–191.

Speck, R. V. a. C. Attneave (1972): Family networks. New York (Pantheon). [dt. (1976): Die Familie im Netz sozialer Beziehungen. Übers. U. Stopfel. Freiburg im Breisgau (Lambertus).]

Speck, R. V. a. U. R. I. Rueveni (1969): Network therapy – a developing concept. *Family Process* 8: 182–191.

Sperber, D., F. Clement, C. Heintz, O. Mascaro, H. Mercier, G. Origgi a. D. Wilson (2010): Epistemic vigilance. *Mind and Language* 25: 359–393.

Sperber, D. a. D. Wilson (1995): Relevance: Communication and cognition. Malden, MA (Blackwell), 2nd ed.

Sucala, M., J. B. Schnur, M. J. Constantino, S. J. Miller, E. H. Brackman a. G. H. Montgomery (2012): The therapeutic relationship in e-therapy for mental health: A systematic review. *Journal of Medical Internet Research* 14 (4): e110.

Taleb, N. (2007): The Black Swan: The impact of the highly improbable. New York (Random House). [dt. (2008): Der schwarze Schwan: Die Macht höchst unwahrscheinlicher Ereignisse. Übers. I. Proß-Gill. München (Hanser).]

Target, M. a. P. Fonagy (1996): Playing with reality: II. The development of psychic reality from a theoretical perspective. *International Journal of Psychoanalysis* 77: 459–479.

Tomasello, M. (2019): Becoming human: A theory of ontogeny. Cambridge, MA (Belknap Press of Harvard University Press). [dt. (2020): Mensch werden: Eine Theorie der Ontogenese. Übers. J. Schröder. Berlin (Suhrkamp).]

Tomm, K. (1988): Interventive interviewing: Part III. Intending to ask lineal, circular, strategic, or reflexive questions? *Family Process* 27: 1–15.

Tuomela, R. (2005): We-Intentions revisited. *Philosophical Studies* 125: 327–369.

Twemlow, S. W., B. K. Biggs, T. D. Nelson, E. M. Vernberg, P. Fonagy a. S. W. Twemlow (2008): Effects of participation in a martial arts-based antibullying program in elementary schools. *Psychology in the Schools* 45: 947–959.

Twemlow, S. W. a. P. Fonagy (2005): The prevalence of teachers who bully students in schools with differing levels of behavioral problems. *American Journal of Psychiatry* 162: 2387–2389.

Twemlow, S. W., P. Fonagy, C. Campbell a. F. C. Sacco (2018): Creating a peaceful school learning environment: Attachment and mentalization efforts to promote creative learning in kindergarten through fifth-grade elementary school students with broad extension to all grades and some organizations. In: W. J. Livesley (ed.): Handbook of attachment-based interventions. 2nd ed. New York (Guilford Press), pp. 360–374.

Twemlow, S. W., P. Fonagy a. F. C. Sacco (2001): An innovative psychodynamically influenced approach to reduce school violence. *Journal of the American Academy of Child and Adolescent Psychiatry* 40: 377–379.

Twemlow, S. W., P. Fonagy a. F. C. Sacco (2005a): A developmental approach to mentalizing communities: I. A model for social change. *Bulletin of the Menninger Clinic* 69: 265–281.

Twemlow, S. W., P. Fonagy a. F. C. Sacco (2005b): A developmental approach to mentalizing communities: II. The Peaceful Schools experiment. *Bulletin of the Menninger Clinic* 69: 282–304.

Twemlow, S. W., P. Fonagy, F. C. Sacco a. J. R. Brethour (2006): Teachers who bully students: A hidden trauma. *International Journal of Social Psychiatry* 52: 187–198.

Twemlow, S. W., P. Fonagy, F. C. Sacco, M. L. Gies, R. Evans a. R. Ewbank (2001): Creating a peaceful school learning environment: A controlled study of an elementary school intervention to reduce violence. *American Journal of Psychiatry* 158: 808–810.

Vernberg, E. M., T. D. Nelson, P. Fonagy a. S. W. Twemlow (2011): Victimization, aggression, and visits to the school nurse for somatic complaints, illnesses, and physical injuries. *Pediatrics* 127: 842–848.

Watzlawick, P., J. B. Bavelas a. D. D. Jackson (1967): Pragmatics of human communication: A study of interactional patterns, pathologies, and paradoxes. New York (Norton). [dt. (1969): Menschliche Kommunikation: Formen, Störungen, Paradoxien. Übers. P. Watzlawick. Bern/Stuttgart (Huber).]

Williams, A. L. a. M. J. Merten (2011): iFamily: Internet and social media technology in the family context. *Family and Consumer Sciences Research Journal* 40: 150–170.

Wise, T., J. Radua, E. Via, N. Cardoner, O. Abe, T. M. Adams a. D. Arnone (2017): Common and distinct patterns of grey-matter volume alteration in major depression and bipolar disorder: Evidence from voxel-based meta-analysis. *Molecular Psychiatry* 22 (10): 1455–1463.

Yablonsky, L. (1981): Psychodrama: Resolving emotional problems through role-playing. New York (Gardner). [dt. (1988): Psychodrama: Die Lösung emotionaler Probleme durch das Rollenspiel. Übers. W. Krege. Stuttgart (Klett-Cotta).]

Über die Autoren

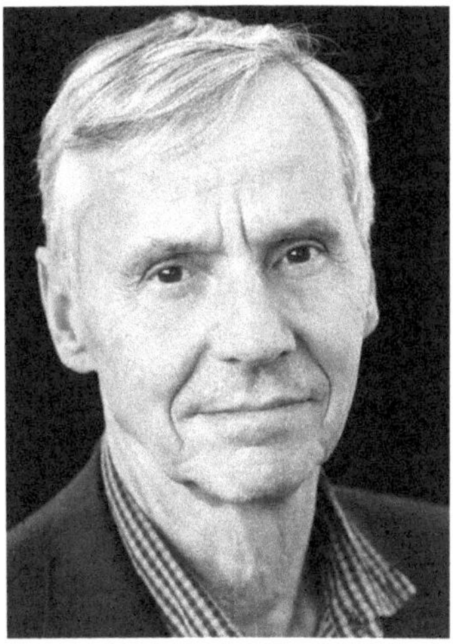

Eia Asen, Prof. Dr. med., arbeitet als Kinder-, Jugendlichen- und Erwachsenenpsychiater am Anna Freud National Centre for Children and Families in London und ist Gastprofessor am University College London. Zuvor war er klinischer Leiter des Marlborough Family Service, einer systemisch orientierten Einrichtung für marginalisierte Kinder, Jugendliche und Multiproblemfamilien im Zentrum von London, die zum britischen National Health Service (NHS) gehört. Eia Asen wurde als systemischer Psychotherapeut ausgebildet und war an der Entwicklung innovativer Ansätze der Multifamilientherapie beteiligt, die in vielen Ländern zur Anwendung kommen. Er ist Autor beziehungsweise Co-Autor von 12 Büchern sowie vielen Fachartikeln und Buchkapiteln.

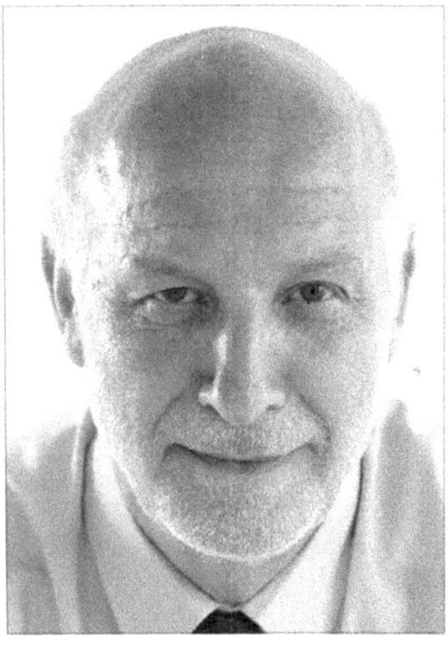

Peter Fonagy, Prof. PhD, ist Professor für zeitgenössische Psychoanalyse und Entwicklungswissenschaften und Leiter der Fakultät für Psychologie und Sprachwissenschaften am University College London (UCL) sowie Hauptgeschäftsführer des Anna Freud National Centre for Children and Families. Peter Fonagy ist leitender klinischer Referent zur psychischen Gesundheit von Kindern beim englischen Nationalen Gesundheitsdienst wie auch Leiter des Programms Mental Health and Behaviour Change von UCLPartners, Berater der Menninger-Fakultät für Psychiatrie und Verhaltenswissenschaften am Baylor College of Medicine und Gastprofessor an den medizinischen Fakultäten der Universitäten Yale und Harvard. Sein klinisches Interesse gilt vor allem den Themengebieten frühe Bindungsbeziehungen, soziale Kognition, Borderline-Persönlichkeitsstörung und Gewalt. Peter Fonagy ist Mitbegründer der mentalisierungsinspirierten Psychotherapie und hat mehr als 550 Fachartikel, 250 Buchkapitel und 20 Bücher veröffentlicht.